北京中医医院 编

第二辑

现代著名老中医名著重刊丛书

关幼波

临床经验选

人民卫生出版社

图书在版编目(CIP)数据

关幼波临床经验选/北京中医医院编. —北京:人民
卫生出版社,2006.1
(现代著名老中医名著重刊丛书 第二辑)
ISBN 978 – 7 – 117 – 07325 – 7

Ⅰ.关… Ⅱ.北… Ⅲ.①肝病(中医) – 中医学
临床 – 经验 – 中国 – 现代②内科杂病 – 中医学临床 – 经
验 – 中国 – 现代 Ⅳ.R25

中国版本图书馆 CIP 数据核字(2005)第 148778 号

现代著名老中医名著重刊丛书
第二辑
关幼波临床经验选

编　　者:北京中医医院
出版发行:人民卫生出版社(中继线 010 – 59780011)
地　　址:北京市朝阳区潘家园南里 19 号
邮　　编:100021
E - mail:pmph @ pmph. com
购书热线:010-59787592　010-59787584　010-65264830
印　　刷:三河市尚艺印装有限公司
经　　销:新华书店
开　　本:850×1168　1/32　印张:11.125
字　　数:237 千字
版　　次:2006 年 1 月第 1 版　2024 年 3 月第 1 版第16次印刷
标准书号:ISBN 978 – 7 – 117 – 07325 – 7/R·7326
定　　价:20.00 元

出版说明

　　自 20 世纪 60 年代开始，我社先后组织出版了一批著名老中医经验整理著作，包括医论医话等。半个世纪过去了，这批著作对我国近代中医学术的发展产生了积极的推动作用，整理出版著名老中医经验的重大意义正在日益彰显，这些著名老中医在我国近代中医发展史上占有重要地位。他们当中的代表如秦伯未、施今墨、蒲辅周等著名医家，既熟通旧学，又勤修新知；既提倡继承传统中医，又不排斥西医诊疗技术的应用，在中医学发展过程中起到了承前启后的作用。这批著作均成于他们的垂暮之年，有的甚至撰写于病榻之前，无论是亲自撰述，还是口传身授，或是其弟子整理，都集中反映了他们毕生所学和临床经验之精华，诸位名老中医不吝秘术、广求传播，所秉承的正是力求为民除瘼的一片赤诚之心。诸位先贤治学严谨，厚积薄发，所述医案，辨证明晰，治必效验，不仅具有很强的临床实用性，其中也不乏具有创造性的建树；医话著作则娓娓道来，深入浅出，是学习中医的难得佳作，为近世不可多得的传世之作。

　　由于原版书出版的时间已久，已很难见到，部分著作甚至已成为学习中医者的收藏珍品，为促进中医临床和中医学术水平的提高，我社决定将一批名医名著编为

《现代著名老中医名著重刊丛书》分批出版，以飨读者。

第一辑收录 13 种名著：

《中医临证备要》　　　　　《施今墨临床经验集》
《蒲辅周医案》　　　　　　《蒲辅周医疗经验》
《岳美中论医集》　　　　　《岳美中医案集》
《郭士魁临床经验选集——杂病证治》
《钱伯煊妇科医案》　　　　《朱小南妇科经验选》
《赵心波儿科临床经验选编》《赵锡武医疗经验》
《朱仁康临床经验集——皮肤外科》
《张赞臣临床经验选编》

第二辑收录 14 种名著：

《中医入门》　　　　　　　《章太炎医论》
《冉雪峰医案》　　　　　　《菊人医话》
《赵炳南临床经验集》　　　《刘奉五妇科经验》
《关幼波临床经验选》　　　《女科证治》
《从病例谈辨证论治》　　　《读古医书随笔》
《金寿山医论选集》　　　　《刘寿山正骨经验》
《韦文贵眼科临床经验选》
《陆瘦燕针灸论著医案选》

这批名著原于 20 世纪 60 年代前后至 80 年代初在我社出版，自发行以来一直受到读者的广泛欢迎，其中多数品种的发行量都达到了数十万册，在中医界产生了很大的影响，对提高中医临床水平和中医事业的发展起到了极大的推动作用。

为使读者能够原汁原味地阅读名老中医原著，我们在重刊时采取尽可能保持原书原貌的原则，主要修改了原著中疏漏的少量印制错误，规范了文字用法和体例层次，在版式上则按照现在读者的阅读习惯予以编排。此外，为不影响原书内容的准确性，避免因换算造成的人为错误，部分旧制的药名、病名、医学术语、计量单位、现已淘汰的检测项目与方法等均未改动，保留了原貌。对于犀角、虎骨等现已禁止使用的药品，本次重刊也未予改动，希冀读者在临证时使用相应的代用品。

人民卫生出版社

2005 年 10 月

编写说明

　　我院关幼波老医生从事中医内科工作 40 多年，有十分丰富的临床经验，尤擅长于治疗肝病，是我国中医界著名的肝病治疗专家。现将其临床经验汇集成册，定名为《关幼波临床经验选》。本书包括以下两大部分：

　　一是肝病临证体验，共计 18 篇。主要反映了关老医生近 20 多年来，从事肝病治疗、研究的心得体会。例如：对于黄疸病理的认识，除了遵循历来医家所公认的"湿热相搏"而发黄外，比较强调湿热瘀阻血脉，并深刻体会湿热蕴毒、凝痰，以致痰阻血络则黄疸难以消退。对于肝病常见的胁痛、腹胀、低热、痞块等证候的辨治，分别加以叙述；对于各类肝病的证型和经验方药，分别加以归纳，以便参考。另外，对于肝病临床治疗过程中的病证结合与中西医合参，以及肝病调护宜忌的初步看法也作了简单的介绍。另附典型病案 61 例，其中也包括失败的病例，以便吸取教训。

　　二是杂病临证体验，共计 4 篇。关老医生不但对肝病有一定的研究，且在杂病的治疗上，也有丰富的经验。对于杂病的辨证论治，比较强调和重视"气血"、"痰"等理论的应用。"气血为病"、"痰生百病"以及从气血、从痰论治的观点，贯穿在他的整个临床经验之中。例如，对于发热的辨证论治、血证辨治漫谈等，都强调从气血辨证论治入手。特别是对于血证的病因病理、治疗规律，更具有独特的见解。在"怪病责之于痰的一些启示"和"咳喘证治的临床体会"两篇文章中，对于痰的生成、痰的病理，以及何谓怪病，为何"怪病责之于痰"等有关问题，都详细加以论述，另附病例56例，并根据自己的实践经验和病例加以印证，提出个人的看法，以供临床医生和科研人员参考。

本书由高益民医生执笔，钱英、陈庸、陈增潭、李文良、董长宏等医生参加整理。

由于时间比较仓促，难免有错误之处，敬希批评指正。

北京中医医院

1978 年 3 月

目　录

第
二
辑

2

肝病临证体验

阳黄辨证论治体会

（附　病案6例）

　　黄疸，西医称为体征之一，中医则认为是独立的一个病证。早在《素问·六元正纪大论》中就提到："湿热相薄……民病黄瘅（疸）。"概括地说明了黄疸的病因病理，并涉及到足以影响黄疸发生的自然环境、气候变化的特点和相关的因素。诸如潮湿多雨的季节和地区，易于聚湿生热，或饮食不节（不洁），过饮酒茶易病于蕴湿，或暴怒气郁，七情所伤，肝气郁滞失于疏泄，横逆犯脾，湿热蕴蓄，即所谓"气郁则湿郁，湿郁则热郁。"湿热相薄即可发生黄疸。中医所谓黄疸包括的范围比较广泛，不论何种原因所引起的发黄均可包括在内。如湿热发黄、寒湿发黄、外感发黄、火劫发黄、燥结发黄以及虚黄等等。也有分为五疸者。宋代以前的分类过于繁杂，不易掌握。元代罗天益和明代张景岳等将黄疸分为阳黄与阴黄两大类，比较切合临床实际，便于掌握。阳黄、阴黄尽管临床表现不完全相同，但都是由于肝胆疏泄失常，胆液不循常道而外溢肌肤所致。根据"身目发黄"的共性，区分为阴、阳两大证类的特殊性。关老医生从大量所经治的病例中体会到，阳黄居多而阴黄较少。因此他认为阳黄为主证，而阴黄为变证。同时，也体会到两者有相互转化的趋势。从现实的临床情况看，中医所谓之阳黄包括西医的急性黄疸性肝炎、急性胆囊炎、阻塞性黄疸等以黄疸为主症的疾病。西医诊断虽不同，若中医辨证均属阳黄范围则治法相同，即所谓异病同治之理。

（一）对于阳黄病理的看法　　阳黄的发生，一般均认为是"湿热相薄（搏）"所致，关老医生根据临床体会，除上述看法外，并认为：

1. 湿热相搏，瘀阻血脉则发黄疸：湿热是发生阳黄的病因。所谓"相搏"者，具有内外合邪或邪正交争的双重含义。由于气候、环境、饮食、劳倦、情志等因素的作用，致使脾胃功能失和，或肝郁气滞，横逆犯脾，则脾失健运，湿困中州，不得化散，即所谓湿气不能发泄，则郁蒸而生热，热气不能宣畅则生湿，湿得热而益深，热因湿而愈炽。湿热内蕴，是阳黄的内因根据，而外因也是重要的条件，除了湿热外感外，古代尚有"恶毒"、"疫毒"之说。所谓外界恶毒之气，关老医生体会是含有传染性质（且由口入）之类的毒邪。外因通过内因而起作用，又由于体质的差异，"体虚者受之"，所以，内外合邪，邪正交争，即可发生阳黄。但是，内蕴湿热与外界湿热、疫毒相搏，并非全部都出现黄疸。若湿热仅停留在气分，甚至弥漫上、中、下焦，虽有恶心、纳呆、脘胀、身重胁痛、乏力，甚至发热等证，但一般多不会出现黄疸。而湿热瘀阻血脉才会出现黄疸，如《诸病源候论·因黄发血候》中说："此由脾胃大热，热伤于心，心主于血热，气盛故发黄而动热，故因名为发血"。陈无择《三因极一病证方论》中也说："五疸唯酒疸变证最多。……有大热毒，渗入百脉为病。"《伤寒论》中也说过"瘀热在里，身必发黄"。以上各家的论点足以说明湿热的特性胶固，而且瘀热在里，入于血脉，瘀热阻滞血络才能出现黄疸。关老医生从实践中深刻地体会到，阳黄的发生，除一般认为是由于湿热郁结，肝胆失于疏泄，胆汁不能循常道而行外，所谓不循常道而行的道理，就是湿热胶固之邪，瘀热入于血分，阻滞百脉，逼迫胆液外溢侵渍于肌肤，才能出现黄疸。这一点可以说是他在治黄中所提到必须"治血"的理论依据。

2. 湿热蕴毒，弛张弥漫则黄疸益甚：在正虚不能内守兼有湿热内蕴之际，若忍受外界湿热之邪，或夹恶毒之气，或湿热蕴毒，湿热与毒邪互相影响，湿得热益深，热因湿愈炽，湿热夹毒，则热势弛张，缠绵胶固的湿热之邪，得热则更易凝滞瘀阻百脉，毒热之势不减，则血热沸腾流速，胆液奔流横溢，除黄疸日益加深外，还会出现衄血、呕血或皮肤出血斑点，赤缕、掌红、蜘蛛痣等证。甚至毒热弥漫三焦，侵犯心包，而出现高热，烦躁，神昏，谵语等危候。

3. 湿热凝痰，痰阻血络则黄疸难退：脾湿胃热，肝胆失于疏泄，为黄疸发生的脏腑功能失调的基本状态。脾不运化，水湿停聚蕴湿郁热，煎熬凝炼则为痰（此处所谓之痰为广义之痰）。湿热凝痰，更加胶固黏滞，痰阻血络，脉道不通，则胆汁更难以循其常道而行，所以黄疸更难消退。若痰阻血络，脉道不通，胆液排泄受阻，不能进入肠腑，浊气不得下流，则黄疸明显加重，小便色黄赤，大便反而灰白如陶土（阻塞性黄疸）。若痰血与瘀血凝结成块，日渐增大则可形成痞块癥积（肝脾肿大）。

（二）阳黄辨证论治的体会　关于阳黄的治疗，从《金匮要略》黄疸病脉证并治中可清楚地体现出辨证论治的特点。例如：对于阳黄中湿热偏盛者用茵陈蒿汤，热盛里实者用大黄硝石汤，对于湿盛于热者用茵陈五苓散，主要是辨别湿热的轻重，给后世治疗黄疸以很大的启示。关老医生临床实践体会如下：

1. 首辨湿热孰轻重，施治重点先确定：基于前述对于黄疸病理的看法，当遇到阳黄患者时，首先要辨识湿热孰轻孰重，以确定施治的重点。根据临床病象可以概括为湿重于热、热重于湿和湿热并重等三种情况。湿重于热者，多为黄疸较轻，伴有恶心，呕吐，腹胀满，倦怠少食，大便稀，舌苔白腻，脉滑缓。热盛于湿者，多为黄疸较重，发热，口干口渴，心烦，小便短赤，大便干燥，皮肤瘙痒，舌苔黄厚乏津或黄燥，脉弦滑稍数。湿热并重者，多为黄疸较重，心胸烦闷，纳少，倦怠乏力，舌苔黄腻，脉弦滑，或滑数。辨别湿热的轻重，目的在于掌握治疗的侧重。湿热之邪，是相互对立而又相互影响的两种致病因素。湿为阴邪，其性黏腻重浊，日久可以耗伤脏腑的阳气。热为阳邪，其性燥烈，日久可以灼耗脏腑的阴液。前者损其功能，后者耗其实质。而湿与热又互相影响，湿郁则生热，热郁则生湿，湿热相助，热炽湿深，日益胶固。由于湿与热的轻重程度不同，以及机体反应的差异，所以临床上可见有湿盛于热、热盛于湿、湿热并重之分。由于湿盛者并非无热，热盛者并非无湿，仅仅是程度上的差异。所以在治疗上应当辨识湿热的轻重，掌握重点，才能取得良好的效果。

2. 继而三焦病位寻，退黄途径要分清：根据病因分析，明确施治的重点之后，又要根据湿热侵犯的部位以确定祛湿清解退黄的主要途径。湿热交结首先困阻脾胃，中焦枢机不利，上下不得通，所以阳黄中州受病是其基本证型。根据临床病象和病邪的轻重以及机体抗病能力的差异，从病位来分析，大致上可以归纳为：①湿热偏于中上焦；②湿热偏于中下二焦；③湿热弥漫三焦等。因为脾湿胃热，肝胆失于疏泄是发黄之本，所以这三种情况中焦首当其冲必然受累。因此，阳黄为病，黄疸、纳差、恶心、厌油、乏力困倦、苔腻是其基本证候。若偏于中上焦者，兼见头晕，头痛，心烦懊恼，呕吐频作，胃脘胀闷，热重者可有发热，头痛较重，口渴思冷饮；湿重者，头目眩晕如裹，身重嗜卧，口渴不欲饮水。若偏于中下焦者，则上中焦湿热症状不明显，多兼见小便赤热，尿混尿频，尿道灼痛，小腹胀，热盛者大便干结，湿盛者大便溏薄，湿热并重者大便黏滞不爽。若湿热弥漫三焦，则上述症状交错兼见，而且病情较重，严重时湿热蒙闭心包，可见高热、神昏、谵语、抽搐等危候。辨识三焦病位的目的在于明确祛湿清热退黄的主要途径。古代虽有"治黄不利小便非其治也"之说，关老医生认为这仅仅是退黄的重要途径之一，如果重视利小便，黄疸消退的比较快。但是除此之外还应当分辨湿热的主要病位。若偏于中上二焦者，除利湿外，尚应注意宣化畅中而散湿，以便从中上二焦化散；若偏于中下二焦者，则畅中通利，使之从小便或大便泄利；若弥漫三焦，则宣上畅中，通利三焦，使弥漫的湿热迅速退却。

3. 综合病位与病因，湿热毒邪祛除净：在阳黄的具体辨证论治过程中，首先从病因上分辨湿热的轻重，进一步分清上中下三焦之病位，最后把病因分析与病位分析综合起来，才能制定出治黄的总则和治疗的重点，以及祛湿退黄的主要途径。根据临床病例的分析，阳黄为病，主要是弥漫三焦或偏于中上二焦，少数病例或在发展的过程中有些表现为湿热偏于中下二焦者。

临诊时，综合病因、病位的分析，基本上可以概括为：①热盛于湿偏于中上二焦；②湿盛于热偏于中上二焦；③湿热偏于中下二焦；④湿热并重弥漫三焦等四种证型。这样既掌握了黄疸普遍性，又能抓住其特殊性。若为热盛于湿偏于中上二焦，则清热利湿之中重点清热，而且宣化畅中使之从中上二焦化散；若湿盛于热又当重点利湿。若湿热偏于中下二焦，则畅中通利使湿热宣化于中焦，且从下焦泄利。若湿热并重弥漫三焦，则开发三焦清热祛湿并重，这样湿热毒邪才能迅速祛除，邪去则正复，以免迁延复发，留有后患。

例一　王某　男　68 岁　门诊号 372766　初诊日期：1963 年 6 月 27 日

主诉：右上腹痛周身发黄已一周。

现病史：7 天前开始右上腹痛，周身发黄，伴有食欲不振，呃逆频作，小便红赤，曾经某医院检查称：右上腹可触及一肿物，硬而有压痛。化验检查：尿三胆阳性，血清胆红素 7.05 毫克%，谷丙转氨酶 398 单位，麝絮阴性，麝浊 4 单位，血查白细胞 13 500/立方毫米，肝在肋下 2 厘米，脾未触及。血压 190/120 毫米汞柱。曾疑诊急性胆囊炎、胆石症，肿瘤不能除外。动员入院手术探查，因拒绝手术而来我院门诊。现症：呃逆仍在，右胁痛，胸腹胀满，周身发黄色泽鲜明，大便二日未解，小便红赤。

检查：血压 200/120 毫米汞柱，右上腹部肌肉紧张，可触及一肿块，压痛明显，肝在右肋下 2 厘米，脾未触及，莫非征（＋）。

舌象：舌质红、舌苔黑。脉象；弦滑，叁伍不齐。

西医诊断：黄疸待查。急性胆囊炎。

中医辨证：肝郁血滞，湿热发黄。

治法：清热利湿解毒，活血化痰退黄。

方药：

茵陈60克　酒芩10克　银花12克　龙胆草7克　败酱草15克　藿香15克　杏仁10克　橘红10克　熟军6克　生赭石12克　川连3克　杭白芍30克　木香10克　泽兰15克　延胡索10克　泽泻10克　车前子10克　六一散12克（包）

治疗经过：6月29日，服上方2剂后，肝区痛减轻，黄疸稍退，食欲转佳，大便仍未解，脉弦滑，苔黄。按上方稍事加减再进3剂。7月2日，大便已解，精神转佳，睡眠安，黄疸已退尽。近两天来咳嗽痰多，舌苔薄白。检查肝已回缩，右上腹包块已消失。复查肝功能，谷丙转氨酶16单位（正常值0～21单位），黄疸指数9单位，胆红素0.4毫克％，尿三胆（－），血压135/85毫米汞柱。按前法稍加减，方药如下：

茵陈12克　酒芩10克　炒栀子10克　银花18克　通草3克　鲜薄荷10克　鲜藿香10克　川连3克　茯苓皮15克　泽泻10克　丹皮10克　赤白芍各12克　杏仁10克　瓜蒌12克　旋覆花10克（包）　车前子10克

上方共服32剂，临床症状全部消失。1963年10月25日复查肝功能，黄疸指数6单位，麝浊2.5单位，脑絮（－），白蛋白/球蛋白：3.8/2.1。

【按语】　本例西医诊断当时尚未明确。黄疸待查，疑诊为急性胆囊炎、胆石症，肿瘤不除外。根据中医四诊所见，周身发黄色泽鲜明，胸腹满胀，食欲不振，呃逆频作，属于湿热中阻，偏于中上二焦。舌质红、舌苔黑，脉弦滑，说明湿热之中热盛于湿，而且湿热蕴结蓄毒。所以在治疗时重用茵陈清热利湿之中，突出龙胆草、银花、酒芩、败酱草、川连清热解毒。由于湿热偏于中上二焦，故用藿香芳香化湿，杏仁、橘红行气和胃畅中，兼能化痰祛瘀，木香、泽兰、延胡索、杭芍疏气活血，柔肝通瘀。因其中焦热盛，热结阳明，故见大便二日未解，腹痛有块，按之痛甚。"六腑以通为用"，故用熟军、生赭石通腑导滞泄热，六一散、车前子、泽泻利湿泄热，重用苦寒清热，通导泄热，并且开宣上焦，畅利中焦。即所谓辨病因以掌握治疗的重点，明病位以确定利胆退黄之主要途径。

例二　孙某　男　56 岁　门诊号 2012　初诊日期：1975 年 7 月 19 日

主诉：发热、面目发黄已一周。

现病史：6 天前发烧（体温38℃），尿黄赤，恶心，食纳不香，逐渐发现身、目发黄。喉中有痰，大便干，今日体温已正常。检查尿：胆红质（++），尿胆原、尿胆素（－）。血：谷丙转氨酶1000 单位，麝浊 18 单位，麝絮（+++），黄疸指数50 单位，胆红素4.8 毫克%，诊为急性病毒性黄疸型肝炎。7 个多月以前曾患脑血栓，经针刺治疗有好转。

检查：巩膜黄染，腹平软，肝脾未触及，左侧半身运动不灵，血压150/100 毫米汞柱。

舌象：舌边尖红、苔黄厚腻。脉象：弦滑稍数。

西医诊断：急性病毒性黄疸型肝炎。脑血栓后遗症。

中医辨证：湿热中阻，瘀热发黄。

治法：清热利湿，活血解毒。

方药：

茵陈30克　蒲公英30克　小蓟15克　白茅根30克　泽兰15克　车前子、草各12克　藿香10克　酒军6克　大枣7枚　六一散12克（包）

治疗经过：7月21日，服上方7剂后，症状无变化，上方去白茅根、小蓟，加金钱草24克，龙胆草6克，继服。7月26日，小便色转清，食纳好转，晨起咳嗽有痰，舌苔黄腻，脉象弦滑，方药如下：

茵陈45克（后下）　蒲公英30克　车前子、草各15克　小蓟30克　泽兰15克　藿香10克　杏仁10克　橘红10克　酒军10克　大枣7枚　六一散15克（包）

8月11日，服上方后，巩膜黄染明显消退，食纳增加，大便色较黄，肝功能复查结果：谷丙转氨酶830单位，麝浊16单位，麝絮（+++），舌苔：呈褐色。上方加炒栀子10克继服。8月11日黄疸已退尽。9月6日，复查肝功能：谷丙转氨酶正常，麝浊9单位，麝絮（－）。10月8日，肝功能全部正常，眠食均安。观察至11月5日，肝炎已近期临床治愈，左侧偏瘫转内科门诊治疗。

【按语】　患者始有发烧，尿黄赤，便干，恶心，纳差，而后身目发黄，舌边尖红，苔黄厚腻，证属阳黄。而湿热之中热盛于湿，而病位又偏于中上焦。因其毒热盛，故用茵陈、蒲公英清热、利湿、解毒，酒军清热通下，车前子、车前草、六一散利湿清热，泽兰活血，小蓟、白茅根凉血解毒。因其病位偏于中上焦，故用藿香芳香化湿，杏仁、橘红开胃化痰，又恐过于苦寒伤脾，佐以大枣和中扶脾。本方是在关老医生和肝病组长期实践摸索最后定型下来的复肝2号方基础上，加酒军和白茅根，主要是因为患者热盛于湿，故加强凉血解毒和通下解毒之力。

例一、例二西医诊断不同，前者疑诊为急性胆囊炎，后者为急性病毒性黄疸型肝炎，但是中医辨证同属阳黄范围，而且热盛于湿偏于中上二焦，所以中医治疗法则相同。从用药来看，两者同中稍异，例一，兼见肝郁气滞，胁痛较著，右上腹且能触及包块，胸腹胀满，毒热明显（血查白细胞偏高），故重用清热解毒之剂，例如银花、败酱草、龙胆草、酒芩、栀子等。异病同治，同中有异。

例三　赵某　女　52岁　门诊号492909

现病史：半月来乏力，身、面发黄。周身刺痒，恶心纳呆，腹胀，失眠，小便黄。经某医院检查：巩膜黄染，肝可触及，血查：黄疸指数120单位，总胆红质12毫克％，凡登白试验直接立即反应，谷丙转氨酶360单位，麝浊15单位，麝絮（＋＋＋），白蛋白4.2克％，球蛋白2.8克％。

舌象：舌苔白腻根黄。脉象：弦滑。

西医诊断：急性病毒性黄疸型肝炎。

中医辨证：湿热中阻，瘀热发黄（阳黄）。

治法：清热利湿，芳化活血退黄。

方药：

茵陈90克　　酒芩10克　　马尾连6克　　银花30克　　蒲公英30克　　藿香10克　　佩兰10克　　泽兰15克　　赤芍15克　　小蓟15克　　杏仁15克　　橘红10克　　香附10克　　车前子12

克 六一散 12 克（包）

治疗经过：以上方为主，服药一个半月，黄疸完全消退，仍在原医院复查：总胆红质 0.3 毫克％，谷丙转氨酶 16.4 单位，麝浊 2 单位，麝絮（－），临床近期痊愈。

【按语】 本例西医诊断为急性病毒性黄疸型肝炎，中医辨证属于湿热中阻，瘀热发黄。因其发病急，黄色鲜明，故为阳黄。除湿热中阻的一般症状外，舌苔白腻，无发热、便干等症，因此与例一、例二相比较，湿热之中，湿盛于热。又因见有恶心、纳呆、腹胀，病位偏于中上二焦。治疗上，用赤芍、泽兰以活血，杏仁、橘红以化痰，蒲公英、小蓟、银花以清热解毒。因其病位偏中上二焦，所以用藿香、佩兰、杏仁芳香化湿开宣中上二焦。因其湿热黄疸较重，所以清热利湿之药茵陈用 90 克之多，酒芩、马尾连清热燥湿，香附疏肝理气，配合泽兰、赤芍行气活血，并用车前子、六一散利小便，使湿热之邪下利而有出路。

例四 梁某 男 36 岁 外院会诊病例 外院住院号 138764 会诊日期：1959 年 4 月 19 日

主诉：身黄、下腹胀、尿赤已 3 月余。

现病史：入院一周前开始发烧，食欲不振，恶心厌油，继而身目发黄，诊为急性病毒性黄疸型肝炎，住院治疗。入院后经中西医治疗，曾用过青霉素、金霉素、维生素 B_{12}、丙酸睾丸酮、葡萄糖、考地松等，中药曾服过丹栀逍遥散、茵陈蒿汤等，经治疗 3 个多月，黄疸仍未消退。全身皮肤及巩膜黄如橘皮色。肝在右肋下二横指可及，中等硬度，脾大一横指。肝功能化验：黄疸指数 90 单位，胆红质 18 毫克％，麝浊 12 单位，脑絮

（＋＋＋＋）。随请中医院会诊，当时见症，发热已退，食欲不振，恶心厌油腻不明显，少腹胀，皮肤瘙痒难忍，小便短赤，排尿有灼热感，大便稀。

舌象：舌苔白、质正常。脉象：滑稍数。

西医诊断：急性病毒性黄疸型肝炎。

中医辨证：湿热发黄（偏于中下二焦）。

治法：清热利湿，活血退黄。

方药：

茵陈90克　瞿麦12克　萹蓄12克　石韦12克　车前子12克　滑石15克　泽兰12克　木通10克　丹皮10克　泽泻10克　赤白芍各15克　黄柏10克　当归12克

治疗经过：按上方继服，曾加减使用过茯苓、猪苓、通草，甘草梢、焦白术、知母等。5月7日第二次会诊，症见右胁痛重，胸满心烦不安，夜间自觉发热，失眠，小便短赤，排尿时尿道灼热涩痒，仍按上方加安神药，并用犀黄丸。6月10日，肝区痛已消失，黄疸已退，化验肝功能全部正常，脾能触及边缘，肝未触及，近期临床痊愈，出院门诊观察。

【按语】　本例西医诊断为急性病毒性黄疸型肝炎，经中西医治疗黄疸仍未消退。因其曾服用过茵陈蒿汤、丹栀逍遥散之类，在治疗过程中，湿热由中州下行移于中下二焦，所以会诊时，湿热中阻（偏于中上二焦）的症状不明显，而突出表现为少腹胀，小便短赤，排尿时有灼热涩痒感，大便稀，舌苔白，脉弦滑稍数。是湿热已偏于中下焦，故利胆退黄的重点就应当转为从中下焦论治。方中仍重用茵陈、黄芩清利湿热并与八正散合方加减，因其病程已有3月余，正气渐衰，所以佐以当归、白芍养血活血柔肝以扶正。在治疗的过程中曾用过焦白术、茯苓等健脾利湿之品，仍抓住治"中州"之要害，也体现了"见肝之病……当先实脾"的调治肝脾的基本法则。病情虽然顽固，由于抓住了本病的实质，突出重点和掌握了泄利退黄的主要途径，因而收效尚好。关于犀黄丸的使用，凡是胁痛、痛有定处、拒按者，均可应用，取其活血解毒之功。

例五　刘某　女　27 岁　外院会诊病例　会诊日期：1962 年 2 月 17 日

主诉：（代诉）腹痛、恶心、呕吐 8 天，发烧、神昏、面目发黄 1 天。

现病史：患者于 1962 年 2 月 4 日晚，突然上腹部持续性疼痛，阵发性加剧，伴有恶心，呕吐，吐出物为食物残渣。当晚来门诊治疗未见好转。7 日下午腹痛加重，剧痛时在床上翻滚，曾服舒肝丸稍有好转。8 日解水样便数次，腹痛持续不减。12 日神志不清，发烧，巩膜发黄，右上腹有压痛，肝大在肋下 2 厘米，脾未触及，立即入院。当时诊为胆道蛔虫合并胆道感染。入院后腹痛持续，黄疸加重，体温 40℃。血查：黄疸指数 100 单位，胆红质 13 毫克%，白细胞 28 000/立方毫米，乃于 2 月 15 日手术，术中发现胆囊、胆管无异常，未见胆道结石及蛔虫。但见肝脏高度肿胀充血，肾脏充血肿胀，脾不大。取肝脏活组织检查，病理诊断为急性病毒性肝炎。

术后患者仍神昏高热，全身散在大小不等的出血点及瘀斑，阴道大量出血，大便下血。血查：黄疸指数 125 单位，胆红质 13.5 毫克%，脑絮（＋＋＋），麝絮（＋＋＋），谷丙转氨酶 320 单位，凝血酶原时间（何惠法）27 分钟，非蛋白氮 150 毫克%，二氧化碳结合力

69.4毫升%，血培养有大肠杆菌，当时诊为急性病毒性黄疸型肝炎，败血症，急性肝肾功能衰竭（肝昏迷，尿毒症）。当即给予金霉素、四环素、青链霉素、凝血质、维生素K、胆碱、丙酸睾丸酮等抗菌和保肝治疗，并使用过氢化强地松两天，病情未见起色，继续恶化，曾一度出现呼吸微弱，血压下降，脉搏未能触及，经西医抢救并灌服独参汤，血压稍平稳。2月17日急请中医会诊。患者系产后3个月，周身发黄，神志昏迷，鼻衄大作，高烧不退，全身散在紫斑，阴道下血，大便漆黑，四肢浮肿，小便微黄。舌质红、舌苔黄厚垢腻，脉微细如丝。

西医诊断：急性病毒性黄疸型肝炎，肝昏迷，急性肾功能衰竭，败血症。

中医辨证：肝胆湿热，弥漫三焦，蒙闭心包，兼见邪热迫血妄行，阴血虚绝，阳气失附，正气欲脱。

治法：扶正固脱，滋阴回阳，清热凉血止血，清宫开窍。

方药：

西洋参9克　麦冬15克　杭白芍30克　当归12克　生地15克　肉桂0.9克　生甘草4.5克　银花30克　阿胶珠10克　侧柏炭10克　地榆炭10克　川连炭4.5克　龙胆草炭4.5克　茵陈15克　茯苓15克　藿香3克　菖蒲10克　远志10克

童便一小杯兑服　先用高丽人参15克煎汤频频少量灌服。

治疗经过：2月19日，服上方2剂后，神清衄消，出血渐止，身黄见退。但仍口干唇裂，舌绛无苔，脉沉细。前方加党参15克，伏龙肝60克（煎水去滓煎上药）。

2 月 23 日，服上方 2 剂后，身黄大部消退，出血已止，唯言语不利，反应迟钝。血查：黄疸指数 25 单位，胆红质 1.8 毫克%，非蛋白氮 29 毫克%，氯化物 549.9 毫克%。病情明显好转，邪热渐退，而正气仍虚。治宜扶正祛邪并重，方药如下：

西洋参 4.5 克　天、麦冬各 10 克　杭芍 30 克　石斛 15 克　天花粉 10 克　於、白术各 10 克　茯苓 15 克　川贝 12 克　银花 30 克　茵陈 30 克　丹皮 10 克　地丁 15 克　藿香 4.5 克　钩藤 4.5 克　僵蚕 3 克　杏仁 10 克　菖蒲 10 克　橘红 10 克　羚羊角粉 0.6 克（兑服）

2 月 28 日，继服上方 5 剂后，病情基本恢复，而后原方去西洋参、羚羊角粉，善后调理。3 月 5 日各项化验检查均基本正常，临床基本痊愈出院。

【按语】　本例系肝胆湿热，蕴结于内，弥漫三焦，故见明显全身发黄，苔黄厚垢腻，邪热炽盛蒙闭心包，故见神昏，言语不利。邪热入血，迫血妄行，故见紫斑出血，阴道下血如崩，大便下血色黑如漆。由于邪热嚣张，缠绵日久，耗气伤血，以致气血虚亏，正气不支。由于失血过多，阴血虚绝，阳气失附，脉微欲绝，已见正气欲脱之危象。面临上述危急证候，应以扶正固脱为主，佐以祛邪。若正气犹存尚可后图祛邪，若泥于祛邪为法，则身亡邪未能去。由于人身贵乎气血，若气血充沛则邪不可干，故先以西洋参汤频频少量灌服，又以西洋参、麦冬滋阴复脉，生地、当归、杭白芍、阿胶珠补血，反佐肉桂一味，引火归原，摄纳浮阳。同时又考虑到热迫血行之害，若出血不止徒补无益，故用侧柏、地榆、川连、龙胆草烧炭存性，合童便清热止血。而童便尚有化瘀生新之妙，清热而不伤于寒凉。况且患者时值产后未过百日，而血崩不止，童便又有调经之用。单纯扶正又不足以祛除肝胆湿热炽盛之邪，故用茵陈、银花、茯苓、藿香等清热利湿，生甘草清热解毒。由于湿热业已蒙闭心包，故用菖蒲、远志开窍醒神，由于病情复杂而危重，用方宜重。药后病情显好，2剂后，神清血止，黄疸渐退，脉有起色。惟阴血亏虚已极，症见反应迟钝，言语不利，复诊时，上方加钩藤、僵蚕凉肝醒神，又恐邪热深伏，余热不清。故以羚羊角粉以撤其余热，经中西医结合积极抢救，转危为安。

本例从中医观点分析，仍属阳黄范围，系因肝胆湿热，蕴于血分，湿热兼重，弥漫三焦，蒙闭心包为患。究其邪正交争，邪气虽然嚣张，但正虚已极，若不急扶其正，则危在旦夕，故以扶正为主，佐以祛邪。此例不但说明了如何正确处理扶正与祛邪的辩证关系，而且也包括了关老医生对于肝昏迷治疗的某些看法。

例六　郝某　女　68岁　病例号：528799　初诊日期：1965年7月5日

主诉：右上腹剧痛，伴有恶心、呕吐、发烧2天。

现病史：两天前突然发生右上腹部剧痛，伴有发烧、恶心、呕吐，当日下午去某医院急诊，检查发现患者巩膜及皮肤轻度黄染，右上腹压痛明显，体温39.4℃，白细胞计数17 200/立方毫米，诊为"慢性胆囊炎急性发作"，"胆石病"。静脉滴注抗生素，观察两天，体温38℃，黄疸逐渐加重，建议手术治疗。因其年迈未遂，请中医会诊，服中药一剂，腹痛已缓解，今日上午来我院门诊，收入病房。现症：高热持续不退，口渴思饮，大汗出，小便短赤，大便5天未解。

过去史：1964年11月曾有类似发作史，曾诊为胆石病，经中西医结合治疗后缓解。

检查：体温 39.2℃，脉搏 128 次/分，血压 130/80 毫米汞柱，急性病容，嗜睡，勉强答话，全身皮肤及巩膜轻度黄染，汗多，上腹部有轻压痛，拒按，莫非征（＋），肝在右肋下可触及 1.5 厘米，有触痛及叩击痛，脾未触及。化验检查：白细胞计数 16 900/立方毫米，中性粒细胞 86%，淋巴 12%，单核 2%，血胆红质 1.1 毫克，黄疸指数 8 单位，凡登白试验直接立即反应阳性，谷丙转氨酶 300 单位，麝浊 4 单位，胆固醇 216 毫克%，右侧上腹部 X 线摄片有结石阴影。

舌象：舌苔干黄，舌质红。脉象：弦滑数。

西医诊断：胆道系统感染，胆石病。

中医辨证：肝胆湿热，弥漫三焦，兼感暑邪。

治法：清热利湿，活血退黄，稍佐祛暑。

方药：

茵陈 90 克　银花 30 克　川连 3 克　鲜藿香 15 克　生石膏 25 克　金钱草 60 克　赤、白芍各 10 克　杏仁 10 克　当归 10 克　丹皮 10 克　冬葵子 12 克　天花粉 25 克　连翘 12 克　鲜石斛 30 克　延胡索 10 克　六一散 12 克（包）　紫雪 3 克

治疗经过：7 月 6 日，同时静滴 5% 葡萄糖生理盐水 1500 毫升，加维生素$_c$1.0 克。服上方 1 剂后，排便 4 次，体温下降（最高达 37.8℃），睡眠尚好。今日晨神智清醒，体温 37.5℃，自觉口干思饮，舌苔黄干，脉弦滑，黄疸未退尽，腹痛已解，复查白细胞计数 13 600/立方毫米，上方去生石膏，加鲜佩兰 5 克、鲜茅根 30 克。已能进流食，未输液。

7 月 7 日，体温正常，昨日排便 3 次，精神转佳。上方去连翘、紫雪，茵陈改为 60 克。

7月8日，体温正常，腹痛未作，能起床活动，进食后胃部稍感不适。舌苔薄黄、质淡红，脉弦滑。白细胞计数7 100/立方毫米，中性粒细胞75%，嗜酸性2%，淋巴20%，单核1%。方药如下：

茵陈30克　银花30克　川连3克　鲜藿香15克　六一散12克（包）　金钱草60克　赤、白芍各10克　杏仁10克　冬葵子12克　天花粉25克　鲜石斛30克　鲜茅根30克　紫蔻3克　加味保和丸10克（同煎）

7月12日，服上方4剂后，精神体力恢复，二便正常，黄疸完全消退，复查血胆红质0.4毫克%，黄疸指数4单位，谷丙转氨酶400单位，麝浊3.5单位，继续治疗。

【按语】　患者半年前曾有过发作病史，两天来高烧、黄疸、上腹剧痛拒按，便结，神识昏蒙，时值炎夏，证属肝胆湿热，兼感暑邪，内外合邪，弥漫三焦，湿热上蒙清窍，以致昏昏欲睡，湿热阻滞中焦，腑气不通，以致大便秘结5日未解，湿热瘀阻血络则发黄疸，故以大剂茵陈、金钱草、金银花、连翘、生石膏、川连、六一散等清热解毒利湿之剂，佐以鲜藿香等芳香祛暑之品，瘀热入血阻络发黄，故用丹皮、赤白芍、当归、延胡索凉血活血，又因高热灼阴，故用天花粉、石斛养阴生津，配合甘寒的冬葵子，利窍通便，杏仁润肠通便，紫雪泄热开窍，用于里热炽盛，三焦闭结尤为适宜。全方配伍严谨，量大力峻，故收效迅速，余证继续治疗。

阴黄辨证论治体会

（附　病案2例）

黄疸一证，阳黄居多，阴黄较少。阳黄为主证，阴黄为变证。其病因本于湿，若湿从热化，湿热互结则发为阳黄；若湿从寒化，寒湿凝滞则发为阴黄。阳黄、阴黄可以随着体内体外环境的改变而互相转化。因此，在治疗上除了寒热属性有别外，尚有共同之处。

阴黄的发生，可有以下几种情况：①患者病前体质尚可，感受寒湿之邪，以致寒湿困脾；②患者病前脾阳素虚，感受湿邪后，湿从寒化，困阻中州；③开始为阳黄，在治疗过程中由于邪正消长或过用苦寒，致使脾阳日衰，湿从寒化，以致寒湿凝滞，瘀阻血脉，痰湿阻络，胆汁不能循其常道而行，浸渍于肌肤，发为阴黄。阴黄多表现为面色晦暗无泽，身倦怕冷，食纳不香，口淡不渴，喜热饮，腹胀便溏，舌苔薄白，或灰暗，脉沉缓或沉滑等。

在治疗上，以温化凝滞，利湿退黄，活血为法。经验方药，是以茵陈术附汤加减化裁。

茵陈 30 克　苍白术各 10 克　附子 10～15 克　桂枝 3～10 克　干姜 3～5 克　赤、白芍各 10 克　泽兰 15～30 克　茯苓 30 克　泽泻 15 克

气虚明显者加生芪、党参；腹部冷痛者，加肉桂。

例一　毕某　男　26 岁　病例号 247673　住院日期：1963 年 10 月 15 日

主诉：两眼轻度发黄已两年余。

现病史，患者于 1961 年 9 月发现面目皮肤发黄，食纳不佳，经医院检查诊为病毒性黄疸型肝炎，服用中西药，自觉症状好转，但眼睛发黄未完全消退，肝功能异常。1962 年 10 月经肝穿活组织检查符合迁延性肝炎诊断。1963 年 10 月 15 日住院，当时自觉疲乏，右胁痛，疲倦后加重。

检查：面色无泽，巩膜微黄，肝在右肋下可触及边缘，质软。脾在肋下 1 厘米可触及。化验检查：黄疸指数 20 单位，血胆红质定量 2.2 毫克%，谷丙转氨酶 25 单位，麝香草酚浊度试验 5 单位，麝香草酚絮状试验（－），血胆固醇 128.5 毫克%，血浆白蛋白 3.08 克%，球蛋白 2.02 克%，凝血酶原时间 16 秒（对照 15 秒）。

舌象：舌苔薄白，舌质正常。脉象：沉缓。

西医诊断：迁延性肝炎。

中医辨证：脾阳不振，寒湿凝聚，发为阴黄。

治法：温振脾阳，祛湿散寒，活血退黄。

方药：

茵陈 60 克　郁金 10 克　生芪 12 克　党参 15 克　干姜 6 克　炮附子 10 克　茯苓 15 克　白术 10 克　生甘草 3 克

治疗经过：服上方 6 剂后，原方加泽兰 15 克，继续服药 14 剂，症状稍有改善，复查肝功能，黄疸指数 9 单位，胆红素 0.8 毫克%，谷丙转氨酶 12.5 单位，麝浊 6 单位，麝絮（－）。效不更方，继服上方共计 3 月余。其间曾复查肝功能 4 次，均属正常范围。血胆红质均在 1.0 毫克%以下，血浆白蛋白 4.25 克%，球蛋白 2.55 克%。体检：肝在肋下仍可触边，脾未触及。症状消失，于 1964 年 1 月 31 日临床痊愈出院。

【按语】　关老医生根据患者眼目微黄，面色晦暗无泽，食纳不佳，疲乏无力，舌苔薄白，脉沉缓，辨证脾阳不振，寒湿凝聚，瘀阻血脉，属于阴黄范围。根据其发病情况，开始为阳黄，而后转为阴黄，患者体质已虚，脾阳已衰，所以用他的经验方药加生芪、党参，以加强补气的作用。本例从四诊所见，似乎不是典型阴黄，但是，关老医生着重从它发展的过程，以及面目微黄而无泽、脉沉缓、无热象这几个主要环节，从阴黄论治，收到了较好的效果。若一见黄疸就清热利湿，过用苦寒，势必中伤脾胃，反而使病情加重。另外，方中郁金活血化痰，泽兰活血利水，也都比较明确地反映了他的治黄特点。

据现代医学研究，茵陈退黄的主要成分是在挥发油内，若先煎势必损耗其有效成分，所以关老医生嘱咐病人，茵陈后下，一般在群药煎煮 10 分钟左右为宜。黄疸轻者可用 30 克，重者可用 60～120 克，若超过 60 克则应另包单煎。

根据上述病例，也可以看出对于阴黄论治，并非容易掌握，特别是由阳黄转为阴黄的过渡时期，更加难以辨识。所以立法用药应当慎重。关老医生曾举了另一例（例二）误认为是阴黄，在治疗上走了弯路，应当引以为戒。

例二　韩某　男　33 岁　门诊号 455792　初诊日期：1964 年 9 月 24 日

主诉：乏力纳少，皮肤及眼目反复发黄一年余。

现病史：1963 年 8 月开始见有食欲不振，厌油腻，疲乏无力，同时发现尿黄，眼目发黄。曾检查肝功能，结果黄疸指数 13 单位，其他各项均属正常。曾诊为毛细胆管性肝炎。近一年来每隔半月或二十多天，出现眼目发黄和小便发黄，反复不愈。现症；食欲不振，厌油，乏力，右胁时痛，腹胀，便溏，小便黄。

舌象：舌苔薄白。脉象：脉弦细滑。

西医诊断：毛细胆管炎性病毒性肝炎。

中医辨证；湿热未清，脾阳不振。

治法：清热利湿，温脾理中。

方药：

茵陈 15 克　猪苓 9 克　白术 9 克　泽泻 9 克　干姜 3 克 桂枝 5 克　熟附片 6 克　泽兰 12 克　车前子 12 克

治疗经过：服上方 4 剂后，口苦咽干，小便深黄，舌质红，复查黄疸指数 14 单位。进一步详细辨证，关老医生认为，患者证系湿热未清，瘀阻中焦，脾失健运，久病以致气虚血滞。遂改变前法，拟以清热祛湿，芳化活血，佐以益气养血，方药如下：

茵陈 60 克　生芪 15 克　焦白术 10 克　砂仁 6 克　杏仁 10 克　橘红 10 克　藿香 15 克　酒芩 10 克　蒲公英 15 克　香附 10 克　泽兰 15 克　杭白芍 30 克　当归 14 克　通草 3 克 车前子 12 克

上方服数 10 剂后，体力好转，食欲增加，腹胀消失，小便已清，大便调，复查黄疸指数降为 5 单位，以后重用生芪，进一步调理，临床痊愈，经随访未再复发。

【按语】　本例黄疸反复不退已一年余，开始仅从病程考虑，又兼黄疸不重，食欲不振，乏力，腹胀，便溏，舌苔薄白，似为阴黄。但是也有湿热残留之象，如小便黄、脉细滑等，所以虽取清热利湿为主，但佐以姜、桂、附等大热温阳之剂，茵陈仅用 15 克，相对量小力薄，不但未效，反而助热伤正，故见口苦咽干，小便深黄，舌质转红，黄疸指数也上升。湿热益炽，遂即去辛热之品，改用蒲公英、酒芩、泽兰、通草、车前，并加大茵陈用量，清热解毒，活血利湿，且以清利湿热为主，又因患者病已年余，湿困中州，脾失健运，气血化生无源，肝失荣养，正虚邪恋，故用藿香、杏仁、橘红、焦白术、砂仁芳化开胃，健脾和中，生芪、当归、杭白芍益气养血，香附舒肝理脾。紧紧抓住湿热的基本特点，祛邪为主，扶正为辅，最后治愈。通过此例的治疗，关老医生体会，对于按阴黄论治的基本要点是：应以阴寒湿邪为主证，无明确热象，或见形寒肢冷，小便清长，脉沉细，舌质淡者，应当慎用桂附等大热之剂，特别应注意在虚实夹杂，寒热交错，正虚邪实的阶段，立法用药更要慎重。

以上是关老医生对于阴黄，以及按阴黄论治的经验体会。我院肝病组根据他的经验，治疗了10例肝炎后胆红质血症，中医辨证居于寒湿困脾，按阴黄论治的情况摘要如下：

10例中男性7例，女性3例，发病年龄20～42岁，由急性病毒性黄疸型肝炎后发生者8例，急性病毒性无黄疸型肝炎发生者2例。其中3例经肝穿活体组织检查证实，其余7例均除外阻塞性或溶血性黄疸，病程为1年至4年半。

症状：大部分病人临床症状较轻，8例有不同程度的肝区痛、全身乏力、食欲不振和腹胀，5例大便不调，日解2～3次，稀便，4例有腰背酸痛和畏寒。

体征：一般多不明显，巩膜轻度黄染者4例，可疑黄染者2例，肝于右肋下可触及边缘者3例，触及1～2厘米者4例，质均较软，有压痛者2例，脾可触及边缘者1例。未见蜘蛛痣及肝掌。

化验检查：10例血、尿、便常规检查均属正常范围，红细胞脆性试验阴性，尿胆红质阴性，2例尿胆原轻度阳性，血总胆红质定量在1.5～3.8毫克%之间，平均为2.23毫克%，凡登白试验均呈间接反应，其他肝功能均属正常。

舌象：10 例舌质均层淡红，苔薄白或灰白，3 例见有白腻苔。脉象：脉沉缓或沉细。

治疗情况：根据中医辨证属于寒湿困脾，而从阴黄论治，法取温振脾阳，利湿退黄，主方为茵陈、炮附片、干姜、桂枝、白术、生芪、党参、茯苓、泽兰、赤白芍等，加减用药为车前子、泽泻、香附、川朴、玉米须。

治疗结果：疗程为 3～4 个月，治疗后，临床症状有不同程度的减轻，10 例血总胆红质定量均降至 1.0 毫克% 以下，平均为 0.67 毫克%。总的效果还是比较理想的。

黄疸施治要点

（附 病案 1 例）

关老医生治疗黄疸的主要体会如下。

（一）治黄必治血，血行黄易却 根据他对黄疸病因病理的看法，主要是由于湿热蕴于血分，"病在百脉"。所谓百脉是指周身血脉，肝又为血脏，与胆互为表里。所谓"瘀热发黄"、"瘀血发黄"都说明黄疸是血分受病。黄疸既然是血脉受病，治黄必然要从治血入手，亦即在清热祛湿（或温化寒湿）的基础上，加用活血的药物，所谓治血就是根据病邪对血分的影响，使用入血分的药物，并根据"热者寒之"、"客者除之"、"虚者补之"、"逸者行之"等原则进行治疗。他常用的治血法有以下几类：

1. 凉血活血：旨在清血中瘀热，凉血而不滞邪，使之血脉畅利通达，客邪（湿热）得除，热邪得清，瘀结得散，则黄疸易于消退。常用的药物如：生地、丹皮、赤芍、白茅根、小蓟、藕节等。生地的功能，主要是凉血，养阴血。大生地凉血养血，细生地凉血活血，生地炒炭可以凉血止血。白茅根凉血活血，又能利湿退黄，清热退烧。小蓟能凉血活血而又止血，且有解毒之功。藕节凉血活血化瘀，能止上焦血，且能开胃行气，是血中的气药，其他丹皮、赤芍均为凉血活血之品。

2. 养血活血：黄疸既是血分受病，若湿热瘀滞百脉，发为阳黄，则热邪必然灼耗阴血。所以，血热血虚兼见者居多，使用养血活血的药物，养血而不助热，活血而祛瘀滞。常用的药物如：丹参、白芍、当归、坤草、泽兰、红花、郁金、香附等。其中丹参、白芍养血活血偏于养血。坤草、红花活血化瘀，偏于调理气血，因为"气为血之帅"，"气行则血行"，"气滞则血滞"，所以，活血又须疏气，香附、郁金疏气而活血。关老医生善用泽兰，因为泽兰有"通肝脾之血"之特点，横行肝脾之间，活血而不伤血，补血而不滞血，同时又能利水，因此可用于各种阶段、各种类型的黄疸。

3. 温通血脉：血得寒则凝，若寒湿凝滞血脉，或湿从寒化瘀阻血脉，发为阴黄，则需要使用温阳通脉的药物，化散凝滞，疏通百脉，寒湿始得化散。他常用的药物为附子、桂枝。

根据关老医生多年来治疗黄疸使用治血药物的体会，他认为有如下优点：①可以加速黄疸的消退；②有利于肝脾肿大的回缩；③活血即可祛瘀，祛瘀即可生新。所以治黄必治血，是有利于退黄的积极辅助措施，因此他概括为"治黄必治血，血行黄易却"。

（二）**治黄需解毒，毒解黄易除** 根据他对湿热蕴毒的看法，所以当湿热久羁蕴毒或兼夹恶气疫毒外感时，均需加用解毒的药物。因为湿热毒邪瘀结，则湿热益盛。湿热益盛，则毒邪益炽，热助毒势，毒助热威，若不加用解毒的药物，则湿热难以化散，黄疸不易消退，所以应当根据病情的需要，在清热祛湿的基础上加用解毒的药物。他常用的解毒方法和药物有以下几类：

1. 化湿解毒：根据湿邪重浊黏腻的特性，以及湿在上焦需芳化的原则，在黄疸初期邪居中上二焦之际，可以使用辛凉或芳香化湿的药物配合苦寒燥湿清热解毒的药物，以清化或清解中上二焦的蕴毒。常用的药物如薄荷、野菊花、藿香、佩兰、黄芩、黄连等。

2. 凉血解毒：湿热瘀阻血脉热盛于湿者，即血热炽盛、湿毒瘀结，弥漫三焦时，应当加用凉血解毒的药物，以清解血中之毒热。常用的药物如：银花、蒲公英、草河车、板蓝根、土茯苓、白茅根、青黛、紫参（石见穿）等。

3. 通下解毒：湿热毒邪蕴结，偏于中下二焦，根据湿在下焦须通利的原则，可以从二便通利以导邪外出。若热盛于湿，热结阳明，大便燥结，口舌生疮，或湿盛于热，大便黏滞而稀，排便不畅，都应当通利肠腑，使湿热毒邪从大便排出。常用的药物如大黄、黄柏、败酱草、白头翁、秦皮等。

4. 利湿解毒：湿热毒邪偏于中下二焦，仍可通利小便而解毒，即所谓"治黄不利水非其治也"，使之从小便渗利，则黄疸易于消退。常用的药物如：金钱草、车前子（草）、木通、萹蓄、瞿麦、六一散。同时常配合芳香化湿的药物如：藿香、杏仁、橘红以开其上、中二焦之源，使下焦易于通利。

5. 酸敛解毒：在黄疸的后期，正气耗伤，病邪易于漫散不羁，在清热祛湿或温化湿滞的基础上，佐用一些酸敛解毒的药物，有时黄疸反而易于消退。又因肝欲散，以辛补之，以酸泻之，酸味的药物对于肝来说，可以泻之，泻肝以解毒邪。常用的药物如：五倍子、乌梅、五味子等。

根据关老医生的实践体会，在黄疸病湿热蕴毒时，如果加用解毒的药物，湿热易解，黄疸消退较快。对于各型肝炎临床可见有降低转氨酶的作用，是否对于肝细胞急性炎性病变具有消退的作用，值得进一步研究。

（三）治黄要治痰，痰化黄易散　痰阻血络，湿热瘀阻，则黄疸胶固难化，不易消退。所谓治痰，也就是化痰散结，祛除胶结凝滞的湿热。痰滞得通则瘀热易清，黄疸必然易于退散。化痰法多与行气、活血、化瘀的法则配合使用。常用的药物有；杏仁、橘红、莱菔子、瓜蒌等。杏仁更能利肺气以通调水道，配合橘红，行气化痰，除痰湿，和脾胃。另外，山楂消食化痰，草决明清肝热化痰，半夏燥湿化痰，焦白术健脾化痰，麦冬、川贝母清热养阴化痰，海浮石清热化痰，郁金活血化痰，旋覆花清上中焦之顽痰，白矾入血分，清血中之顽痰，也都是他常选用的药物。

关于治痰之法用于治疗黄疸，可以说是他独特的体会。通过实践充分证明重视化痰法，可以加速利湿退黄的效果。特别是对于长期黄疸不退的患者，治痰之法，粗看时与黄疸的治疗关系不大，深究之，因为脾为生痰之源，治痰实为治脾，脾主运化，又易被湿所困，所以治痰之法实为治本之妙。根据临床体验，西医所谓血中胆固醇增高，关老医生则多从化痰论治，似有一定的效果。

综合以上所述，关老医生在治黄的过程中首先辨别阴黄、阳黄。在治疗时根据病情，除了采用治黄常法外，尚有"治黄必治血，血行黄易却，治黄需解毒，毒解黄易除；治黄要化痰，痰化黄易散"的个人体会。而治血、解毒、化痰又是相互影响相互关联的。同时他也强调，不论湿热（或寒湿）病位偏于中上焦，或中下焦，或弥漫三焦，而中焦首先受累，所以治疗中州（脾），又是治黄的重要的一环。

病例　孙某　男　3个月　初诊日期：1971年11月18日

主诉：（母代述）皮肤、眼目发黄，大便灰白色两月余。

现病史：患儿出生半月后皮肤及巩膜开始发黄，大便色白如牙膏，溲黄，一周来吐奶。1971年11月1日经查血结果：黄疸指数79单位，总胆红质6.82毫克%，直接胆红质6.6毫克%，凡登白试验直接迅速反应，谷丙转氨酶150单位，麝浊3单位。诊为：黏液性（不全）阻塞性黄疸。治以利胆清热化湿。方药如下：

金钱草6克　败酱草6克　茵陈6克　滑石6克　龙胆草3克　黄柏3.5克　青黛3克　炒栀子6克　血竭0.3克明矾0.3克　熊胆0.3克（分3次冲服）

治疗经过：以上方为主，连服12剂，黄疸虽未加重，但也不见消退。1971年11月18日，转关老医生治疗，诸症如前，仍见一身发黄，吐奶，溲黄。指纹深紫，舌苔白。

辨证：湿热中阻，瘀热发黄。

治法：清热利胆，芳化活血。

方药：

茵陈6克　郁金3克　酒芩6克　土茯苓6克　藿香3克　杏仁3.5克　橘红3克　赤芍6克　藕节6克　泽兰6克　车前子6克

治疗经过：以上方为主，间断服药30剂，服药期间于1972年1月18日复查血：谷丙转氨酶300单位，总胆红质0.69毫克%，黄疸指数7单位。1972年4月7日复查：谷丙转氨酶193单位，总胆红质少于0.3毫克%，黄疸指数4单位。婴儿黄疸全部退净，食睡二便正常。1972年6月复查谷丙转氨酶已正常。

【按语】　本例西医诊断为黏液性（不全）阻塞性黄疸，居于中医阳黄范围。根据其治疗情况来看，前方以利胆清热化湿为法，药证相符，服药12剂，黄疸消退不理想，关老医生在治疗时也遵其常法，并重视疏肝、利水，方中茵陈、酒芩、郁金、车前子寓意于此，所不同之处即用藿香、杏仁、橘红、藕节芳香化湿，醒脾开胃，理气化痰，以治中焦（脾）蕴湿之源，同时泽兰、赤芍、藕节、郁金凉血活血而又利水；杏仁、橘红和胃化痰，祛除血中之瘀滞，土茯苓、酒芩清热燥湿解毒。开上焦主化湿邪与利水并用，清热利湿与凉血活血、化痰解毒并用。取得良效，黄疸消退较迅速。

黄疸施治中的扶正与祛邪

（附　病案2例）

黄疸的发生是由于内外合邪，邪正交争而致，详细病理已如前述，而邪正的消长进退，直接影响着黄疸的发展和机体的康复。因此，在治疗的过程中，如何正确地处理祛邪与扶正的辩证关系，可以说是成败的关键。

（一）正盛邪实阶段，应当集中药力以祛邪为主

这种情况多见于黄疸病的初期，正气尚盛，体质一般尚好，感受病邪后，或湿毒热邪炽盛而正气尚能支持，即处于正盛邪实阶段，应当以祛邪为主。如何祛邪？根据他对黄疸病因病理的看法，若兼感外邪而见有表证者（如恶寒、发热、鼻塞、咽干），则应重用清热解表，佐以祛湿，使之在表之邪迅速透达以免缠绵久羁，深侵入里。如果处理得当，黄疸消退比较迅速。常用的药物如：薄荷、藿香、佩兰、野菊花等。若无表邪，则应使用清热祛湿、活血解毒、化痰通下退黄为法，以祛炽盛之邪。若有表邪，而中州湿热也盛，居于表里同病，则应表里同治。这样抓住主要矛盾，以祛邪为主的观点，实际上也就是针对湿热的轻重等，并根据三焦病位采取相应的积极措施。血脉郁滞疏通，中焦枢机得利，湿热化散，则黄疸可以迅速退却，邪去正安，脏腑功能得以调整。

例一　马某　男　21 岁　外院会诊病例　会诊日期：1971 年 4 月 2 日

患者自 1968 年发现肝功能异常，而后曾出现过黄疸，经住院治疗而愈。1971 年 2 月因过劳受凉，又出现黄疸，经检查并有腹水，于 3 月 1 日再次住院。4 月 2 日黄疸加重，腹水增多。血查：谷丙转氨酶 432 单位，麝浊 18.5 单位，麝絮（+++），黄疸指数 100 单位以上，总胆红素 30.8 毫克%，直接胆红素 22.2 毫克%，间接胆红素 8.6 毫克%，血浆白蛋白 3.5 克%，球蛋白 3.1 克%，凝血酶原时间 25.5 秒，凝血酶原活动度 47%。诊为病毒性肝炎，亚急性肝坏死。曾用去氢氢化考地松 80 毫克/日，青霉素 200 万单位/日，安体舒通 40 毫克/日，并配合输血浆、葡萄糖等支持疗法。并用中药复方 6912 注射液（茵陈、黄连、黄柏、黄芩、栀子、大黄），同时请中医会诊。当时症见：神识尚清，反应呆钝，一身尽黄如橘皮色，两胁疼痛，脘腹胀满，口干思饮，大便不畅。

舌象：舌质红，苔黄干。脉象：弦滑。

西医诊断：病毒性肝炎，亚急性肝坏死（肝昏迷前期）。

中医辨证：湿毒热邪炽盛，波及心肝，弥漫三焦，势欲动风。

治法：泻热解毒，清肝凉血。

方药：

茵陈 60 克　黄连 10 克　　黄芩 15 克　黄柏 15 克　酒军 10 克　栀子 15 克　银花 30 克　蒲公英 15 克　地丁 15 克　野菊花 15 克　板蓝根 30 克　草河车 15 克　枳实 10 克　瓜蒌 30 克　半夏 10 克

治疗经过：第一阶段，湿热热毒炽盛，弥漫三焦，心肝热盛，风火相扇，势欲动风，邪气鸥张，而正气尚支，急应泻热解毒，清肝凉血，以祛邪为主。上方煎后分 4 次服，并送服局方至宝丹每次半丸，每日 2 丸。经中西医结合治疗，尿量每日维持在 3000 毫升左右，前方茵陈有时加至 90 克。至 5 月中旬腹水减轻，黄疸逐渐消退，复查肝功能已有好转，黄疸指数 30 单位，血清总胆红素 6.4 毫克%，直接胆红素 5.0 毫克%，间接胆红素 1.4 毫克%，谷丙转氨酶 220 单位，麝浊 6 单位。患者自觉症状减轻，舌苔薄白，脉沉滑，停用

6912 注射液，西药、激素逐渐减量。

第二阶段，经过前阶段以祛邪为主的治则治疗后，一般情况虽有好转，自觉症状减轻，但是黄疸仍未退尽，黄疸指数 30 单位，腹水仍未全消。又因自 1968 年开始患病，久病必虚。现症身倦乏力，食纳一般，腹胀仍在，两胁痛，口干，大便不畅，舌苔薄白，脉见沉滑，属于正虚而邪弱阶段，故以健脾益气养血为主，清热利湿为辅。

方药如下：

茵陈 45 克　败酱草 30 克　蒲公英 30 克　生芪 30 克　焦白术 10 克　茯苓 15 克　藿香 10 克　香附 10 克　当归 12 克　白芍 12 克　泽兰 15 克　车前子 15 克　六一散 12 克（包）橘红 10 克

8 月 10 日，以上方为主加减继服，并停用激素，腹水完全消失，肝功能化验：黄疸指数 7 单位，总胆红素 1.3 毫克%，谷丙转氨酶 130 单位以下，麝浊 6 单位以下，麝絮（－），血浆白蛋白 3.7 克%，球蛋白 2.5 克%。患者自觉两下肢无力，关节酸胀，舌苔白，脉沉滑。前方改茵陈为 30 克，加黄精 12 克、川断 15 克、赤芍 12 克、红花 12 克。

10 月 28 日，按上方继服，复查肝功能已全部正常，患者自感乏力，纳食不香，大便不畅，苔净，脉沉滑，拟以健脾益气，活血软坚，稍佐利湿清热之剂，以善其后。

方药如下：

生芪 15 克　党参 12 克　焦白术 10 克　藿香 10 克　草蔻 6 克　佛手 10 克　茵陈 15 克　瓜蒌 15 克　冬瓜皮 12 克　大枣 10 枚　赤白芍各 12 克　泽兰 15 克　焦四仙 30 克　鸡内

金 12 克　生牡蛎 15 克

患者出院后不久，即恢复全日工作，随访至 1975 年底，4 年来一般情况尚好，偶有食欲不振，晚间腹胀，其他无不适。肝脾未触及。复查肝功能，除谷丙转氨酶偶尔波动在 110 ~ 170 单位外，其他均属正常。1977 年 1 月再次随访一般情况良好，肝功能正常，坚持正常工作。

【按语】　本例西医诊断为病毒性肝炎，亚急性肝坏死，肝昏迷前期，中医辨证属于阳黄范围。但是病势危急，故有"急黄"、'疫黄'、"瘟黄"之称。古人提出毒热攻窜，湿热互结，波及心肝是病之本，这一点是符合临床实际情况的。患者原为慢性肝炎，因为过劳受凉而急性发作，出现亚急性肝坏死，腹水，黄疸，神呆舌红等。病情危重，湿毒热邪炽盛，弥漫三焦，心肝热盛，风火相扇，势欲动风。此阶段居于邪实而正气尚支，元气未脱，邪盛尚未深陷，窍蒙而未闭。故应集中药力以祛邪为主，方用茵陈蒿汤、黄连解毒汤、五味消毒饮合方加减，苦寒直折，泻火解毒。方中黄芩清上焦火，黄连清中焦火，黄柏清下焦火，栀子统泻三焦之火，凉血解毒，茵陈、酒军荡涤肠胃，祛湿清热，去瘀退黄，银花、蒲公英、地丁、野菊花、板蓝根、草河车等清热解毒，全方直泻三焦燎原之火，荡涤血分蕴蓄之毒热。因其药性大苦大寒，对于正气未衰者相宜，若正气已虚，邪已内陷，就不能放胆逐邪。方中黄连、半夏、瓜蒌为小陷胸汤，能清热涤痰，宽胸开结，枳实破气消痰除痞，合局方至宝芳香开窍，以防肝风欲动，痰热攻心之势。由于抓住主要矛盾，突出以祛邪为主，力挽逆流转危为安。

（二）正虚邪实阶段，若正气尚支，仍可以祛邪为主，但应辅以扶正之品，若正气不支，元气欲脱，又当急扶其正，辅以祛邪之品　阳黄患者正虚的可能性有两种，一是素体虚弱，另外也可因其邪实，邪正交争，正气日衰所致。在此正虚邪实阶段，若元气未脱，仍应以祛邪为主，佐以扶正，因为实邪不去，正气难复，如徒用扶正则闭门留寇。佐以扶正的目的也是为了加强抵御外邪之力，更好地祛邪。若正气不支，阴阳欲脱，虽然邪实，也当扶其正而救脱，佐以祛邪。否则，阴阳离决，转气乃绝，徒用祛邪也无济于事。即或是对于病势稍缓者，若见正虚，也应当注意佐以扶正，如果过用苦寒伤及脾胃，反而病情迁延，反复发作形成慢性肝炎。根据临床观察，此阶段所谓正虚包括气血、肝脾虚为多见。而且属于实质性的亏耗，同时也包括与本病直接相关的脏腑功能失调，例如脾胃不和、肝脾不和、肝气郁滞、肝郁血滞等，属于功能性的障碍。两者本质虽不同，但是后果都表现为机体机能低下，抵抗力减弱的"正虚"状态。根据他的经验，补气时多用生芪，益气而能行皮肤之湿。健脾多用党参、焦白术、於术、茯苓等。养肝补血多用沙参、生地、白芍、丹参等。舒肝和胃多用旋覆花、代赭石、玫瑰花、藿香等。调理脾胃多用砂仁、蔻仁、莱菔子、厚朴花等。疏肝理气多用醋柴胡、香附、郁金、木瓜。活血化瘀多用赤芍、当归、泽兰、益母草、藕节等。

例二　李某　男　24岁　外院会诊病　住院号452459　会诊日期：1964年6月5日

主诉：面目皮肤发黄，腹胀已4月余。

现病史：1962年2月因患牛皮癣住某院治疗，服用白血宁、山道年、砷制剂等药物治疗达两年之久。于1964年1月开始口腔糜烂，恶心，头晕，食欲不振，皮肤发黄，两胁刺痛，大便稀，小便黄。检查发现肝在肋下1.5厘米，中等硬度，有明显压痛，脾可触及。肝功能化验：谷丙转氨酶670单位，麝浊12单位，胆红质定量6.5毫克，黄疸指数71.4单位，酚四溴酞钠试验60%，血清白蛋白/球蛋白3.74/2.04。肝穿刺证实为中毒性肝炎。开始使用去氢考的松等药物治疗，黄疸未见消退，反而出现腹胀。检查有腹水，加用汞撒利及双氢克尿塞等利尿药物仍不好转。半年内曾多次复查肝功能，均属异常。1964年6月5日请中医会诊，当时症见：面目皆黄，如橘皮色，两胁刺痛，胃脘满闷，脘胀，恶心，厌油腻，食欲不振，头晕口苦，皮肤瘙痒，夜卧不安，小便短赤，大便不爽，全身皮肤、巩膜发黄。

舌象：苔薄白。脉象：沉滑。

西医诊断：中毒性肝炎。

中医辨证：肝郁血滞，湿毒热盛，脾虚气弱。

治法：清热化湿，活血解毒利水，化痰通瘀，佐以健脾补气。

方药：

茵陈60克　蒲公英30克　银花30克　瞿麦12克　藿香15克　川连4.5克　当归12克　香附10克　郁金10克　泽兰10克　生芪15克　焦白术10克　赤白芍各15克　杏仁10克　橘红10克　六一散12克（包）

治疗经过：6月5日，上方共服9剂，并停用西药，药后皮肤发黄渐退，胁痛减轻，恶心已止，食欲增加，睡眠好转，小便黄，大便软，舌苔薄白，脉沉滑。

体检：肝大肋下 1 厘米，脾可触及。肝功能检查：谷丙转氨酶 608 单位，脑絮（＋＋＋），胆红质定量 3.6 毫克%，黄疸指数 40 单位，酚四溴酞钠 40%，继服上方。

6 月 26 日，上方继进 10 剂，胁痛已减，腹水已消，饮食二便如常，肝可触及，脾未及，肝功能检查：谷丙转氨酶 130 单位，麝浊 6 单位，脑絮（－），胆红质定量 2.5 毫克，病情好转，上方茵陈改为 30 克，银花 15 克，生芪加至 30 克继服。

7 月 14 日，肝脾均未触及，肝功能检查：谷丙转氨酶 138 单位，麝浊 6 单位，胆红质 1.35 毫克%，酚四溴酞钠 10%，自觉症状消失，饮食二便如常，拟上方加减以巩固疗效。复查肝功能完全正常，8 月 4 日临床痊愈出院。

【按语】 本例西医诊断为中毒性肝炎，是由于药物引起的肝损害，其病理改变和临床过程虽与病毒性肝炎有所不同，但容易与一般病毒性肝炎相混淆，若能及时停药或停止接触毒物，并给予保肝治疗，短期内多能恢复。本例因使用毒性药物日久，中毒较深，肝实质损害较重，病程也较长（半年之久），近 4 个月来出现黄疸，腹水，肝功能严重损害。

从中医观点来看，患者素有湿毒顽癣，兼之服药中毒，以致湿毒热盛，弥漫三焦，发为阳黄。湿热困于中焦则痞闷，口苦，口臭，泛恶，食欲不振。湿热下注，故见小便短赤，大便不爽。病久，肝郁血滞，脾虚气弱，中州失运，故见两胁刺痛，腹胀聚水。属于正虚而邪实阶段。但是正气尚支，所以仍以祛邪为主，重用清热化湿，解毒利水，化痰通瘀，辅以健脾补气扶正之品。方中茵陈、蒲公英、银花、川连、瞿麦、六一散清热利湿解毒。其中瞿麦清热利湿通淋，且能凉血祛瘀解毒，对于治疗中毒性肝炎引起的黄疸，可以退黄排毒，用之最为相宜。赤芍、香附、郁金、泽兰、当归、白芍养血活血化瘀，生芪、焦白术、杏仁、橘红、藿香健脾益气，芳化痰湿。待其邪祛大半，则加大生芪的用量，完全是根据邪正消长进退，以祛邪为主，扶正为辅，力促机体正气复原，不致留有余邪。若邪势已衰，过用苦寒，则克伐正气，不利于机体机能的恢复，反之若认为邪势已衰，不再需要祛邪，则易导致余邪不尽，留有后患。

肝病临证体验

（三）**正虚邪弱阶段一则应以扶正为主，兼祛余邪，力争正复邪尽** 正虚邪弱也有两种可能性，一方面可以由于正气素弱，忌受病邪也较轻浅。另外也可能由于正盛邪实相互交争，两败俱伤，正气已伤，邪气已衰弱。所以在此阶段，应当以扶正为主，正气恢复才能祛邪外出。在临床上经常会见到，对于阳黄的治疗，若黄疸不消退，就惯于加重苦寒泄利之剂。但是过用苦寒又容易伤胃，胃伤则脾胃失和，运化不利。又因气血遇寒则凝，寒凝则血行不畅，瘀滞不通，黄疸更难消退。过用寒凉也可以伤肾，肾寒则阳气日衰，不能温运脾阳。同时也可见到由于肝郁气滞（或血滞），每多惯用疏肝理气之品，若黄疸持续不退则更加重用疏肝，但是过用疏肝则伤气，气伤则耗血，气血失和，黄疸更不易消退。所以黄疸病，若为正虚邪弱阶段，则应以扶正为主，兼祛余邪，力争正复邪尽。正如例一的第二阶段治疗所示。

例一在第一阶段，属于正气尚支而邪实，故以祛邪为主，使用大剂苦寒泻热、清肝解毒、凉血之剂，直折鸱张之势，转危为安。但是，黄疸仍未尽退，腹水残留，自觉身倦乏力，食纳一般，腹胀仍在，两胁痛，口干，大便不畅，舌苔薄白，脉沉滑，追其病史已愈 3 年余，久病必虚，邪正交争，两败俱伤，况且苦寒清解泻热已月余，正气已显虚衰，属于正虚而邪弱阶段。病虽同为一人，由于邪正消长进退，证变法亦当变。因此，第二阶段的治疗，遂以健脾益气养血为主，清热利湿为辅。方中生芪、焦白术、茯苓、当归、白芍健脾益气，养血柔肝，香附、泽兰疏肝行气活血，均属扶正之品。藿香芳香化湿，车前子，六一散清利，茵陈、败酱草、蒲公英利湿解余毒。待正复邪却，黄疸退尽，腹水消失，茵陈的用量也逐渐减少。再增加赤芍，红花，黄精、川断等活血补肾养肝等扶正之品。最后方义更加明显地说明以扶正为主，而仅余茵陈、藿香二药，清化肝脾残留之余邪，而后收功。通过例一的全部治疗过程，清楚地说明，随着邪正的消长，进退有序，充分体现中医辨证论治的特点，正确地处理邪正的辩证关系，所以收效较佳，经随访 4 年以上一般情况良好。

综合以上所述，在治疗黄疸的过程中，如何正确地处理祛邪与扶正的辩证关系，实为成败的关键。关老医生初步认为：若属正盛邪实，则以祛邪为主，若属正虚邪实，如果正气尚支，仍可以祛邪为主，扶正为辅，但是正气不支，正气欲脱，则又急当扶正救脱，若属正虚邪弱则以扶正为主，兼祛余邪。

急性病毒性肝炎辨证论治体会

（附 病案 7 例）

急性病毒性肝炎包括黄疸型和无黄疸型两种，黄疸型与中医的"阳黄"相似，已如前述。而无黄疸型急性肝炎（以下简称无黄），从其发病和临床过程来看，尚且难以中医的某个单独病证所概括，而是属于"肝胆湿热"，"郁证"，"肝胃不和"等辨证范围。关老医生体会：若与"阳黄"相比较，除内虚因素较为特殊者外，湿热之病理是一致的。从其临床表现来看，除外邪明显而急性发病者外，病情一般均较为隐袭，病势较缓，预后尚好。但是，如果治疗不及时、不彻底，往往迁延不愈，反复发作，形成迁延性慢性肝炎，或进一步恶化。对于本病的治疗，按照辨病与辨证相结合的观点，除运用中医基本理论辨证分析外，同时也要参考肝功能化验和西医各项物理检查，以判定疗效和估计其预后。综合治疗"无黄"的主要体会有以下几点：

（一）"无黄"与"阳黄"，湿热理相当　阳黄的发生，是由于湿热毒邪，瘀阻血脉，蕴毒化痰，痰阻血络，熏蒸肌肤而发黄疸。而"无黄"虽然不出现黄疸，但是其病理实质仍以湿热为本，所以对于无黄的治疗，也要以清热祛湿为常法，配合利水舒肝，并根据情况佐以活血、解毒、化痰等。他体会，患者虽然不出现黄疸，但是如果不能彻底洁除湿热之邪，或消除足以产生湿热的内因依据，就是后遗迁延和反复发作的隐患。所以，湿热可以发黄，也可以不发黄，区别点在于前者偏于病在血分，后者偏于气分，但都是湿热为本。

例一　孙某　男　16 岁　门诊号 1248　初诊日期：1974 年 2 月 8 日

主诉：纳食不香 3 周余。

现病史：上月 19 日曾因自觉不适，检查肝功能，谷丙转氨酶 500 单位以上，麝浊 12 单位，胆红质定量

1.3 毫克%，微觉纳食不佳，其他无明显不适，检查肝在肋下 2 厘米，脾未触及。诊断为急性病毒性肝炎。2 月 8 日来我院肝病组门诊。

舌象：舌苔黄腻。脉象：弦滑。

西医诊断：急性病毒性无黄疸型肝炎。

中医辨证：湿热困脾，运化失司。

治法：清热利湿，活血解毒，佐以芳化。

方药：

茵陈 30 克　车前子草各 15 克　蒲公英 30 克　小蓟 30 克　藿香 10 克　泽兰 15 克　六一散 15 克（包）　大枣 7 个

治疗经过：2 月 21 日服上方 14 剂后，大便较稀，复查肝功能，谷丙转氨酶 247 单位，麝浊 8 单位，麝絮（－），舌苔黄腻，脉滑。上方去藿香、车前草、六一散，加滑石 12 克，甘草 3 克，焦三仙 30 克继服。3 月 5 日按上方去甘草继服。3 月 18 日复查肝功能，谷丙转氨酶 185 单位，麝浊正常，麝絮（－）。舌苔薄白，脉滑，湿热渐减，病有转机，遂加养血柔肝、和胃化痰之剂，方药如下：

茵陈 24 克　蒲公英 30 克　小蓟 15 克　藿香 10 克　泽兰 12 克　橘红 10 克　滑石 12 克　杏仁 10 克　当归 10 克　赤白芍各 10 克　焦四仙 30 克

4 月 1 日，食纳尚好，睡眠较差，大便干，尿不黄。3 月 30 日复查肝功能已完全正常，舌苔薄白，脉滑，按上方继服。4 月 13 日复查肝功能正常，服用健脾舒肝丸以巩固疗效。至 9 月份继服上述丸药，并复查肝功能仍属正常，临床痊愈。

【按语】　本例患者症状不多，发病比较隐匿，详细的发病日期无法确定，经查肝功能后才确立诊断。证见食纳不佳，苔黄腻，脉滑，属于湿热困脾，由于脾为湿热所困，运化功能失司。因其病程尚短，内虚之象不明显，治疗时抓住湿热为患之理，治以清热利湿为主。方中茵陈、车前子草、六一散清利肝胆湿热，蒲公英、小蓟清热解毒，藿香芳香化湿，泽兰活血利水，大枣健脾调中，以防苦寒伤胃。药后湿热渐减，酌加杏仁、橘红行气化痰，当归、赤白芍养血柔肝，凉血活血，焦四仙消导开胃，以期彻底清除湿热之邪，继而调理肝脾，以防湿热内生之患，并以健脾舒肝丸巩固疗效。观察半年余未复发。

（二）**湿热有轻重，气血要分清** "无黄"与"阳黄"均因湿热为患，为何有的出现黄疸有的不出现黄疸？关老医生在实践中体会到，"无黄"湿热较轻，而"阳黄"湿热较重。湿热内侵阻于上中焦或中下焦或弥漫三焦，症状表现虽然各有特点。但是肝病犯脾是一致的，故均以中州失运为主证。若湿热瘀阻偏于气分，胆汁尚能循其常道而泄利，可以不出现黄疸。若湿热入于血分瘀阻血脉，则胆汁外溢就会出现黄疸。概括地说：两者湿热程度轻重有别，无黄轻而阳黄重，湿热浸渍瘀阻的深浅也有别，无黄偏于气分，阳黄偏于血分。所以在治疗上，无黄清利宜轻而偏于治气，阳黄清利宜重而偏于治血。

然而气与血相互关联，不宜截然分开，无黄只不过是偏重于气分而已，并非完全不入血，所以仍要稍佐治血。同时临床上也经常会见到开始为"无黄"，若复感外邪或正气日衰正不抗邪，湿热由气入血，瘀阻血分，仍然可以出现黄疸，病情急骤加重。相反，开始为阳黄，经过治疗和调养，正气恢复，正盛邪却，湿热由血透气，偏于气分，黄疸消退，肝功能虽然尚未完全改善，但是病势向愈，病情减轻。所以无黄与阳黄，湿热有轻重，出入气血要分析清楚，以便掌握其治疗的重点。

例二　张某　男　11岁　初诊日期：1956年9月28日

主诉：身倦纳差一月余。

现病史：8月14日开始恶寒发热，逐渐发现面目发黄，身倦纳差，曾经检查诊为急性病毒性黄疸型肝炎，住院43天，黄疸消退，临床症状基本消失。9月26日复查肝功能，谷丙转氨酶500单位，麝浊5单位，胆红质1.5毫克%，肝在肋下1.5厘米。现症，外观无黄疸，身倦怠，食纳差，二便如常。

舌象：舌苔薄白。脉象：弦滑。

西医诊断：急性病毒性肝炎恢复期。

中医辨证：肝郁血滞，湿热未清。

治法：清热利湿，活血解毒，佐以芳化。

方药：

茵陈30克　鲜藿香12克　杏仁10克　橘红10克　鲜佩兰10克　酒芩12克　赤芍12克　次生地30克　银花15克　小蓟15克　六一散12克（包）

治疗经过：10月19日，服上方14剂后，食纳好转，体力好转，复查肝功能：谷丙转氨酶120单位，麝浊3.8单位，胆红质0.3毫克%。仍以前方继服巩固疗效。

【按语】　患儿原为急黄，伴有恶寒发热，湿热较盛，瘀阻血脉，熏蒸肌肤，故见黄疸。经治疗后，湿热渐减，由血透气，黄疸消退，但是肝功能尚未恢复

（血胆红质 1.5 毫克% ，示有残留黄疸），身倦纳呆仍在，湿热未清，偏于稽留气分。所以治疗时除如例一清热利湿仍用茵陈、小蓟、六一散外，重用鲜藿香、鲜佩兰、银花芳香化湿，解毒透邪，佐以杏仁、橘红行气开胃化痰，因其湿热程度较例一为重，虽经治疗黄疸消退，仍需要辅以酒芩清肝胆热而祛湿，生地、赤芍凉血解血中余毒。两例相比较，湿热有轻重、气血要分清的道理不言而喻。

（三）无黄多内因，辨证要审慎　无黄的发生，除上述湿热为本，湿热较轻偏于瘀阻气分外，更重要的是内因依据较为突出，所以，临床症状也比较复杂。主要是肝、脾、肾三脏的功能失调，或脏腑气血实质性的虚亏。因为脾主运化水湿，又居于中州，所以其病机仍以中州不运为主要环节。很多因素都可以引起中州不运，以致水湿不化，湿郁则热郁，湿热蕴育，就形成了无黄发病的内因依据。若复感外邪或劳倦伤脾，即可发病。引起中州不运的常见因素和病理后果如：肝气郁滞，肝失条达之性，即可横逆犯脾，"气郁则湿郁，湿郁则热郁"，肝气郁滞日久，气滞则血瘀以致肝郁血滞，气郁日久，气有余便是火，灼耗肝阴，以致肝肾阴虚或血虚肝旺。脾被湿困，运化无权，胃气本以下降为顺，食滞中阻，胃不受纳，且湿为阴邪，易于中伤阳气，脾阳日衰则脾虚胃弱；由于阴病及阳或阳病及阴，脏腑功能因而失和，以致脾肾两虚，或肝胃不和；脾胃为气血生化之源，若脾虚胃弱，脾肾不足，或肝胃不和，都会影响气血之化生，以致气血不足。总起来说，肝、脾、肾三脏的功能失和，或气血两虚，都是"无黄"发生的主要内因依据：以致于临床症状复杂交错。因此，临床辨证时，除了注意分析湿热轻重、出入气血、病位上下以外，应当密切结合其症状特点，认清证候分类，充分重视患者的机体状况和内因依据，从整体观念出发，才能彻底清除外邪，以防止迁延和复发。这些体会是他在探讨慢性、迁延性肝炎患者的基本证候分类时，反过头来逐步认识到的。因为如若对于上述内因不加以重视，后来也都演变成为慢性、迁延性肝炎的基本证候。所以他深刻地感到无黄多内因，辨证时一定要审慎。

例三　宋某　男　32 岁　外院会诊病例　入院日期：1972 年 3 月 12 日　会诊日期：3 月 29 日

主诉：厌油、纳差、乏力 3 月余。

现病史：患者于 1971 年 12 月下旬，由于过度紧张和疲劳，自觉厌油，乏力，呕吐，便稀。检查肝肋下一指，谷丙转氨酶 500 单位，麝浊 16 单位，胆红质 0.9 毫克%，黄疸指数 9 单位，尿胆原 1：20 阳性，尿胆素阳性。诊为急性病毒性黄疸型肝炎，住某医院。开始用挣滴葡萄糖、能量合剂治疗 10 天，症状减轻，但肝功能仍异常。自 1972 年 2 月 3 日起，使用激素（强地松）治疗，共服用 37 天，食量、体重增加，但出现胃疼、呕吐、反酸。白细胞偏低，白、球蛋白比值为 3.6/3.1。于 3 月 12 日转入某医院治疗。

入院后查体：肝在肋下可触及，脾（－），食道静脉无曲张。肝功能：谷丙转氨酶 800 单位，麝浊 12 单位，麝絮（＋），白、球蛋白比值 3.9/2.6，胎儿丙种球蛋白试验（阴性）。

既往史：患者 1970 年 7 月有与黄疸型肝炎病人接触史。超声波检查有较密微小波，未能确诊，也未治疗。

入院后开始静脉点滴胰岛素，治疗 10 天。3 月 25 日复查肝功能：谷丙转氨酶 800 单位，麝浊 13 单位，麝絮（＋＋）。3 月 29 日中医院会诊。当时症见：乏力，气短，不欲言，纳差，胃不适，腹胀，肠鸣，面黄瘦，便溏，口干苦，不思饮。

舌象：舌苔白。脉象：弦滑数。

西医诊断：急性病毒性黄疸型肝炎。

中医辨证：气阴两伤，脾虚胃弱，湿热蕴郁。

治法：补气养阴，健脾和胃，清热利湿。

方药：

生芪 15 克　茵陈 15 克　藿香 10 克　焦白术 10 克　茯苓 15 克　杏仁 10 克　橘红 10 克　蔻仁 3 克　白芍 30 克　丹参 15 克　石斛 15 克　郁金 10 克　酒芩 10 克　秦皮 12 克

治疗经过：4 月 5 日上方服 7 剂后，食欲好转，大便成形，但仍乏力，溲黄，两手胀热，舌脉同前。前方去石斛，加川断 15 克，木瓜 12 克。每日中午加服河车大造丸 1 丸。4 月 12 日复查肝功能：谷丙转氨酶 115 单位，麝浊 15 单位，麝絮（＋＋），症状已不明显，只觉手胀、腹稍胀、溲稍黄，脉弦滑，舌净无苔。前方去橘红、杏仁、酒芩，加酒胆草 10 克，五味子 12 克，焦三仙 30 克，继服河车大造丸，每午 1 丸。

4 月 24 日，上方又服 12 剂，复查肝功能：谷丙转氨酶正常，麝浊 9 单位，麝絮（±）。除晨起恶心、反酸外，无其他不适，脉沉滑，舌苔薄白。方药如下：

生芪 15 克　茵陈 15 克　藿香 10 克　焦术 10 克　茯苓 15 克　五味子 12 克　蔻仁 3 克　白芍 30 克　丹参 15 克　石斛 15 克　郁金 10 克　秦皮 12 克　旋覆花 10 克　党参 12 克　生赭石 10 克　生瓦楞 30 克

5月3日上方又服9剂，自觉无不适，复查肝功能：谷丙转氨酶正常，麝浊8单位，麝絮（±），碱性磷酸酶2.95。宗前法拟服丸药以善其后。

【按语】　患者在一年前有急性肝炎接触史及轻微症状，未见明显发病。一年多以后，因过度紧张和疲劳，出现消化道症状，虽无肉眼黄疸，但血胆红质、黄疸指数轻度增高，开始诊断为急性病毒性黄疸型肝炎。经治疗后黄疸消退，但症状未见改善，其他肝功能仍明显异常。请关老医生会诊时，已无黄疸所见，西医的确切诊断尚难定论，按急性病毒性无黄疸型肝炎，或慢性肝炎急性发作论治。从中医观点来看，就应当从整体观念出发，详细审视其内因状况及诱发因素，主要是由于劳倦和忧虑伤脾。分析其证候，由于脾虚胃弱故见厌油、乏力、呕吐、便稀，并曾服用激素治疗一月余。关老医生体会服用激素后，从临床现象观察有似助阳药的作用，患者多出现气阴两伤和虚热假象。所以见有面黄瘦、乏力、气短、不欲言、口干苦，以致脾胃功能日益衰减，湿热蕴蓄日增，故见胃不适、纳差、不欲饮、腹胀、肠鸣、尿黄、便溏、苔白、脉滑数等。病情错综复杂，若不重视整体情况，单纯考虑其发病急、肝功能明显异常，就认为是湿热重，必然会本末倒置。而关老医生却紧紧抓住气阴两伤，脾虚胃弱，这个主要矛盾方面，以补气养阴，健脾和胃扶正为主，清热利湿为辅。方中生芪、焦术、茯苓、白芍、石斛补益气阴健脾和肝，郁金行气解郁，杏仁、橘红、藿香、蔻仁芳香化湿，开胃化痰，茵陈、酒芩、秦皮清利湿热解毒，佐以丹参凉血活血。由于重视了内因，调整了机体状况，所以，食欲好转，大便成形，肝功能迅速改善。开始并未使用酸敛解毒之五味子，而后加用党参、五味子、河车大造丸健脾补气，养血敛阴，旋覆花、赭石、生瓦楞降逆和胃。正气逐渐恢复，整体机能得以改善，症状消失，肝功能也恢复正常，充分体现了他的详细审慎内因，和重视内因的基本观点。正确地处理邪正的辩证关系。

（四）**祛邪与扶正，灵活又贯通** 无黄为病多与内因相关，湿热程度较轻，瘀阻偏于气分，困于中州，阻于肝胆，影响整个机体，是其证候的特点。所以在治疗时，治理中州、清利肝胆湿热的法则，贯穿整个过程。正是因为"无黄"的内因比较复杂，所以又要根据具体情况灵活掌握，正确处理祛邪与扶正的辩证关系。所谓正虚，不能单纯理解为脏腑气血实质性的亏损，因为很多患者仅表现为脏腑气血功能性的失调。例如，脾为湿困，就是脾的功能被黏腻重着的湿邪所围困，脾气不得伸张，脾阳不能升腾，以致运化无能。虽然也有纳呆、乏力、腹胀等症，但是与真正的脾气虚并非尽同。如果湿恋日久，耗伤脾阴脾阳，也就会由功能性的失调发展为实质性的亏虚。所以，扶正的概念就比较广泛，除了补虚益损以外，尚应包括对于脏腑气血功能的调整。总之，祛邪之法清利湿热应当贯穿到底，扶正之要调理中州必须贯穿到底，更重要的是根据患者的具体情况辨证论治，祛邪与扶正灵活又贯通。临床上又有以下两种情况：

1. **湿热较轻，正虚也不明显** 可以清利湿热为主，佐以和中之品，贯通到底，在恢复期阶段稍事调理肝脾即可。在治疗思想上，虽然是以祛邪为主，但是绝不可以忽视扶正的重要性。如例一，在急性发作阶段虽然无

47

明显的症状，仅觉食纳稍差。所用的药物主要是祛邪之品，但是用大枣 7 枚健脾和中，以防苦寒太过中伤脾胃。后期加用当归、赤白芍养血柔肝，焦四仙和胃导滞。以治理中州，调理肝脾而收功。

2. 湿热稍重而正气也虚，也可以先治其标，后治其本开始以清利湿热为主，待其湿热渐减，肝功能化验好转，而后再以扶正为主，兼清余邪。

例四　李某　女　19 岁　肝病组门诊号 1550　初诊日期：1974 年 3 月 16 日

主诉：腹胀，恶心、呕吐两周。

现病史：患者于本月 1 日开始自觉上腹胀满，有时作痛，右侧胁痛，5 天后不想吃饭，恶心，作吐。曾检查谷丙转氨酶 500 单位以上，麝浊 9 单位，麝絮（++），诊为急性病毒性肝炎。3 月 16 日曾在我院门诊复查肝功能，结果：谷丙转氨酶 714 单位，麝浊 11.1 单位，症状同前。3 月 25 日开始服用中药治疗。

检查：巩膜无黄染，腹部平软，肝在肋下 3 厘米，质中软，有触叩痛，脾（−）。

舌象：舌苔薄黄腻。脉象：细滑，

西医诊断：急性病毒性无黄疸型肝炎。

中医辨证：湿热中阻，肝脾不和。

治法：清利湿热，活血解毒。

方药：

茵陈 30 克　蒲公英 30 克　小蓟 30 克　藿香 10 克　泽兰 15 克　六一散 15 克（包）　车前子草 15 克　大枣 7 枚

治疗经过：4 月 8 日服上药 11 剂后，临床症状基本消失，偶见胃痛。复查肝功能；谷丙转氨酶正常，麝浊 11.1 单位，麝絮（＋），舌苔薄白、舌尖红，脉细滑。上方加当归12克继服。4月20日复查肝功能，谷丙转氨酶正常，麝浊6.7单位，麝絮（＋）。自述背痛、胃胀，舌苔薄白，脉滑，腹平软，肝脾未触及，叩痛（－）。方药如下：

　　茵陈15克　蒲公英15克　车前子、草12克　藿香10克　泽兰12克　小蓟15克　当归10克　川断15克　木香10克　壳砂6克

　　5月13日，腹胀，便干，胁痛，背痛，乏力，食纳不香，舌苔薄白，脉细滑，复查肝功能，谷丙转氨酶正常，麝浊11.1单位，麝絮（＋），证属肝郁脾虚，方药如下：

　　茵陈12克　酒芩10克　焦白术10克　藿香10克　白芍15克　当归10克　香附10克　郁金10克　川断10克　泽兰10克　瓜蒌15克　焦四仙30克

　　另：乌鸡白凤丸10丸，中午服1丸。

　　6月5日，按上方稍事加减继服，自觉仍有腹胀，纳食仍不香，腹平软，肝脾未及，复查肝功能全部正常。6月24日，服健脾舒肝丸、乌鸡白凤丸以巩固疗效。

　　【按语】　本例选自我院肝病组，患者纳差、恶心、作吐，腹胀胁痛，舌苔黄腻，脉细滑，证属湿热中阻，苔黄腻说明湿热较重，脉细为内虚之象，滑为湿困之征，与例一相比，湿热稍重，而正虚也存在。治法开始以祛邪为主，服药11剂后，临床症状基本消失，舌苔已转薄白，说明湿热已减，而后肝郁脾虚诸证显现，所以，以舒肝健脾，养血和胃扶正为主，药如焦白术、香附、郁金、藿香、川断、当归、白芍、焦四仙，佐以茵陈、酒芩而祛余邪。根据患者的具体情况和发展的不同

阶段，突出了治疗的重点，取得良好的近期效果。

3. 若湿热较轻，而内虚较为明显不论是在急性发病阶段，或在恢复过程中的急性发作阶段，均应以扶正为主，祛邪为辅，正盛才能彻底祛邪外出。

例五　杜某　女　19 岁　肝病组门诊号 2036　初诊日期：1975 年 10 月 11 日

主诉：腹胀，肝区痛一周余。

现病史：一年前在学农劳动时自感肝区痛，纳差，返校后疼痛减轻，未引起重视。1975 年 4 月参加劳动后，症状有所加重。10 月初自感腹胀，肝区痛，腰痛，大便干稀不调，经期后错，曾查肝功能：谷丙转氨酶 440 单位，麝浊 2 单位，诊断为急性病毒性无黄疸型肝炎，遂来我院肝病组门诊。当时检查腹平软，肝脾未触及。

舌象：舌苔薄白。脉象：沉弦。

西医诊断：急性病毒性无黄疸型肝炎。

中医辨证：肝郁脾虚，湿热内蕴。

治法：健脾舒肝，清热利湿。

方药：

党参 12 克　川断 10 克　焦白术 10 克　茯苓 15 克　香附 10 克　柴胡 10 克　草蔻 6 克　当归 10 克　赤白芍各 12 克　藿香 10 克　酒芩 10 克　女贞子 12 克

治疗经过：10 月 24 日，服上方 10 剂后，症状好转，复查肝功能：谷丙转氨酶 138 单位，麝浊 7 单位。上方去柴胡、草蔻，加草决明 24 克，山楂 15 克。11 月 27 日复查肝功能全部正常，仍感腰痛、尿黄，拟以调补肝肾兼以利湿清解余毒，方药如下：

川断 15 克　当归 10 克　女贞子 12 克　白芍 12 克　泽

兰 12 克　蒲公英 15 克　黄柏 10 克　木通 6 克　六一散 12 克
（包）　车前子 12 克

12 月 28 日，临床症状基本消失，复查肝功能完全正常。

【按语】　本例选自肝病组。一年多以前劳动后有肝区痛、纳差史，但未确诊，病传隐匿未能及时治疗，就诊时为急性病毒性无黄疸型肝炎，证属肝郁脾虚，舌苔薄自，湿热不重，虽有肝功能损害，但是不能重点祛邪，而是以健脾舒肝，养血柔肝扶正为主，稍佐藿香、酒芩芳化清利湿热，结果症状好转，肝功能恢复正常。后期在调补肝肾的基础上，加用清热解毒，活血利清为法。基本上以调整机体机能扶正为主，祛邪为辅。

（五）预后虽然好，巩固更重要　从急性病毒性无黄疸型肝炎的整个过程来看，一般讲病程缓慢预后尚好。但是如果不及时发现，彻底治疗，易于迁延不愈和反复发作。为了防止这种情况的发生，应当重视内因的调理，并正确地处理祛邪与扶正的辩证关系，更重要的是在恢复期阶段的巩固治疗。因为无黄的发生多内因，如果湿热产生的根源不清除，势必留有复发的隐患。有时肝功能虽然已经正常，但是中医四诊所见尚有异常，就不应当过早地停药，而要继续治疗巩固疗效，防止复发。

例六　李某　男　48 岁　门诊号 1530　初诊日期：1974 年 1 月 31 日

主诉：恶心，腹胀，纳差，伴有低烧一月余。

现病史：1973 年 11 月份开始有低烧，12 月 15 日自觉恶心，腹胀，纳食不香。曾查肝功能：谷丙转氨酶 500 单位以上，麝浊、麝絮均正常，白蛋白/球蛋白 =

4.0/3.45，诊为急性病毒性无黄疸型肝炎，服用西药治疗。1月17日复查肝功能：谷丙转氨酶500单位以上，麝浊8单位，麝絮（－），腰痛、肩背痛、恶心见好，午后仍腹胀，疲乏无力，食纳不香，大便溏，尿黄。服用肝宁、肝太乐治疗。检查：腹平软，腹些较厚，肝在肋下一指，剑突下二指多，质中等，叩痛（－），脾未触及。

舌象：舌苔白腻，质暗。脉象：沉滑。

西医诊断：急性病毒性无黄疸型肝炎。

中医辨证：湿热困脾，肝脾失和。

治法：清热利湿，活血解毒。

方药：

茵陈30克　蒲公英30克　车前子草各15克　小蓟30克　藿香10克　六一散15克（包）　泽兰15克　大枣7枚

治疗经过：2月15日，上方服14剂后，疲乏减轻，尿已不黄，尿时发热，食纳改善，不思饮水，饮入腹胀，苔脉同前。上方加草决明15克，继服14剂。3月19日复查肝功能：谷丙转氨酶已正常。自感脚跟无力，腰痛，腹胀，大便软，胃中有烧灼感，舌苔薄自，脉滑。湿热之象渐减，脾肾不足之象已显现。拟以健脾补肾，清利湿热。扶正与祛邪兼施，方药如下：

茵陈30克　蒲公英30克　藿香10克　焦白术12克　茯苓12克　川断15克　天花粉15克　丹皮10克　杏仁10克　橘红10克　大枣7枚

5月10日，按上方曾加减使用过枸杞子、菊花、苡仁米、砂仁、天花粉。4月份复查肝功能仍属正常。5月份以后即服用健脾舒肝丸、滋补肝肾丸，调补肝肾以巩固疗效。

例七　杨某　男 31 岁　肝病组门诊号 2141　　初诊日期：1976 年 2 月 13 日

主诉：腹胀，胁痛，乏力近半年。

现病史：8 个月以前因腹胀、肝痛、乏力，查肝功能：谷丙转氨酶 380 单位，麝浊、麝絮均正常，诊为急性病毒性无黄疸型肝炎，住院治疗 5 个月肝功能正常，出院后半月，谷丙转氨酶逐渐上升为 160～420 单位，黄疸指数 6 单位。现症：腹胀，肝区痛，尿多，身倦乏力，食纳不佳，夜寐不安，失眠多梦。

舌象：苔白。脉象：沉滑。

西医诊断：急性病毒性无黄疸型肝炎。

中医辨证：肝肾不足，湿热未清。

治法：调补肝肾，清利湿热。

方药：

滋补肝肾丸　30 丸　早晚各 1 丸

复肝丸　40 丸　早晚各 1 丸

治疗经过；3 月 19 日，服用上述丸药 25 天后，复查肝功能正常，腹胀、恶心已除，食纳增加，肝区轻微疼痛，二便已调，继服上两丸药。4 月 5 日，加服健脾舒肝丸。4 月 21 日，复查肝功能，仍属正常，继服健脾舒肝丸、滋补肝肾丸及复肝丸，早晚各 1 丸以巩固疗效。

【按语】　从例一到例六的治疗全过程，已经能够充分说明肝炎恢复期巩固治疗的临床意义。本例开始为急性病毒性无黄疸型肝炎，治疗 5 个月肝功能已正常。但是治疗尚不彻底，出院半月后即见有失眠多梦，夜寐不安，身倦乏力，尿多等肝肾不足之象，兼见腹胀，肝区痛，脉滑等湿热未清之征。肝功能也有波动。关老医生体会，此阶段以正虚为主，而且余邪也较轻，可以单纯使用丸药缓治，所以用滋补肝肾丸治其本，复肝丸（五味子、丹参、生地炭、青黛）养血补肝肾，清肝利胆解余毒，健脾舒肝丸调理肝脾，同样收到效果。

他体会，不论"阳黄"或"无黄"，在恢复阶段均应当注意善后调理，否则易于复发或迁延不愈。特别是在肝功能已经恢复正常，而临床症状尚未完全消失，说明整体机能或消化机能失调仍然存在。必须引起足够的重视，以求"缓则治其本"，重点扶正。关老医生在实践中逐步体会到，湿热的生成或湿热搏结侵害机体后，最易损伤肝脾肾三脏，多见肝郁脾虚、肝肾不足和肝胆湿热未清等证型。所以经过实践，最后定型了下述两种丸药，可供临床试用：

1. 健脾舒肝丸

组成：党参 12 克　山药 12 克　炒苡米 12 克　陈皮 10 克　草蔻 6 克　当归 10 克　白芍 12 克　柴胡 10 克　郁金 10 克

倍其量共研细末炼蜜为丸，每丸 10 克，每服 1～2 丸，日服 2 次。

功用：舒肝理气，健脾开胃。

主治：肝病后，胸胁胀满，纳食不香，身倦乏力者，临床多用于肝炎恢复期，肝功能已恢复正常，消化机能未完全恢复者。

【方解】　方中党参、山药、炒苡米健脾利湿；陈皮、草蔻行气开胃，当归、白芍养血柔肝，合党参益气血；柴胡、郁金舒肝理气，合陈皮行气和胃；重在调和肝脾，使之湿热之邪无法残存，也不至于内生。

2. 滋补肝肾丸

组成：北沙参 12 克　麦冬 12 克　当归 10 克　五味子 10 克　何首乌 15 克　熟地 10 克　女贞子 15 克　川断 15 克　陈皮 10 克　旱莲草 15 克　浮小麦 15 克

倍其量共研细末炼蜜为丸，每丸 10 克，每服 1～2 丸，日服 2 次。或作蜜膏，每服 1 匙（10 克），日服 3 次。

功能：养血柔肝，滋阴补肾。

主治：肝病后，腰酸腿软，头晕失眠，倦怠纳呆者。临床多用于肝炎恢复期，肝功能已恢复正常，见有体虚，神经衰弱者。

【方解】　方中女贞子、旱莲草、沙参、麦冬、川断滋补肝肾；当归、何首乌、熟地补肾养血安神；五味子、浮小麦补五脏，敛心气：陈皮和胃理脾；重在滋补阴血肝肾之亏损以扶正固本，使之余邪无法残留。

总之，对于急性病毒性肝炎的治疗，不出现黄疸与出现黄疸者，湿热为害病理相当，辨证立法用药基本规律也是一致的。但是，湿热有轻重，瘀阻、出入气血有所侧重，所以用药也有侧重。"无黄"偏于治气，阳黄偏于治血。同时无黄的发生又以内因为主要依据，治疗时，应当详细辨证，正确地处理祛邪与扶正的辩证关系，灵活而贯通地实施方药，且当"治病必求其本"，彻底治疗。重视恢复期的巩固，彻底祛除病邪，调整机体功能，才能防止迁延性、慢性肝炎的发生。

慢性肝炎辨证论治体会

（附　病案 6 例）

慢性肝炎（以下简称慢肝）多由于急性病毒性肝

炎久治不愈，迁延复发而致。病程长，临床症状复杂，在西医的诊断上也很难取得一致意见。例如，迁延性肝炎或慢性肝炎早期肝硬化等问题，有时临床上均难以精确地加以辨别，更难以用中医的单独病证所概括。因此各述己见，看法及分类分型也不统一，治法也较多。特别是中医的分类分型，由于着眼点不同，名目繁多，不好掌握，也难以推广。从关老医生自己的临床实践看来，也是几经参改和逐步深化的。总的看法与以前所述阳黄、阴黄，以及急性病毒性肝炎的看法和治疗经验是相互联系的。基本体会有以下六个方面：

（一）**慢肝病程长，重点要预防**　急性病毒性肝炎，通过休息和治疗，在一般情况下，应当顺利痊愈，而不留后遗症状。但是，确有一定数量的患者，发现的很早，长期服用中西药，治疗也很及时，没有并发病，但仍不能迅速治愈。影响的因素是很多的。其他影响因素姑且不论，仅就中医的治疗观点来看，他认为可以概括为以下两方面。

1. 祛邪不利：本病虽以湿热为因，但有热重于湿、湿重于热、湿热并重之不同。且有病位偏于中上焦、中下焦、弥漫三焦之别。开始治疗时若病重药轻，或未抓住重点，或未掌握好湿热的泄利途径，以致湿热未清，余邪残留，这仅仅是问题的一方面。相反，如果过用苦寒，特别是临床一见肝功能波动，就加大苦寒清热之剂，非但无益反而有害。因为脾为湿困乃病之本，医者不知扶脾，反而伤脾，则湿热难以化散，以致留恋不去，同样也能造成湿热未清、余邪残留的局面。

2. 忽视扶正：中医认为"邪之所凑，其气必虚"，"正气存内，邪不可干"。没有内虚，外邪不能独伤人。

肝炎发病的初期，邪正相搏，一般邪气嚣张，当以祛邪为主，但是，邪势稍减即应佐以扶正，以助祛邪之力，正气渐复外邪才能彻底被清除。并应针对患者的具体情况，甚至可以调整机体状态为重点。否则正气损伤屡犯"虚虚实实"之戒，以致正不抗邪，外邪必然肖恋深窜，逐渐形成慢性肝炎。

所以，除了重视其他影响因素外，从治疗观点上，应当正确的处理祛邪与扶正辩证关系，贵在预防慢性肝炎的发生，才是治疗急性肝炎的重要任务之一。

（二）久病体自虚，气血要注意 急性病毒性肝炎主要表现为"邪气盛"（湿热盛），到了慢性阶段，则多表现为正气虚（包括肝、脾、肾、气血、阴津等）。从我院肝病组对1260例迁延性、慢性肝炎患者的症状分析，结果也可以说明这一看法。例如，患者见有全身疲乏无力者占80.5%，肝区痛者占67.1%。影响肝炎恢复的因素一般认为应当包括过度疲劳、情绪波动、长期失眠、饮酒、经常感冒、房事不节、治疗失机、药物中毒，或合并其他慢性疾病，例如：月经紊乱、结核、消化性溃疡、慢性痢疾等。从中医的观点来看，主要因为在邪正交争的过程中，由于"正虚"正不抗邪，而外邪缠绵不去，外邪羁留则更加伤正。所以当急性肝炎演变成慢性肝炎的初期阶段，"正虚"的概念仍然是指脏腑功能失调为主。当然在慢性肝炎的后期也可以出现脏腑气血实质性的亏损。肝病以脾胃受害者为多，盖因湿热为患，而湿为阴邪，最易损伤阳气，脾主运化，得阳气方能运转，脾阳受湿邪困阻而致运化失常，所以《素问·宣明五气篇》中说："脾恶湿"。开始表现"脾为湿困"，而脾阳不一定虚衰，仅仅是不能伸张而已。

但是湿困日久，再加上饮食不调，劳倦过度，中伤脾胃，则脾阳日益虚弱。热为阳邪，久羁肝胆，必然灼耗肝阴，"肝为血脏"，性喜条达，暴怒抑郁也伤肝阴。由于肝肾同源，肝阴虚肾阴也虚，若房事不节则更加伤肾阴。热蕴脾胃，耗阴损阳，以致脾肾不足。肝肾阴亏，虚火内耗，脾阳受遏内湿不化，湿不化则蕴热，虚热与湿热相合，深伏阴血则日渐伤正。脏腑功能的盛衰，又与气血的盛衰密切相关。脾为后天之本，气血生化之源，脾失健运，日久则化源不足而气血两虚。气虚不能行血，则血行迟缓以致血滞，血滞日久则瘀结凝聚而成痞块，瘀血不去则新血不生，相互影响，气血日益虚衰。所以，肝病日久脏腑功能日衰，气血功能不足。而五脏六腑，四肢百骸，无不由气血所充盈、濡养和调节其功能。气血虚则整体功能衰退，气血充实则整体功能旺盛。所谓久病体自虚的实际意义就是指整体的气血虚而言。所以应从整体观念出发，重视各脏腑器官气血的盛衰，适当加以调整，也就是"气血要注意"的临床实际意义。

（三）**病情多复杂，辨证要详察** 慢性肝炎一般病程较长，大都经过多种治疗，效果不佳，肝功能反复波动或始终未恢复正常，临床表现也是多种多样的。有的表现为实证为主，有的表现为虚证，有的虚中夹实即湿热未清，正虚邪恋，所以病传比较复杂。如果在临床上，强调区分类型，定型定方，虽然便于观察疗效，但是由于个体的差异性、病情轻重、阶段性的不同，就很难将复杂的临床病象，简单地归纳为几个固定的类型。虽有一定的原则性，但是未能充分发挥中医辨证论治的特点。实践证明这种定型定方的临床效果并不理想。关老医生从失败的教训中吸取了经验，不同意定型定方。但是通过大量的实际病例，若从其病理实质来分析，基本上可以归纳出以下几种辨证归类。而这些证候，可以单独出现，也可以兼夹而至，前后交错或相互转化。这样就可以把复杂的临床病象，根据中医的基本理论抓住疾病各阶段的主要矛盾以确定施治方案，既掌握其原则性，又具有一定的灵活性。证候辨证分类如下：

1. 湿热未清：多因急性肝炎治疗不当，或在恢复阶段调护失宜，以致湿热之邪未能彻底清除，余邪留恋，寄于肝胆，或蕴积脾胃。主要表现为恶心厌油，食欲不振，口苦口干，肝区胀痛，四肢疲困，溲黄短赤，大便黏臭不爽，或皮肤、巩膜色泽枯黄，或见低热，或见衄血。舌苔黄厚腻、舌质红，脉滑数。

如果湿热蓄积化火，毒热内蕴，也可见有口苦口臭，心烦唇燥，腹胀纳差，大便秘结，小便黄赤，脉弦大，舌苔黄燥等。

2. 肝胃不和：多因肝郁不舒，横逆犯胃，肝胃功能失调。主要表现为：胸胁满闷或胀痛，食入不化，嗳气吞酸，腹鸣，矢气多，大便失调，舌苔白腻或黄厚，舌质正常或微红，脉弦滑。

3. 肝郁脾虚：多因肝气郁滞，横逆犯脾，以致脾气虚弱。主要表现为：胁痛，头晕，腹胀，食后饱满，乏力，面色苍白，面肢浮肿，舌苔薄白、舌质淡、或边红。

4. 肝郁血滞：多因肝气郁滞，气滞则血瘀，情志急怒郁闷则症状加重。主要表现为：胸闷气憋，抑郁不舒，两胁痛，或周身串痛，胁下痞块，妇女痛经，或瘀血内阻，舌苔白、舌质紫或有瘀斑。若血瘀日久，则可见有面色晦暗，唇暗舌紫，肝脾肿大坚硬，两胁刺痛，口干咽燥而不欲饮。

5. 脾虚湿困：多因脾为湿困日久，脾阳不振，而湿邪困阻不化。主要表现为：面肢浮肿，下肢沉重，腹胀纳呆，或食后饱满，面色㿠白，身倦无力，舌苔薄白或白腻、舌质淡、舌体胖。

6. 脾肾两虚：多因湿困中州，脾阳虚衰，后天不足，先天失济，进一步可以导致肾阳衰微或脾肾两虚。主要表现为：面色晦暗或灰黄，精神萎靡，喜暖怕凉，畏寒肢冷，食纳不香，完谷不化，胸闷痞满，两胁虚痛，乏力腿沉，大便溏，小便清长，或见尿频，舌苔自或少苔、质淡，脉沉弱。

7. 肝肾阴虚：多因肝胆郁热，肝郁胃热，肝热脾湿，湿热灼耗肝阴，由于肝肾同源，肾阴也见耗伤。主要表现为：口干唇燥，口渴喜饮，头晕眼花，心悸怔忡，腰疼背痛，足根痛，失眠多梦，遗精滑泄，纳差脘胀，肝区隐痛，大便干燥，小便黄少，或手足心热，或伴有低烧，舌苔薄白或无苔、舌质红，脉弦细数。

8. 气血两亏：多因肝郁脾虚，运化失常，气血生化无源，肝郁化热或湿热久羁，灼耗阴血，以致肝脾两伤，气血两亏。主要表现为：面色无华，头晕心悸，全身无力，纳差腹胀，大便稀溏，口干不渴，唇淡，舌苔薄白、舌质淡，脉沉细，或沉细无力。

（四）调理脾、肾、肝，中州要当先　综合关老医生对慢性肝炎辨证论治的看法，基本上是从脏腑、气血论治为原则，且以扶正治其本，祛除余邪治其标。具体到某一病，则参考前述辨证归类，根据病情的不同阶段，和证候特点，抓主要矛盾。若见正虚邪恋则以扶正

第二辑

为主，佐以祛邪；若见邪实而正虚不明显，则仍可以祛邪为主，先祛邪而后扶正，着重注意扶助正气。例如，虽有湿热未尽，或湿热仍盛，在治疗时应以清热利湿解毒为主，佐以健脾之剂。又如虽见肝郁血滞，治疗时应以行气化瘀为主，佐以健脾益气。至于虚证较为明显者，应根据患者具体情况以及所出现脏腑、气血亏虚之不同特点，予以调理。或健脾益气，或调补肝肾。因为脾居中州，为后天之本，气血之源，运湿之枢纽，又为肝病波及之要害。所以在治疗时均应注意调理中州，稍佐祛邪，使之湿热余邪非但无藏身之处，而且又无由以生。若湿从寒化，以致脾肾阳虚，中气不运，则治以健脾助阳，温化寒湿，仍以调治中州为要。归纳起来不外乎清热利湿，理气活血，平肝和胃，健脾利湿，疏肝健脾，滋补肝肾，温补脾肾，补气养血等八种治疗法则，以及针对某些兼症所采取的相应措施。总之在辨证的基础上，根据整体的不同情况，调理脾、肾、肝，而中州又要当先。对于余邪或蕴蓄的湿毒热邪也应采取相应的措施。

常用的药物与急性肝炎所用的药物基本相同，而且有一定的连续性。

1. 治脾方面

若属脾呆：证见无食欲，尚能进食，但食而不知其味，舌苔自或腻。治宜芳化醒脾，旨在促进脾运功能。常选用：绿萼梅、玫瑰花、代代花、藿香、佩兰、砂仁、蔻仁、杏仁、厚朴花等。

若属脾湿：症见食欲不振，中满，口干不思饮，四肢倦怠，大便溏，舌苔白。治宜祛湿调脾。常选用：杏仁、橘红、法夏、茯苓、木瓜、佛手等。

　　若属脾热：症见多食善饥或不欲进食，恶心厌油，口苦或口中无味，大便黏腻不畅或大便干燥，舌苔黄厚。治宜清热理脾。常选用：黄连、黄芩、大黄、枳实、白头翁、秦皮、生石膏等。

　　若属脾虚：症见面色黄白，不思饮食，消瘦，完谷不化，腹泄便溏，舌质淡、体胖有齿痕。治宜健脾补气。常选用：党参、白术、於术、生芪、山药、莲肉等。

　　若属脾寒：症见形寒怕冷，四肢发凉，或见浮肿，口泛清水，胃腹隐痛喜暖，喜按，女子白带清稀量多，舌质淡，脉沉弱无力。治宜温脾散寒。常选用：白术、附子、干姜、沉香、乌药、生姜、厚朴等。

　　若属脾胃失和：症见食后腹胀，能食不能化，脘腹胀满，大便量多，舌苔白。治宜调理脾胃。常选用：莱菔子、焦槟榔、生稻芽、生麦芽、炒谷芽、神曲、生山楂等。

　　若属肝胃（脾）不和：症见胸胁胀满，食后呃逆，吞酸，胁痛不舒，舌苔白腻或黄厚，脉弦滑。治宜平肝和胃，常选用：旋覆花、代赭石、生瓦楞、藿香、蔻仁、炒黄连、生姜、白芍、当归、郁金、香附等。

　　2. 治肝方面

　　若属肝热：症见头痛眩晕，耳鸣耳聋，急躁易怒，面红目赤，胁肋灼痛，口干口苦，尿黄便干，妇女月经前期色黑，舌边尖红、苔黄，脉弦数。治宜清热平肝。常选用：酒胆草、酒黄芩、青黛、丹皮、赤芍、野菊花、杭菊花、苦丁茶、熊胆、猪胆、羚羊角粉等。

　　若属肝胆湿热：症见恶心厌油，食欲不振，口苦咽干胁痛，烦躁善怒，或伴有低烧，或出现黄疸，舌苔黄腻，脉弦数。治宜清理肝胆。常选用：醋柴胡、金钱草、茵陈、黄连、草河车、青黛、紫参、白矾、丹参等。

若属肝郁气滞：症见胸满胁痛，或时痛时止，有时串痛，心烦善怒，睡眠不安，妇女月经不调，或经期腹痛，舌苔薄白，脉弦。治宜疏肝理气。常选用：旋覆花、代赭石、佛手、青皮、陈皮、木瓜、香附、醋柴胡、郁金等。

若属肝郁血滞：症见面色晦暗，胁下痞硬，胁痛有定处，妇女月经后错，量少色黑或有血块，舌质紫暗或有瘀斑。治宜活血化瘀。常选用：泽兰、红花、坤草、王不留行、延胡索、郁金、香附、藕节、没药等。

若属肝虚：症见面色萎黄，肝区隐痛，劳后加重，目眩目干，视物不清，或见夜盲，身倦肢麻，失眠，妇女月经涩少或经闭，唇舌色淡，脉沉细。治宜养血柔肝。常选用：白芍、当归、丹参、生地、枸杞子、石斛、沙参等。

63

若属肝风：慢性肝炎常见的肝风有两种情况，一是肝血不足，肝失濡养，血虚生风，症见眩晕，肢体麻木，震颤，或肢体拘急。另一种是湿热蕴毒，毒火炽盛以致肝热动风，症见神昏谵语，高热抽搐，循衣摸床，烦躁不安，四肢抽搐。前者以养血柔肝为主，佐以镇肝，常用的药物见肝虚，另加钩藤、珍珠母、菊花、生石决等。后者治宜清肝息风。常选用：珍珠母、生石决、佩兰、莲子心、黄连、羚羊角粉、菖蒲、远志、郁金、琥珀等，或加用安宫牛黄丸、局方至宝丸等。

3. 治肾方面

肾阴虚：症见低烧颧红，五心烦热，咽干盗汗，腰痠腿痛，下肢无力，耳鸣耳聋，梦遗，尿多，头晕目眩，失眠健忘，舌质红，脉细数。治宜滋补肾阴。常选用：熟地、山药、女贞子、覆盆子、黄精、五味子等。

肾阳虚：症见腰痠腿软，形寒肢冷，阳痿，尿频尿少，浮肿，阴冷睾丸寒痛，或食少便溏，面色㿠白，舌淡白，脉沉弱。治宜温补肾阳。常选用：仙灵脾、仙茅、肉苁蓉、巴戟天、补骨脂、石燕、阳起石、鹿茸、鹿角胶。若肾虚寒明显者，可加用肉桂、附子、干姜、胡芦巴、荔枝核等。

（五）活血再化痰，化瘀要软坚　因为慢性肝炎是急性肝炎的延续，始于肝郁气滞，湿痰瘀阻，进而肝郁血滞，湿痰与瘀血凝聚形成痞块，故见面色晦暗，舌质黯或瘀斑，胁痛或胁下痞满而痛，触之有块，更加阻滞经络，以致肝、脾、肾、气血失和。所以活血化痰的法则一定要贯穿肝病治疗的全过程。另外，对于痞块的治疗，应在一般活血化瘀的基础上，配合软坚散结的药物。古代医书中所谓软坚散结法，是治疗浊痰瘀血结聚而成癥积、瘰疬诸证的常用法则。如久疟而脾肿大古称"疟母"，用疟母丸治疗。方中有炙鳖甲、三棱、莪术三味，临床也曾被引用过，但是实践证明对于慢性肝炎所见之痞块并非相宜。我院肝病组开始曾试制过消肝针，其中就有三棱、莪术。关老医生当时也常选用。但是由于对慢性肝病认识的逐步深化，相继发现这些过于攻逐破瘀之品，非但无益反而有害，特别是对于早期肝硬化的患者，肝脾虽见回缩但是肝功能反见异常。所以，他进一步分析了慢性肝炎痞块形成的病理实质，认识到主要是肝阴虚、肝血虚，血虚血瘀，痰湿阻于血络所致。治疗法则应当以补肝肾之阴、养血柔肝为主，以达到软坚消痞的目的，一般他多选用当归、白芍、丹参、王不留行、藕节、龟甲、鳖甲、生牡蛎等。配合其他活血、化痰、化瘀之品，这样使之肝脾不但能够回缩，肝功能也会趋于正常。

（六）**扶正需解毒，湿热要彻除**　从病毒性肝炎的整个转归来看，病的发生是"因虚而病"，也就是外邪所以能够入侵，是以脏腑气血功能失调为其内因根据。进展过程是由"实证"到"虚证"，由气分到血分。整个病程的转化内虚是矛盾的主要方百。由于内虚不能抵御外邪（祛邪外出），急性肝炎也就逐渐发展成为慢性肝炎。但是在强调扶正的基础上，尚且不能掩盖余热未清、余邪未尽和湿热蕴毒等另一种倾向的存在。所以在扶正为主调整脏腑、气血功能的基础上，不应当忽视清热解毒的祛邪措施。

所谓湿热未清，余邪未尽，一方面是在急性期治疗不彻底余邪残留潜伏，另一方面也应看到由于调护失宜，脏腑、气血功能失调，特别是脾胃功能的失调，运化失职，湿热尚可继续内生，祛之未尽，又复再生。当然，如果治疗与调护得当，湿化热去毒已解，单纯扶正也是可以的，即所谓"扶正以祛邪"。但是，慢性肝炎是消化道疾病，脾胃运化迟呆，余邪残留和蕴生的可能性持续存在。所以，对于慢性肝炎的治疗应当是在扶正的基础上，根据病情佐以祛湿解毒之品。一方面可以继续祛除未尽之余邪，另一方面可以在新蕴生的湿热毒邪尚处于微弱之际，一鼓歼灭，湿热才能彻底清除。实际上祛除余邪也有利于正气的恢复。一般讲祛邪之剂每多苦寒，扶正之属每多甘温，长期服用甘温也易于蕴热，所以配合苦寒之剂也寓有反佐之意。

从临床症状来看，也就是证候分类中所提到的湿热未清等见证。这类病人的肝功能损害，多呈单项谷丙转氨酶增高或反复波动。浊絮反应多属正常或轻度异常，肝脏可增大，触之疼痛或有叩击痛。同时还要根据症状特点，按照三焦病位来分析。若偏于上中二焦，应佐以芳化解毒；若偏于中下二焦，应佐以燥湿解毒；若湿热下注膀胱，应佐以清热利湿解毒，所以扶正之中仍需配合解毒，湿热才能彻底清除。

由于慢性肝炎病程长，病传复杂，虽然大部分预后较好。但是，也有少部分患者，逐渐恶化，甚至发展成为肝硬化。所以他很强调，在急性期要合理的治疗和休息，预防发展成为慢性肝炎，即所谓重点在预防。如若已发展成为慢性肝炎，在辨证分析上应当从整体观念出发，注意气血的盛衰和各个脏腑的功能情况，详察其辨证归类，并根据其阶段特点，抓住主要矛盾，分辨兼夹证候和相互转化的规律，完全根据中医的基本理论辨证论治。在施治方案的拟定上要注意邪正交争的病理实质，在调理脾、肾、肝的时候，见肝之病知其传脾，故治疗中州又要当先。同时从肝炎的发病机制中，体会到痰阻血络，瘀血凝聚的特点，仍应继续化痰通络。活血化瘀之中又要养阴软坚。对于潜伏未清之余邪（湿热）又当在扶正之中注意清热利湿解毒，祛除残留之湿热，使之既不能继续存在，又不能肆忌再生，以达到彻底治愈的目的。

例一　郭某　男　40 岁　肝病组门诊号 397　初诊日期：1972 年 3 月 2 日

现病史：1960 年时患急性病毒性无黄疸型肝炎，经休息、治疗近期痊愈。1971 年 11 月又复发，除见有明显消化道症状外，肝功能异常，谷丙转氨酶 374～484 单位，麝浊 12～17 单位。1972 年 3 月 1 日谷丙转氨酶 533 单位，麝浊 15.5 单位。当时症见头晕，右侧胸胁发憋，阵阵作痛，嗜睡，肠鸣，大便日解 2 次，曾注射 1213，每日 1 次。3 月 2 日来我院肝病组门诊并服用中药养血益气清利湿热之剂。肝功能损害反而加重。

近两年来，症状及肝功能始终未见好转，1974 年 3 月 14 日请关老医生会诊，当时症见腹胀，胸憋，睡眠不安，背痛，鼻衄，臂痛。检查：腹平软，肝在肋下 2 厘米，剑下 3 厘米，脾 2 厘米，中度硬。

舌象：舌苔薄白。脉象：弦滑数。

西医诊断：慢性肝炎活动期。

中医辨证：肝郁血滞，痰阻血络，湿热未清。

治法：疏肝清热，活血化痰。

方药：

醋柴胡 10 克　炒栀子 10 克　旋覆花 10 克　代赭石 15 克　瓜蒌 24 克　杏仁 10 克　橘红 10 克　赤白芍各 15 克　丹参 15 克　香附 10 克　郁金 10 克　藕节 12 克　小蓟 15 克　草河车 10 克　藿香 10 克

治疗经过：上方服 14 剂后，症状同前。3 月 28 日，复查肝功能：谷丙转氨酶 330 单位，麝浊 18.5 单位，麝絮（+++），继服上方 14 剂，另加乌鸡白凤丸 1 丸中午服。4 月 20 日症状有所好转，但仍感肝区发憋，食纳不香，大便稀黑。肝功能检查结果，谷丙转氨酶 220 单位，麝浊 17.7 单位，麝絮（+++），舌苔（-），脉沉弦。湿热渐轻，已见肝脾两虚之象，酌加调补肝脾之剂。方药如下：

党参 12 克　焦白术 10 克　藿香 10 克　杏仁 10 克　橘

红 10 克　　白芍 15 克　　当归 10 克　　苏梗 10 克　　川断 18 克
郁金 15 克　　泽兰 15 克　　旱莲草 15 克

　　另：五味子 120 克，丹参 30 克，共研细末，每服 3 克，日服 2 次，中午加乌鸡白凤丸 1 丸。

　　5 月 9 日，复查肝功能，谷丙转氨酶 140 单位，麝浊正常，麝絮（－），自觉仍感胸闷，发憋，饮食不增。化验白细胞 6 200/立方毫米，血小板 9 万/立方毫米。上方去苏梗、川断、郁金、泽兰、旱莲草，加黄精 15 克，鳖甲 15 克，生黄芪 15 克，女贞子 24 克，云苓 12 克，焦三仙 30 克，中午加服河车大造丸 1 丸。按上方稍加减继服二月余。7 月 6 日复查肝功能已正常，1974 年 7 月 25 日，肝扫描肝脏大小基本正常，左叶稍大（向左），放射性分布均匀，脾显形，未见占位性病变。11 月份恢复 8 小时轻工作。1976 年 9 月 17 日门诊随诊，近一年来一直工作，肝功能复查基本正常，肝脾未触及，耐受正常工作，继续门诊观察。

　　【按语】　患者总病程已 10 余年，反复发作，肝功能持续异常，症见头晕，胁痛，胸憋，腹胀肠鸣，鼻衄，大便日解二次，肝脾肿大，舌苔薄白，脉弦滑数，证属肝郁血滞，痰阻血络，湿热未清。虽有正虚但是邪实仍在。湿热的存在估计有两种可能性，一则湿热未能彻底清除，二则肝郁日久肝脾失和，湿热内生，血瘀日久则瘀热丛生。开始治疗曾以益气养血扶正为主，稍佐祛邪，因为邪羁日久，蕴热易生，如以补虚为主，则闭门留寇，症状不减，肝功能持续异常。转请关老医生会诊后，他抓住患者的证候特点，先以清理肝胆湿热为主，佐以活血化痰，清热解毒。方中杏仁、橘红、瓜蒌、旋覆花和胃化痰，配合赭石消痰浊，醋柴胡、香

第二辑

68

附、郁金、丹参、藕节、赤白芍疏肝行气，活血通络，炒栀子、小蓟、草河车清热解毒，藿香芳香化湿。药后症状有所好转，谷丙转氨酶逐渐下降，但是肝区发憋、食纳不香、大便稀溏仍在，说明肝脾不和证候仍在。所以转而调补肝脾为主。其中活血化痰之剂贯穿始终，待症状基本好转、肝功能恢复后，又加入活血软坚和补益肝肾之剂，养肝血，化肝郁。结果症状消失，肝功能恢复正常，肝脾回缩至正常范围。关键在于正确处理祛邪与扶正的辩证关系，虽因久病体自虚，但是湿热若在，仍应先清而后补，否则徒补无益，反而有害。

例二　曾某　男　36 岁　肝病组门诊号 8005　初诊日期：1971 年 10 月 6 日

病史：1967 年 1 2 月发现急性病毒性黄疸型肝炎，肝功能持续异常 4 个月，曾服中药，自觉腹胀、胁痛、乏力，食欲不振，尿混浊，大便溏，腰酸，足跟痛。检查肝脾未触及。4 年来肝功能反复异常。1971 年 10 月 5 日肝功能化验，谷丙转氨酶 658 单位，麝浊 10 单位，麝絮（＋）。曾在我院门诊服用肝炎片，肝功能稍有好转，1972 年 1 月 4 日谷丙转氨酶 455 单位，麝浊 15 单位，肝区痛，脚跟痛仍在，进食好转，大便不畅，胸闷，小便黄。

舌象：苔白腻。脉象：沉弦。

西医诊断：慢性肝炎。

中医辨证：脾肾两虚，湿热未清。

治法：健脾补肾，清利湿热。

方药：

生芪 15 克　青黛 10 克　白头翁 15 克　秦皮 15 克　生草 10 克　五味子 12 克　藿香 10 克　佩兰 10 克　焦白术 12

克　白芍15克　泽兰15克　酒胆草10克　川断15克　仙灵脾15克

另：午服河车大造丸1丸。白矾10克，装0号胶囊，每次1粒，每日3次。

治疗经过：按上方服药50剂。1972年4月2日，自觉腹部胀气，胃纳不佳，打呃，胁痛，症见肝胃不和，足跟痛仍在，尿深黄，脉沉细，苔白，加用疏肝和胃之品，方药如下：

旋覆花10克（包）　赭石10克　焦三仙30克　生芪15克　青黛10克　五味子12克　藿香10克　佩兰10克　生甘草10克　白芍15克　泽兰15克　焦白术12克　川断15克　酒胆草10克　仙灵脾15克

中午服河车大造丸1丸，白矾胶囊1粒，每日3次。

5月8日，自述足跟痛减轻，大便稀黏不畅，日解一次，食纳尚可，肝功能复查：谷丙转氨酶600单位，麝浊13单位，胆固醇260毫克％，麝絮（－），方药如下：

生芪15克　茵陈15克　白头翁15克　秦皮15克　青黛10克　五味子12克　藿香10克　佩兰10克　酒胆草10克　白芍15克　泽兰15克　焦白术12克　川断15克

继服河车大造丸及白矾胶囊。

6月2日，体重增加，乏力明显，大便稀，足跟痛仍在，饥饿时肢颤心悸，出汗，舌苔薄白，脉沉。肝功能复查：谷丙转氨酶455单位，麝浊15单位，胆固醇216毫克％，方药如下：

生芪15克　仙茅12克　仙灵脾12克　白芍15克　当归12克　香附10克　黄精12克　何首乌12克　马尾连6克　远志12克　小蓟15克　金钱草30克

8月12日继服上方，自觉症状减轻，仍感足跟痛。复查肝功能：谷丙转氨酶正常，麝浊7单位，胆固醇266毫克%。继服上方，症状基本消失，至10月13日两次复查肝功能均属正常。服用健脾舒肝丸、滋补肝肾丸巩固疗效，恢复轻工作，门诊观察至1974年8月肝功能均属正常。

【按语】　患者病程已4年余，始于急性病毒性黄疸型肝炎，久病体自虚，伤及肝脾肾和气血。症见腹胀、胁痛、便溏、尿混浊等，说明湿热仍羁留于中下二焦。患者正虚而湿热未清，开始治疗时扶正与祛邪并用，因其湿热残留中下焦，所以用藿香、佩兰芳香化浊开中焦，白头翁、秦皮清利湿热，酒胆草清肝胆。历时月余后，中下焦症状已减，又见有腹胀、胁痛、呃气、胃纳不佳等中上焦湿热残留和肝胃不和证候，遂去秦皮、白头翁加用旋覆花、赭石、焦四仙等调理肝胃和消导之剂。后来中上焦湿热渐减，又出现大便黏腻不畅等偏于中下焦的证候，又加用秦皮、白头翁，足以说明慢性肝炎各类证候的互相交错和前后交替的特点，正虚又有湿热残留的双重矛盾。所以在治疗时，不能单纯扶正，而应配合清解祛湿之剂，扶正与祛邪兼施。后期患者体重增加，但是明显疲劳，大便稀，比较突出的症状是足跟痛始终存在，属于脾肾阳虚之征，但是开始由于湿热残存，难以温补，待湿热已清时，故用生芪、白芍、当归、何首乌益气养血，仙灵脾、仙茅、黄精温补脾肾，佐以香附、远志疏肝交通心肾，马尾连、小蓟、金钱草清解余毒，继以丸药而收功。

例三　贾某　男　40岁　门诊号4500　初诊日期：1965年6月2日

病史：两年前体检时发现肝功能异常，血查：谷丙转氨酶 300 单位，麝絮（＋＋＋）。当时无明显自觉症状。曾服中、西药，注射维生素 B$_{12}$，肝功能时好时坏，始终未能恢复正常。现症：面色黄，食欲不振，恶心，两胁时痛，腹胀，体倦无力，小便黄，大便正常。检查肝脾未触及，肝功能化验：谷丙转氨酶 395 单位，谷草转氨酶 390 单位，麝浊 16.5 单位，麝絮（＋＋＋），脑絮（＋＋），黄疸指数 7 单位，血清白蛋白/球蛋白 ＝ 3.9/3.6。

舌象：舌苔薄白、质正常。脉象：弦滑。

西医诊断：慢性肝炎。

中医辨证：肝郁血滞，脾虚湿困。

治法：健脾利湿，养血柔肝。

方药：

茵陈 30 克　藿香 15 克　佩兰 15 克　酒芩 10 克　当归 12 克　赤自芍各 15 克　香附 10 克　砂仁 6 克　焦白术 10 克　木瓜 12 克　小蓟 30 克　蒲公英 30 克　银花 30 克　泽泻 10 克　六一散 15 克（包）

治疗经过：6 月 16 日，上方服 14 剂后，食欲好转，恶心已止，腹胀减轻，脉沉滑，舌苔薄白。复查肝功能：谷丙转氨酶 245 单位，仍以前方为主，去银花、蒲公英、泽泻、佩兰，加生芪 15 克，川连 3 克，金钱草 15 克，苍术 10 克，继服，共服药 28 剂，诸症均消失，仅感有时略为腹胀。复查肝功能：谷丙转氨酶 110 单位，麝浊 8.5 单位，麝絮（＋＋），脑絮（－），黄疸指数 3 单位，胆红质定量 0.3 毫克%，白、球蛋白比值 ＝ 3.7/2.4。以后改服滋补肝肾丸、健脾舒肝丸，巩固疗效，随访复查肝功能均属正常。

【按语】 患者病程已二年，仍见有恶心，食欲不振，两胁时痛，腹胀，体倦，尿黄，证属脾虚湿困，肝郁血滞。虽然病程已久，但是湿热蕴郁，所以在健脾利湿的基础上，佐以清热解毒，配合养血柔肝之剂，扶正与祛邪兼施。开始清利之剂为数不少，待湿热见轻，肝功能化验谷丙转氨酶也恢复正常，而后加强补气健脾扶正之力，以期巩固疗效。

本例突出反映了肝病及脾，肝病治脾的看法。开始芳香醒脾，开胃健脾，而后苍白术共用，佐以黄连健脾开胃燥湿，砂仁、藿香芳化，寓辛开苦降之法于其中。重点在于调理脾胃之生机，使之后天得养，湿热得清，肝气疏畅，肝血得养，则病自愈。

例四 焦某 女 15 岁 肝病组门诊号 1906 初诊日期：1974 年 8 月 27 日

病史：患者自 1965 年开始患病毒性无黄疸型肝炎，曾在某医院门诊治疗半年，并住院治疗半年，肝功能持续异常。迄今已 9 年余，遂来我院儿科门诊，当时症见乏力，食纳一般，有时恶心，夜寐尚可，大便正常，小便有臭味。当时检查腹部柔软，肝在肋缘下 1 厘米，质软光滑，脾未触及，肝功能化验：谷丙转氨酶 500 单位，麝浊 8 单位，麝絮（＋＋），澳抗（－），曾按肝郁气滞，湿热内蕴辨证论治。历时 3 个月之久，肝功能仍未正常，1975 年转我院肝病组治疗，直至 7 月份，肝功能仍属异常。7 月 1 日复查肝功能：谷丙转氨酶 580 单位，麝浊 13 单位，麝絮（＋＋＋）。7 月 7 日症见面色黄白，疲乏无力，食纳不香，腰痠嗜卧。

舌象：舌苔稍白，舌质正常。脉象：沉细无力。

西医诊断：慢性肝炎。

中医辨证：肝肾阴虚，气血不足。

治法：滋补肝肾，益气养血，佐以解毒。

方药：

北沙参 15 克　草河车 10 克　生地 12 克　白芍 15 克 当归 10 克　川芎 10 克　川断 15 克　菟丝子 12 克　女贞子 12 克　诃子肉 12 克　仙灵脾 12 克　生甘草 10 克

另服：乌鸡白凤丸 20 丸，中午服 1 丸。降酶粉每 次 1 包，每日 2 次。

治疗经过：服上方 20 剂后，身倦仍在，纳食尚可，复查肝功能：谷丙转氨酶 268 单位，麝浊 8 单位，继服上方 20 剂，症状同前，上方加生芪 15 克。8 月 23 日复查肝功能，谷丙转氨酶 205 单位，麝浊 10 单位，麝絮（+++），方药如下：

生芪 15 克　党参 12 克　生地 12 克　白芍 15 克　当归 10 克　川芎 10 克　川断 15 克　菟丝子 12 克　诃子肉 12 克 秦皮 12 克　生甘草 10 克　白头翁 12 克　仙灵脾 12 克

另服，乌鸡白凤丸 20 丸，午服 1 丸。降酶粉早晚各 1 包。

1975 年 10 月 24 日，疲乏症状见好，食纳增加，其他无明显自觉症状，上方加藿香 6 克，以后按上方略有加减，曾加用过生地炭、乌梅、黄精、阿胶珠、小蓟以及山羊血 90 克研末，装 1 号胶囊口服，每次 5 粒，每日 2～3 次，1976 年 2 月 9 日复查肝功能：谷丙转氨酶正常，麝浊 8 单位，麝絮（+++），继服前方。3 月 5 日复查肝功能仍属正常。4 月 26 日以后，仍自感疲乏，两胁不适，食纳尚可，二便自调，服用复肝丸 2 号、健脾舒肝丸、滋补肝肾丸，以巩固疗效。至 7 月 2 日症状一般用下方配制丸药继服。

生芪 30 克　　沙参 30 克　　麦冬 30 克　　赤白芍各 30 克　　当归 30 克　　五味子 15 克　　川断 30 克　　郁金 30 克　　女贞子 24 克　　黄精 30 克　　茯苓 30 克　　焦白术 30 克　　草蔻 15 克

共研细末，炼蜜为丸，每丸重 10 克，早晚各 2 丸。

【按语】　本例病程已 9 年余，屡用清利肝胆湿热之剂，邪势虽已大减，但面色黄白疲倦无力，腰酸嗜卧，脉见沉细无力，证属肝肾阴虚。关老医生在治疗时以滋补肝肾扶正为主。但是虑其过补助邪，扶正之中需要解毒，故佐草河车以解毒热，服药后食纳好转，谷丙转氨酶逐渐下降。为了防止残留湿邪下窜，除加用生芪以扶助正气外，去草河车，改用白头翁、秦皮以清理中下焦之湿热。待湿热已彻底清除，最后专补气血，益肝肾，健脾和胃。即所谓调理脾肾肝，中州要当先。在滋补肝肾时，他善于在大量补阴之中稍佐助阳之品，如仙灵脾从阳补阴，特别是在患者述有足跟痛一症时更爱加用。另外他曾在临床上试用过山羊血，他体会此药功能滋补肝肾，且能解毒，值得进一步观察。

例五　弓某　男　35 岁　肝病组门诊号：2117
初诊日期：1974 年 3 月 21 日

病史：1966 年 12 月开始曾因感冒，右胁下有压迫感，全身乏力，经医院检查谷丙转氨酶 300 单位以上，麝浊 8 单位，麝絮（＋＋）。诊断为急性病毒性无黄疸型肝炎。未能及时休息，症状逐渐加重，全身乏力，腹鸣，大便稀如水泻，出虚汗。曾服中药，注射胎盘球蛋白、肝宁、肝泰乐、B$_{12}$。曾服过紫参、糯米草、野芹菜、胎盘等，症状稍减，但肝功能始终未能恢复正常。1969 年以后胁痛、眼干、尿黄，肝功能持续 7 年未恢复正常，1974 年 3 月 21 日来我院肝病组门诊，当时肝功能检查：谷丙转氨酶466单位，麝浊正常，除自感疲乏外，其他无明显不适。

舌象：舌苔正常。脉象：沉弦。

西医诊断：慢性肝炎。

中医辨证：肝肾阴虚，气血两亏。

治法：补气养血，滋补肝肾。

方药：

降酶粉（五味子120克，丹参30克，共研细末），每服3克，日服2次。

治疗经过：上方服25天后，复查肝功能：谷丙转氨酶正常，麝浊13.3单位，麝絮（++），体力渐好。1974年4月16日，自感两胁痛，眼干背痠均减，大便溏，尿黄，舌苔白，脉沉弦。证属肝肾阴虚，气血不足，脾虚湿困，法宜补肝肾，益气养血，健脾化湿。方药如下：

生芪15克　北沙参15克　桑寄生12克　生地12克　生甘草10克　白芍15克　当归10克　焦白术10克　川断10克　泽兰15克　藿香10克　苏梗10克

另：河车大造丸20丸，中午服1丸。降酶粉，每次3克，早晚各1次。

1974年5月14日，症状同前，上方去北沙参、桑寄生、生地、苏梗，加党参12克，醋柴胡10克，小蓟15克，破故纸12克。6月13日复查肝功能：谷丙转氨酶正常，麝浊、麝絮正常，曾自动停药一阶段，但症状又复出现，自觉眼干，口中生溃疡，背痠。肝功能化验：谷丙转氨酶正常，麝浊12单位，麝絮（++）。舌光无苔，脉沉弱，方药如下：

仙茅15克　仙灵脾15克　山药15克　党参12克　生

石斛 30 克　小蓟 15 克　生芪 15 克　破故纸 12 克　生草 10 克　白芍 15 克　焦白术 10 克　当归 10 克　泽兰 15 克　川续断 10 克

继服乌鸡白凤丸、降酶粉。

服药 3 个多月后，感觉无异常，复查肝功能正常。1976 年一年余停药观察，无明显自觉症状，肝功能化验正常，随访 1 年 8 个月，未见复发。

【按语】 患者病程已 7 年，以胁痛、眼干、尿黄为主症，肝功能持续异常，过去治疗，均以清热利湿解毒为主。关老医生接诊后详察其症候特点，所苦无几，舌苔正常，而脉见沉弦，唯有谷丙转氨酶增高，辨证属于肝肾阴虚，气血两亏。从整体情况来看患者是"因病而虚"，所以药用降酶粉滋补肝肾，养血活血，功专扶正。服药后谷丙转氨酶恢复正常，而症状仍在，麝浊仍属异常，除原有症状外又出现苔白，便溏，说明肝病日久必当碍脾，脾运失健，湿邪难化，以致脾虚显现。因此在治疗法则上不但要气血、肝肾兼顾，而中州脾胃功能的调整必当优先考虑，所以加用焦白术、藿香健脾芳化，苏梗行气和胃，其他诸药仍以补肝肾益气血而治其本。由于肝肾阴虚，虚火上炎，则见口内生溃疡，查其脉沉弱，舌光无苔，绝非胃家实火所致，仍应治本为要。方中仙茅、仙灵脾、破故纸、川断阴阳双补，阳中求阴，阴中求阳，党参、山药助焦白术健脾益气，重在调补脾肾之本，而且突出中州当先之要。当归、白芍、泽兰养血柔肝，活血疏郁，疗效始得巩固，从本例的治疗可以清楚地看出关老医生对于慢性肝炎抓实质而治本的基本观点。

例六　王某　男　48 岁　肝病组门诊号：554　初

诊日期：1972 年 4 月 10 日

病史：患者于 1969 年 5 月份开始，出现黄疸，胸闷，气短，疲乏，全身痛，食纳一般，口淡，腹胀，小便黄。住院检查肝功能：谷丙转氨酶 750 单位，麝浊 30 单位以上，当时诊断为慢性肝炎急性发作，曾经治疗至年底，肝功能恢复正常。1970 年 5 月份肝功能检查：谷丙转氨酶 378 单位，麝浊 20 单位，血清白蛋白/球蛋白＝3.0/3.4，麝浊（＋＋＋＋）。1972 年 3 月 27 日复查肝功能：谷丙转氨酶 236 单位，麝浊 7 单位，麝絮（＋），血清白蛋白/球蛋白＝3.6/3.6，遂来我院肝病组门诊，1972 年 4 月 24 日当时症见腹胀，疲乏，全身痛，胸闷气短，食纳尚可，小便黄。

舌象：舌苔黄、质正常。脉象：沉滑。

西医诊断：慢性肝炎。

中医辨证：肝郁血滞，气血不足，湿热未清。

治法：益气养血，疏肝活血，清热利湿解毒。

方药：

生芪 15 克　茵陈 15 克　杏仁 10 克　橘红 10 克　白芍 15 克　当归 12 克　香附 10 克　何首乌 12 克　酒芩 10 克　葛根 10 克　泽兰 15 克　草河车 15 克

治疗经过：6 月 27 日以上方为主加减服药，除仍感气短、疲劳外，无其他不适，复查肝功能：谷丙转氨酶正常，麝浊 16 单位，舌苔白，脉沉滑。方药如下：

生芪 24 克　茵陈 15 克　杏仁 10 克　橘红 10 克　马尾连 6 克　何首乌 12 克　黄精 15 克　丹参 15 克　紫河车 12 克　香附 10 克　泽兰 15 克　赤白芍各 15 克

1973 年 6 月 5 日：按上方随症加减，患者仍感疲劳，四肢畏寒，腹胀，胸闷气短，食纳一般，谷丙转氨酶 132 单位，麝浊 14 单位，麝絮（＋＋）。舌苔白，脉沉细无力，证属脾肾不足。拟以调补脾肾为法兼祛余邪，方药如下：

生芪 15 克　仙茅 15 克　仙灵脾 15 克　熟地 12 克　白芍 15 克　苍白术各 10 克　当归 10 克　川芎 6 克　草河车 12 克　川断 15 克　豆豉 15 克　淡附片 10 克　茵陈 12 克　生甘草 10 克

另服河车补丸，午服 1 丸。

1973 年 11 月 6 日：按上方加减，断续服药至今，症状有所好转，心悸、腿无力，午后腿肿，腹胀，脉沉，舌苔白。复查肝功能：谷丙转氨酶 110 单位，麝浊 8 单位，麝絮（＋）。拟以温补脾肾，方药如下：

生芪 24 克　黄精 15 克　仙灵脾 12 克　仙茅 12 克　生地 12 克　焦白术 10 克　白芍 15 克　当归 10 克　川续断 15 克　茵陈 12 克　泽兰 15 克　淡附片 10 克　生甘草 10 克　天麦冬各 12 克　生牡蛎 15 克

按上方加减调治至 1974 年 7 月，症状基本好转，肝功能全部正常。1975 年 2 月 5 日，1976 年 2 月、9 月，与以前检查结果，连续 6 次，历时两年以上，肝功能均属正常，门诊继续随访观察。

【按语】　患者肝病已 3 年余，肝功能始终未能恢复正常，当时辨证属于肝郁血滞，气血不足，湿热未清。所以治以益气养血，活血化痰，佐以清解。扶正与祛邪兼施，症状改善，从肝功能的变化来看，谷丙转氨酶降低，麝浊反而升高，说明总的趋势并非显好，继守前法仍未奏效。详审四诊所见，患者疲乏，畏寒，气短，脉见沉细无力，病程日久已见脾肾不足之象，故用苍白术、川断、附片、仙茅、仙灵脾温补脾肾，合生芪四物汤养血，茵陈、生甘草利湿解毒，淡豆豉原为发表剂，而关老医生体会在温补剂中，尚有调补脾肾之功。另服河车补丸，后又加减使用过黄精、生牡蛎、天麦冬等养阴补肾之剂而收功。

肝病胁痛辨治

（附　病案3例）

胁痛是肝病常见的症状之一，如《素问·脏气法时论》中所说"肝病者，两胁下痛引少腹"，《灵枢·五邪》中也说"邪在肝，则两胁中痛"，主要是由于肝之经络布于两胁，所以肝胆为病，胁痛实为常见的症状。在肝病治疗的过程中，由于湿热的盛衰、肝胆功能与器质性损害的程度不同，因此，临床表现和治疗方法也不同。关老医生在治疗肝病所引起的胁痛，仍根据患者的整体情况，结合其他证候，并非单纯止痛，而是针对引起胁痛的广理实质辨证论治。他对于肝病胁痛的辨证体会概括如下：

（一）**肝气郁结，气滞阻络而致胁痛**　肝气郁结，失于条达，气滞络阻，不通则痛。其疼痛特点为：两胁串痛无定处，时痛时止，多因情绪郁怒、急躁而疼痛加重，多伴有胸脘胀闷，食纳不佳，烦躁易怒，苔白，脉缓等。治宜舒肝解郁，理气止痛。常用的药物如：醋柴胡、香附、青皮、木瓜、生赭石、川楝子等。柴胡性味苦平，疏肝解郁，上下疏通肝络，效力最佳。醋炒入药，取其酸入肝，直达病所之意。香附性味，辛，微苦，平。为血中气药，以疏理肝气郁结为特长。若见肝郁而兼肝虚或欲久用时，应与当归、白芍同用，取其养血疏肝和肝，以防过于香窜伤气。青皮，苦辛温，取其辛散，苦降温通，疏肝破气而又止痛，所以，肝病单见左胁痛者用之相宜，他经常青皮与陈皮合用以疏通肝胃之气滞。木瓜酸温入肝脾，功能舒肝利筋脉，和胃祛湿止痛，木瓜能和肝止痛，行气而不伤气，开胃而不伤脾。川楝子性味苦寒，行气泄热止痛，肝郁气滞兼有瘀热者用之最为相宜。

（二）**湿热瘀阻肝胆而致胁痛**　湿热互结，瘀阻肝胆，肝络滞塞不通则痛。其疼痛特点以胀痛为主，触痛明显，兼见胸胁胀闷，恶心，厌油，纳差，腹胀，尿黄少，苔白腻或黄腻，脉弦滑。治宜清利湿热，疏肝止痛。常用的药物如：茵陈、酒胆草、酒黄芩、青黛、金钱草等。茵陈性味苦、平、微寒，入肝胆脾胃，苦泄下降，功能除湿清热退黄。汉代张仲景所著《伤寒论》中关于茵陈蒿汤的煎法曾说明"以水一斗，先煮茵陈，减六升，内二味煮取三升"。但是根据现代医学研究认为，茵陈退黄的成分主要是在挥发油内，假若先煎则有效成分丢失过多，关老医生也参考实验研究结果，改茵陈先煎为后下，一般掌握在煎煮 10 分钟左右为宜，黄疸轻者可用 30 克，黄疸重者可加量用至 120 克，但是60 克以上则应另包单煎为宜，这样一方面既可避免茵陈耗水太多，反而把其他药物的有效成分吸收到药渣中丢弃了，另一方面也便于控制煎煮时间，对于提高疗效是有好处的。酒胆草，性味苦寒，入肝，常用于清肝胆湿热。为了减少其苦寒伤胃之弊，所以常用酒炒入药，而且用量一般也不超过 10 克。青黛，性味咸寒，入肝经。青黛能清肝热，泻肝火而又能解毒。金钱草，性味微咸平，入肝、肾、膀胱，功能除湿退黄，利水通淋，解毒消肿。

（三）肝郁血滞，瘀血而致胁痛　肝郁气滞则血行缓慢，瘀血凝聚或成痞块、癥积，阻塞血络而作痛。疼痛的性质为痛有定处，且为刺痛，按之痞块肿硬，伴有脘胀，舌质紫暗或有瘀斑，脉沉弦或涩等证。法宜疏气活血，化瘀止痛。常用药物如：泽兰、坤草、红花、川芎、延胡索、王不留行等。泽兰，苦辛微温，入肝脾，能通肝脾之血，而活血行水，活血行瘀，消肿散结以缓和疼痛，活血而不伤血，对于血瘀阻络而引起的胁痛是首选之剂。坤草，性味辛微苦，微寒，入心肝经，善于行血去瘀，为血中之气药，疏气而活血。红花，辛温入心肝经，活血通经，去瘀止痛，少用养血，多用则行血，适用于血瘀内积，经络不利诸证。川芎，辛温，入肝胆，活血行气止痛，为血中之气药，能通周身之血脉，适用于宿血停滞，经水不调，本药气香上行，能升清阳之气，其味辛温，能横行利窍，使血流气行，多用于肝郁血滞的胁痛。延胡索，辛苦温，入肝脾经，活血行气止痛，气行血活通则不痛，实为止痛之良药。《本草纲目》中说"能行血中气滞，气中血滞，故专治一身上下诸痛"。王不留行，苦平，入肝、胃经，能入血分，功专通利血脉而止痛。

（四）肝阴不足，血虚而致胁痛　湿热久羁，肝肾阴耗，精血亏损，血虚不能养肝，血虚血滞，血行留涩，络脉受阻而作痛。疼痛的特点为：胁痛隐隐，喜按，过劳后疼痛加重，常伴有面色㿠白，乏力，失眠多梦，头晕咽干，烦急易怒，腰痠，舌质淡，脉细。治宜养血柔肝，缓急止痛。常用的药物如：当归、白芍、何首乌、女贞子等。当归，甘辛温，入肝、心、脾，补血和血，适用于血虚血滞而作痛。《素问·脏气法时论》中曾说过"肝欲散，急食辛散之"，"肝苦急，急食甘缓之"。散之缓之，为肝性之所喜，从其所好即所谓补肝，而当归甘辛具备，故专入肝，以助血海，使血流行，当归头能补血而上行，归身能养血而中守，归尾能破血而下行，全当归能补血活血运行周身，故为肝病常用之要药。白芍，苦酸微寒，入肝经，功能柔肝止痛，养血敛阴。合当归多用于血虚胁痛。何首乌，苦涩微温，入肝肾，补肝肾，益精血，不寒不燥，养血益肝，固精益肾。女贞子，甘苦凉，入肝肾经，滋肾益肝而凉血，对于肝阴虚，血虚血瘀而致胁痛，伴有热者最为相宜。

（五）**湿热凝痰，络阻而致胁痛**　湿热凝聚成痰，痰阻血络、结块，日久凝缩坚硬，气机不得疏畅，血行不得流通以致胁痛。治宜活血化痰，软坚通络而止痛。常用的药物如：郁金、桃仁、鸡内金、牡蛎、鳖甲、酒地龙等。郁金，辛苦凉，入心、脾、肝经，功能行气解郁，凉血破瘀，适用于血凝气滞的胸腹疼痛，胁肋胀满。桃仁，苦平，入心、肝、大肠经，破血去瘀，舒经活血行血，去瘀而生新，性喜破血，散而无乱，泻而无补，故多与养血柔肝之剂合用。鸡内金，甘平，入脾胃膀胱经，原为消食健脾助运之剂，且有消积治食疟、消酒积的记载。关老医生多用于肝病痞块而致胁痛，一方面消导开胃，且能化瘀消痞。鳖甲，咸平，入肝脾经，滋阴软坚散结消癥。地龙，活血通络，化瘀消痞。

肝病腹胀辨治

腹胀是肝病患者常见的较顽固的症状之一。其原因多与消化液分泌不足，肠蠕动紊乱，胃肠消化吸收功能减弱，细菌过度繁殖造成食物在消化道过度发酵、腐败、产气过多，肠腔积气，以及因肝功能不正常，门静脉血运不畅引起肠管平滑肌张力减低等因素有关。根据中医理论和关老医生在治疗肝病过程中的体会，他认为：腹胀可分为停食作胀，积滞作胀，气滞作胀，湿困作胀，脾虚作胀，腹水作胀等。在治疗时应当在整体辨证的基础上，根据腹胀的不同特点，加用适当的消胀药物。

（一）停食腹胀　其特点为上腹胀较为明显，食后腹胀加重，或有暖气恶腐，因胃主受纳腐熟水谷，若肝气犯胃，胃失和降，则食停中脘，腹胀乃作。治疗时应以和胃降逆，消食理气为宜。常选用：旋覆花、生赭石、杏仁、橘红、莱菔子、刀豆子、瓦楞子、白梅花、厚朴花等。

（二）积滞作胀　其特点为下腹胀较为明显，矢气恶臭，便后胀减。大肠主传送糟粕，排泄大便，若湿热结于肠胃，腑气不通，积浊不降，停滞成积而作胀。治疗时应以消积导滞通腑除秽为宜。常选用：熟军，瓜蒌皮、子，焦四仙，元明粉，枳实等。

（三）气滞作胀　其特点为时胀时止，情绪急怒则腹胀增剧，叩之如鼓，得矢气则胀减。因肝主疏泄，喜条达，每当抑郁急怒之后则肝气疏泄不利，以致气机阻滞而作胀。治疗时应以疏肝解郁，行气消胀为宜。常选用：川楝子、香附、木香、沉香、木瓜、佛手、玫瑰花等。

（四）湿困作胀　其特点为持续腹胀，不分空腹食后，不分早晚昼夜，且以腹胀为主，兼有胸满，四肢沉困，大便发黏，小便不利。因为脾喜燥恶湿，得阳始运，而湿为阴邪，最易伤及脾阳，脾阳不振，则化湿无权，进而寒凝湿聚。治疗时应以温振脾阳，化湿散寒为宜。常选用：生姜、干姜、草蔻、木香、苍术、苡米、茯苓皮、大腹皮、乌药等。

（五）**脾虚作胀**　其特点为午后及夜晚胀甚，以中腹绕脐作胀明显，每因过度劳累，或坐卧湿地后加重，大便多溏泄。多见于湿困脾阳已久终致脾虚，或患者素体脾阳虚衰。脾虚则谷气化生无权而致中气不足，胀满自生。治疗时应以健脾助运，补中益气为宜。常选用：党参、生芪、云苓、白术、升麻、煨葛根、白蔻等。

（六）**腹水作胀**　其特点为胀甚难忍，溲少纳呆，腹大如瓮，或见青筋暴露。因肺脾肾俱虚，三焦气化不利，水饮内停而作胀。治疗时应调理肺脾肾，疏通三焦，尤以温肾阳以利气化为宜（详见肝硬化腹水治疗一节）。常选用：附子壮肾，生芪补脾，麻黄开肺，以抽葫芦、玉米须、冬瓜皮、西瓜皮、水红花子等利水，桂枝、泽兰温通血脉，香附、木香、生姜温中理气，以达到利水消胀之目的。

肝病低热辨治

（附　病案3例）

肝胆系统疾病合并低热者颇为多见，尤以年轻女性患者为多。另外，有些患者长期低热不退，诊为"低热待查"，最后经化验检查或肝穿刺病理证实为慢性肝炎或慢性胆道感染。有些肝炎恢复期患者也可以出现低热，即所谓"肝炎后热"。这些患者低热都比较顽固，迁延数月或数年之久，因而病情复杂，兼证也多，所以热型和温度高低也极不一致。一般多在 37.4℃ ~ 38℃之间，有的午后及过劳则低热明显，也有在月经前期体温较高，经期已过则体温恢复正常。多数患者随着原发病的治疗，体温渐趋平复，预后多属良好。根据关老医生体会，肝病低热病程长，病势缓，已无表证可言，与一般低热同中有异，属于内伤发热。由于肝气失于条达，脾运失健，湿蕴热郁，由气分内伏于血分。所以，湿热内伏血分，可谓之肝病低热之根本，而湿热内灼可以耗伤阴血，脾湿中阻，肝失条达，气血化生无源，表现为阴虚血热、气血两虚湿热未清等证候，而肝胆湿热，阴虚血热，气血两虚湿热未清等证候往往相互交错或前后交替，所以临诊时首当抓住湿热之本，并根据患者的不同情况随证加减。

（一）肝胆湿热以致低热　临床特点为持续低热，午后为重，或有寒热往来，寒轻热重，口苦咽干，食纳不佳，胸胁胀满，时有胁痛，身重乏力，头目如蒙，便溏稀软，舌苔黄厚腻，脉滑数。

证属：湿热困于中州，寄于肝胆，蕴伏于血分，而致低热。治宜清利肝胆，凉血透热为主，关老医生的经验方药如下：

醋柴胡 10 克　丹皮 12 克　青蒿 12 克　炒栀子 10 克薄荷 6 克　郁金 6 克　赤白芍 15 克　金钱草 30 克

湿热重者：加酒胆草 6 克，川连 4.5 克，青黛 6克。伴有阴虚者，加地骨皮 12 克，生地炭 12 克，丹参 15 克，或炒知母、黄柏各 10 克。兼见血热者，加白茅根 30 克，生地 12 克。肝血虚明显者，加当归。

【按语】　本方宗丹栀逍遥散加减。逍遥散功能疏肝解郁健脾和营。加丹皮、栀子用于肝郁火旺者。因为肝为藏血之脏，体阴而用阳，若肝郁气滞，肝体失于柔润，以致肝气横逆，胁痛、寒热遂起，治宜顺其性疏其郁，养血健脾，体用兼顾，肝脾并治。关老医生深得丹栀逍遥之旨，并针对肝病湿热之特点，专于疏肝清热，并用青蒿配合薄荷疏理透达内伏之湿热，加郁金、赤芍凉血活血以透热，金钱草清利肝胆湿热，全方重点在于清透内伏血分之湿热。

例一 张某 女 20岁 病历号121202 初诊日期：1974年11月2日

患者因先天性胆总管扩张，远端狭窄，反复发作胆道感染，伴发胰腺炎，于1974年3月行胆总管十二指肠侧口吻合术，手术达9个半小时，术后经常发作性右上腹疼痛，肝区痛，午后间断发热，屡用抗菌药物，效果不佳，饮食减少，每天只能进食一二两，体重减轻（现仅40公斤），月经半年未至。于1974年11月2日来诊时因近5天来受外感，体温在38℃～40℃之间，曾用多种解热镇痛剂，虽然汗出发热仍未退。现症：头痛，畏寒，发热，腹痛。

舌象：舌苔黄。脉象：沉滑稍数。

西医诊断：胆系感染。

中医辨证：术后阴血大伤，肝胆湿热未清，内伏阴血。近日复感外邪，发热益炽。

治法：养阴凉血，解表透热。

方药：

生地12克 当归10克 白芍15克 炒知母10克 炒黄柏10克 青蒿12克 地骨皮12克 柴胡10克 薄荷10克（后下） 香附10克 茅根15克 灯心1.5克

治疗经过：上方服 7 剂后，体温正常，舌苔转薄白，脉沉弦稍数。后以健脾开胃，养血柔肝之剂，方药如下：

生芪 12 克　焦白术 10 克　藿香 10 克　杏仁 10 克　橘红 10 克　草蔻 6 克　生地 12 克　玫瑰花 6 克　白芍 15 克　当归 10 克　川芎 10 克　川断 15 克

1975 年 11 月随访，一年来患者未再发烧，饮食、二便、睡眠、月经均已恢复正常，体重恢复至原来的 51 公斤。已能参加整日工作。

【按语】　患者因先天性胆道异常，继发感染而行手术。术后阴血大伤，阴虚而生内热，又因肝胆湿热未清，屡治不效，饮食渐减，以至气血两亏，正虚邪恋。近日复感外邪，故头痛畏冷发热，热势有时达 40℃，虽用镇痛解热之剂，汗出而热不解。由于患者阴血虚亏，复感外邪，应标本兼顾，滋阴解表。故首当养阴益营而用生地、归、芍，取知柏、地骨皮、茅根、灯心以清血分伏热，另佐柴胡、薄荷、青蒿疏解外邪而透热，配合香附理气开郁，在养血滋润之中以制凝滞之弊，且本品不寒不热，其气辛香，为血中气药，还可以上行达表，有助于透邪外达。灯心甘淡，其性虽寒而不伤阳，淡渗利水而不伤阴，其味微甘而质甚轻，甘能入脾，轻可去实，有助于升发脾胃阳气，对于虚证发热关老医生每多用之。服药 7 剂，体温平复如常，然其本病未愈，故继进健脾开胃，养血补肝之剂，以调理善后。由于重视了机体的调整，湿热无由以生，故低热稳退，随访一年余未再复发。

（二）**阴虚血热，以致低热**　其临床特点为午后热重，或夜热早凉，五心烦热、心悸、盗汗、颧红、唇赤，形体消瘦，胁痛隐隐，食纳不佳，口干咽干，不欲饮水，发热不重。妇女行经后热势略减。肝病日久，湿热留恋，内伏阴血，缠绵不愈，阴血暗耗，阴虚又生内热，湿热与内热相搏，更加煎熬阴血，形成恶性循环。治宜养阴除蒸，凉血透热。经验方药如下：

银柴胡 10 克　生地 12 克　白芍 15 克　青蒿 12 克　地骨皮 12 克　白茅根 30 克　丹参 15 克　丹皮 15 克　炒知柏各 10 克　沙参 15 克

盗汗明显者，加五味子 12 克，浮小麦 15 克，生龙牡 15 克。湿热明显者，加茵陈 15 克，金钱草 30 克。五心烦热较重或心烦急躁者，加莲子心 3 克，灯心 1.5 克，胆草炭 6 克。经前期发热明显者，加炒栀子 6 克，白薇 10 克，坤草 12 克。阴血虚明显肝脾肿大者，仍可加用鳖甲。

【按语】　本方为青蒿鳖甲汤加减。因肝病阴虚低热，与一般阴虚发热同中有异，阴虚火热，为单纯的虚热，而本病是虚热与湿热交炽，所以去原方中过于滋腻的鳖甲，加地骨皮、沙参、白芍养阴清热，柔肝和营，丹参、丹皮凉血活血透热，炒黄柏清理内伏之湿热，且能引热下行。阴虚血热与湿热内伏两者虚实夹杂，实属矛盾。在治疗时若过于养阴则恋邪，若过于清利则伤阴，所以养阴之中凉血透邪，清利之中滋阴增液，养肝和肝是本方的特点。

例二　汤某　女　39 岁　外院会诊病历　住院号 718　会诊日期：1975 年 3 月 3 日

病史：患者于 1972 年 4 月患急性病毒性无黄疸型肝炎。当时血清谷丙转氨酶 318 单位，麝浊正常，经过两个月治疗，肝功能恢复正常，但出现午后低热，体温一般在 37.2℃～37.8℃左右，饮食不香，身倦乏力，延续至 1975 年 3 月，在此两年八个月时间内，体温未曾平复，多次检查肝功能均属正常。末梢血象：白细胞 7 400/立方毫米，血色素 12.4 克%，血小板 171 000/立方毫米，血沉 8 毫米/第一小时，X 线透视心肺膈未见异常，抗溶血性链球菌"O"1：300，血清蛋白电泳纸上分析；A50.4%，α_1 4.8%，α_2 8.6%，β 12.6%，γ 23.6%，血胆固醇 204 毫克%。肝右肋缘下 1.0 厘米，质中等偏软，无触叩痛，脾未及。1975 年 3 月 3 日，请关老医生会诊，当时证见：腹胀腰酸，睡眠不实，溲黄便稀，经期提前，午后体温 37.6℃。

舌象：舌苔薄白，舌质红。脉象：沉细滑。

西医诊断：肝炎后热。

中医辨证：阴虚血热，肝郁脾虚。

治法：疏肝健脾，养阴清热。

方药：

青蒿 12 克　鳖甲 10 克　地骨皮 10 克　党参 12 克　丹皮 10 克　焦白术 10 克　薄荷 6 克　灯心 15 克　醋柴胡 10 克　赤白芍各 12 克　白茅根 15 克　生甘草 10 克

治疗经过：以上方为主，因其伴有腰酸、肝区痛，曾加减使用过北沙参、川断、桑寄生、木瓜补肝肾。至 1975 年 9 月，临床症状逐渐好转，体温趋于正常，至 9 月份肝功能正常。以上方为主配成丸剂继服，以巩固疗效。随访一年余，一般情况尚好，平素体温均正常，仅遇劳后偶见低热（37.1℃～37.4℃）。

【按语】　本例为肝炎后热。根据其临床症状和化验检查，肝炎尚未痊愈。因其证见午后身热，腰酸，睡眠不安，月经提前，舌质红，脉沉细滑，属于阴虚血热。腹胀，溲黄便稀乃肝郁脾虚之象。治以养阴清热，疏肝健脾。因其舌苔并非厚腻，而舌质红，证属阴分虚亏而湿热尚轻。所以，仍可以使用鳖甲而不必虑其过于滋腻。由于机体机能得以调整，所以症状好转，肝功能改善，低热自然缓解。患者病程为时已久，故治疗缓缓取效，始得稳固。

（三）**气血两虚，以致低热**　其临床特点为发热多在午前，过劳明显加重，休息后热势稍缓，多伴有体虚乏力，畏寒怕风，气弱懒言，饮食无味，舌体胖、舌质嫩，脉多沉弱或沉细无力，证属脾为湿困日久，脾阳亏虚，饮食失节，劳倦过度，中气虚弱，气血不足，虚阳外越，又兼湿热未清，正虚无力推邪外出，低热乃作。治宜益气养血为主，兼清余邪。经验方药如下：

生芪 15 克　党参 12 克　生地 12 克　白芍 15 克　当归 10 克　川芎 10 克　青蒿 12 克　鳖甲 12 克　秦艽 10 克　茵陈 12 克

自汗出者，加重生芪用量（30 克或 45 克），或加生龙牡、浮小麦各 30 克。

【按语】　方宗参芪四物汤合秦艽鳖甲散加减。补益气血，养阴透邪。其中秦艽功能解肌透邪除蒸，祛湿退黄。佐以茵陈清利肝胆残留之湿热。

例三　袁某　女　32 岁　门诊号 406297　初诊日期：1964 年 3 月 17 日

主诉：发热，右上腹痛，半月发作一次已一年余。

现病史：患者自 1950 年以来，右上腹发作性疼痛，痛剧如绞。有时伴有体温升高，2～3 天后缓解。大约每年发作 1 次。1958 年 10 月份右上腹剧痛再次发作，并向右肩放射，伴有发冷发烧，轻度黄疸，某医院诊为胆石症，行剖腹探查，术中发现胆囊内有蛔虫一条，合并胆囊炎，未见结石。行"T"形管引流，术后发热不退，体温常在39℃以上，疼痛不止，注射吗啡才得缓解，用抗生素连续治疗两个月，痛减热退。引流口形成瘘管，又行瘘管切除术。术后创口愈合出院。1959年5月上班工作，3个月后旧病复发，经保守治疗好转，以后平均每月发作1次，前后住院10次。至1961年7月病情加重，右上腹痛反复发作，高烧不退，伴有黄疸，保守治疗无效，乃作胆囊切除及胆总管十二指肠吻合术。术后病情无明显改善，转某疗养院经中医治疗半年，病情好转出院。1962年5月发冷发烧，黄疸再度出现，又住院治疗，无明显好转，发作频繁，延至1963年8月，发烧高达41.8℃，黄疸加深，黄疸指数120单位，出现昏迷，转某医院，经剖腹探查诊为多发性肝脓肿，合并胆汁性肝硬化。暴露肝脏穿刺引流20多次，脓汁细菌培养为大肠杆菌。当时体温波动在39℃~40℃之间，神志恍惚，时而昏睡，时而清醒。经大量抗生素等治疗两个月后，黄疸渐退，创口愈合，胁痛减轻。而后约隔半月发烧1次，体温约在39℃左右，右上腹痛，并有黄疸出现。内科保守治疗无效，病情日渐恶化。经内外科会诊，考虑可能为吻合口逆行性感染所致，乃作胃空肠吻合术。术后一般情况虽有好转，但仍然每半月发烧1次，反复发作持续至今。现症：每隔半月左右发作一次，右肋胀痛，放射至右肩，痛不可忍，肢冷汗出欲脱，伴有恶寒发热，目黄颧赤，一般3~5天始退，平日体虚乏力，精神萎靡，气短懒言，右肋钝痛，胃脘痞闷，泛恶厌油腻。

既往史及个人史：月经14岁初潮，近二年来月经间隔半月一至，经量较多，生育三胎健在，作过人工流产 1 次，曾患痔疮，已作切除手术。

检查：体温 39℃，发育中等，营养较差，慢性痛苦病容，面色晦暗，巩膜可疑黄染，浅表淋巴结无肿大，心肺未见明显异常，血压 108/74 毫米汞柱，腹部平坦，有手术瘢痕四处，肝上界在右第五肋间，下界在右锁骨中线下 4 厘米，中等硬度，轻度触痛和叩击痛，脾可触及，较软，下肢无可凹性水肿。

化验：血色素 8.9 克，红细胞 273 万/立方毫米，白细胞 5 500/立方毫米，血小板 81 000/立方毫米，出血时间 6 分 45 秒，凝血时间 1 分 30 秒，凝血酶原时间 15 秒（对照 12.5 秒）。尿蛋白微量，尿胆红质（＋），血沉第 1 小时 11 毫米，血胆红素定量 0.15 毫克%，黄胆指数 4 单位，麝浊 6 单位，麝絮（＋＋＋），碱性磷酸酶 4.0 卜瓦单位，高田氏试验阴性，谷丙转氨酶 45 单位（正常值 21 单位），B.S.P. 试验 45 分后潴留量 10%，白蛋白/球蛋白＝3.8/2.7 克%。

舌象：舌光无苔、质红。脉象：沉细数。

西医诊断：慢性复发性肝胆管炎（大肠杆菌感染），胆汁性肝硬化，多发性肝脓肿手术后。胆囊摘除及胆总管十二指肠吻合术后。胃空肠吻合术后。继发性贫血。

中医辨证：气血两虚，阴虚血热，湿热未清。

治法：补益气血，育阴清热，佐以利湿。

方药：

生芪 15 克　当归 12 克　白芍 24 克　青蒿 10 克　鳖甲 15 克　生牡蛎 15 克　银柴胡 10 克　秦艽 10 克　丹皮 12 克　川连 10 克　酒芩 10 克　茵陈 15 克　丹参 12 克　香附 10 克

甘草6克

治疗经过：服药后肝区疼痛减轻，食欲好转，体温于两天后恢复正常未再发作。于4月20日又收住院继续治疗一个月，仍用原方加减，体温一直正常。自觉症状逐渐有好转，二便如常，出院时复查血色素9.2克%，红细胞301万/立方毫米，白细胞5 300/立方毫米，血小板94 000/立方毫米，谷丙转氨酶45单位，麝浊6.5单位，麝絮（＋），白蛋白/球蛋白＝4.2/3.0克%。后带药回原地继续治疗。信访两年余，一般情况良好，低烧未作。

【按语】 患者病传比较复杂，病程日久，历经多次手术，久病必虚，故见面色晦暗，气短乏力，精神萎靡，舌光无苔、舌质红，脉见沉细略数等证。刀刃所伤，气血阴津大伤，正气已衰为其本，而肝胆湿热未清，正不抗邪。湿热阻滞气机则胁痛难忍，甚则肢冷汗出。邪正相搏，则恶寒发热。湿热阻于血络则发黄疸。阴虚生内热，湿热与内热相合，伏热蕴积，日益炽盛，正气不支则发高热，正气稍复邪势略减则体温退降，邪正交争往复故每隔半月余发作一次。详查其病情，可以说是以上三型的综合，既有气血两虚，又有阴虚血热、湿热留恋内伏。基本证型为正虚邪实，且以正虚为主。所以关老医生从整体考虑，虽见体温39℃，但是并非苦寒直折，而是用生芪、当归、白芍益气养血，其中重用白芍（24克），可养血又能敛其耗散之阴精，配合甘草柔肝缓急，酸甘化阴，另用香附、丹参、丹皮疏气凉血活血通瘀；青蒿、鳖甲、生牡蛎、银柴胡、秦艽养阴解肌透邪除湿，佐以茵陈、酒芩、川连利湿清热，全方扶正祛邪，且以扶正为主，根据中医的理论体系辨证论治，经调治两个多月，并经长期随访，尚获良效。

肝病合并消渴辨治

（附 病案3例）

在慢性肝炎患者中，有部分病例，由于肝功能不全，饭后血中大量葡萄糖不能及时转化为肝糖原加以贮存，而致血糖升高，并可出现糖尿。与胰岛素分泌不足所引起的糖尿病（即真性糖尿病）之不同点，在于此类患者血糖病水平很不稳定，饥饿时易出现低血糖。故临床上除见有善饥、烦渴、多尿外，还常见心慌、无力、自汗，甚则肢颤等。对于此类患者，关老医生仍按中医消渴论治。但是，他体会又与典型的消渴不尽相同。例如，有些患者，口渴多饮，但不善饥，形体不瘦反而肥胖；有些患者纳食增多，口渴不欲饮，反而尿多，特别是夜尿多；有些患者，多饮，善饥，食后胸胁胀满不舒；有些患者，多饮、多食、尿多，但极度乏力，心慌自汗。他体会：肝病合并消渴，主要是由于脾为湿困，中州失运，湿从热化，湿热阻滞三焦，热重于湿所引起的变证。临床表现可分为湿热偏于中上二焦，和湿热偏于中下二焦两种情况。前者以多饮善饥为主症，后者以善饥多尿为主症。《内经》中所说的消渴又称为"消瘅"。"消"指消耗津液而见消瘦，"瘅"指内热，与"疸"字同义。故消瘅是指邪热内炽，消灼津液，而见多饮多食而且形体消瘦的证候。说明一般消渴的病因是由于内热所致，而肝病合并消渴是由于湿热所致。不但有热，而且有湿，必然会出现上述复杂的证候。脾为湿困，热盛于湿，阻遏中上二焦，病传尚轻；

湿热消灼阴精，脾肾不足，湿热未清，阻遏中下二焦则病情较重。

在治疗时，仍以治疗本病为主，并根据其所出现的消渴证候加减用药。常用的健脾益气的药物为生芪、党参、山药。口渴多饮，胃热较盛者，常加用人参白虎汤，重用生石膏、人参（或北沙参）。常用的养阴生津药如天花粉、石斛、生地、玉竹。若见肝肾阴虚者，常配合酸甘化阴之乌梅、白芍、甘草。他体会这三味药酸甘化阴偏于养肝，临床体会似有降血糖之效，或加葛根以生津液。若偏于肾虚者，常用五味子、诃子肉、仙灵脾、鹿角霜固肾敛阴，以期阴中求阳，阳中求阴，调补阴阳，促进脾肾的功能（临床体会，似有降尿糖之效）。心慌自汗明显者，常用南北沙参、麦冬、五味子、浮小麦、芡实等。

例一　苏某　男　60岁　初诊日期：1975年5月14日

主诉：右胁下疼痛已半年余。

病史：半年来右胁经常隐痛，超声波检查：肝脏出波中度衰减，开大增益仍不饱和。血压波动在180/100毫米汞柱左右，并有冠心病史。现症：乏力，肝区痛，心前区时有发作性疼痛，多饮，善饥，多食，尿量增多，常常自汗。体胖，巩膜不黄染，肝脾未触及。血压200/100毫米汞柱。化验检查：谷丙转氨酶280单位，麝浊6单位，空腹血糖228毫克%，胆固醇180毫克%，尿糖（+++）。

舌象：苔薄白、质正常。脉象：沉滑。

西医诊断：迁延性肝炎合并糖尿病。

中医辨证：阴虚血热，肝肾不足，气阴两伤。

治法：补气养血，清热育阴。

方药：

生芪 15 克　杭白芍 30 克　甘草 10 克　北沙参 15 克
玉竹 12 克　天花粉 15 克　乌梅 10 克　五味子 12 克　生地
12 克　川芎 10 克　瓜蒌 15 克　郁金 10 克　生龙牡各 30 克
浮小麦 30 克

另：五味子 120 克，丹参 30 克，青黛 15 克，共为
细末，每次冲服 3 克，日服 2 次。

治疗经过：上方服 14 剂后，自觉症状稍有好转，
但化验结果变化不大。6 月 4 日：仍诉烦渴，多饮，夜
尿频数。前方去瓜蒌、郁金、川芎、生龙牡、浮小麦，
加重养阴清热之剂。方药如下：

生芪 15 克　白芍 45 克　甘草 12 克　葛根 10 克　山药
15 克　生地 24 克　石斛 15 克　天花粉 15 克　玉竹 10 克
南北沙参各 15 克　五味子 12 克（打）　麦冬 15 克　生石膏
30 克　诃子肉 12 克　乌梅 10 克

另：鹿角霜 90 克，研成细末，每日早晚各冲服 3 克。

6 月 19 日，上方服 14 剂后，自觉口干、饥饿感减轻，
其他症状均有好转。化验：谷丙转氨酶 80 单位，胆固醇
215 毫克%，血糖病 100 毫克%，尿糖微量，酮体阴性。
继续以前方治疗，于 1975 年 8 月 6 日复查肝功能正常，
血糖病 100 毫克%，尿糖微量，胆固醇 190 毫克%，血压
160/80 毫米汞柱。以后坚持常服此方。于 1975 年 11
月检查血糖、尿糖均属正常，能坚持全日工作。

例二　关某　男性　28 岁　初诊日期：1972 年 4
月 14 日

病史：患者于 1967 年 8 月始患急性病毒性肝炎
（黄疸型），肝功能明显损害，因大量输入葡萄糖而后

继发糖尿病。住院近两年，病情稳定出院。出院后肝功能时常波动，近一个月以来肝功能明显异常。1972 年 4 月 14 日来我院门诊治疗，当时症见：口干口苦，尿黄，两胁胀痛，时有衄血。

检查：急性病容，腹平软，肝在肋下未触及，叩痛不明显，脾在肋下 1.5 厘米，质中等硬度。血查：谷丙转氨酶 472 单位，麝浊 18 单位，空腹血糖 190 毫克%，尿糖（＋＋＋）。白细胞 5 700/立方毫米，血小板 113 000/立方毫米。

舌象：舌苔黄、边尖红。脉象：弦细。

西医诊断：慢性肝炎活动期，继发糖尿病。

中医辨证：阴虚血热，气阴两伤，湿热未清。

治法：益气养阴，凉血清热，活血利湿。

方药：

北沙参 15 克　麦冬 12 克　五味子 15 克　大生地 15 克　丹参 15 克　车前子草各 15 克　龙胆草 10 克　茵陈 30 克

治疗经过：按上方加减，共服药 80 剂。8 月 12 日，复查肝功能，谷丙转氨酶正常，麝浊 6.5 单位，麝絮（－），血胆固醇 154 毫克%，血糖 100 毫克%，尿糖（－），恢复全日工作。1972 年 11 月 29 日门诊复查时称，3 个多月以来自觉良好，饮食正常，能坚持工作。肝未触及，脾大小同前，肝功能化验，谷丙转氨酶正常，麝浊正常，麝絮（＋），血清白蛋白/球蛋白 = 4.3/2.7，血糖病 155 毫克%，尿糠（－）。

例三　张某　男　22 岁　初诊日期：1974 年 5 月 28 日

主诉：腹胀，口渴，尿多已一年余。

病史：患者于去年 1 月份开始腹胀、大便溏泄，当时检查肝脾不肿大，血清谷丙转氨酶 314 单位，麝浊 7 单位，诊为急性病毒性无黄疸型肝炎，后因大量吃糖而出现尿糖阳性，肝炎一直不愈。于 1974 年 5 月 28 日来我院门诊治疗。当时症见：腹胀，大便稀泄，两胁胀闷，口干喜饮，尿多，周身困乏，睡眠欠佳。

检查：谷丙转氨酶 226 单位，麝浊正常，空腹血糠 140 毫克%，尿糖定性（＋＋），血胆固醇 286 毫克%。

舌象：舌苔薄黄、舌边尖红。脉象：沉弦。

西医诊断：肝炎并发糖尿病。

中医辨证：脾失健运，气阴两伤。

治法：健脾益气，养阴和血。

方药：

生芪 15 克　苍白术各 10 克　沙参 15 克　五味子 12 克 麦冬 15 克　川断 18 克　补骨脂 12 克　玉竹 12 克　天花粉 12 克　白芍 24 克　乌梅 10 克　葛根 10 克　当归 10 克　生甘草 10 克

治疗经过：以上方为基础，随症加减共治疗一年余，精神体力增进，大便恢复正常。口不干，有时尚感腹胀，两胁稍感不适。检查：空腹血糖 120 毫克%，尿糖阴性，肝功能正常，胆固醇 186 毫克%。

【按语】　上述 3 例均系肝病过程中合并糖尿病。除肝病症状外，肝功能异常，血糖、尿糖增高。从中医观点来看，例一，因其年迈，肝肾阴精不足，且以消渴三多症为主，形体肥胖，伴有乏力、自汗、胁痛、苔薄白、脉沉滑等症，属于气阴两伤，阴虚血热，而湿热尚轻。所以开始重用益气益阴之品，佐以五味子、青黛、丹参，凉血活血，清肝敛阴，症状虽有好转，但化验检查结果变化不大，而后重加清热养阴之品，如生石膏、诃子肉、麦冬，并用鹿角霜固肾填精补阳。鹿角霜为鹿角熬胶后的残渣，功同鹿角，唯其力逊。多用于治疗血弱特寒及崩漏等证。关老医生常用其研末吞服，治疗肾虚型遗尿症，尚有一定的疗效。药后，症状明显改善，化验检查也趋于正常。整个治疗特点是养阴清热之中，重点治脾肾（即中下二焦）。例二，症见口干、口苦、尿黄、胁胀痛、舌苔黄，说明湿热尚盛。舌质红，脉弦细，时有衄血，为阴虚血热之征。因其湿热较重，所以用龙胆草、茵陈、车前子草清利肝胆湿热。沙参、麦冬、五味子养阴敛气。生地、丹参凉血活血。整个治疗特点是清利湿热之中，重点治心脾（即中上二焦）。本方为我院肝病组协定处方"复肝四号"。若见气血不足者，可加生芪12克，当归12克。纳差苔腻者，可加藿香、青陈皮各10克。

例三，系湿热蕴蓄脾胃，且湿重于热，故见腹胀、便泄为主，复因调治不当，吃糖过多，助湿化热，湿困脾阳，热灼阴血，阴损及气，气阴两伤。故以健脾益气，养阴和血为法。方中生芪补气，苍白术、补骨脂、葛根补脾肾，升阳化湿以止泻。沙参、麦冬、玉竹、天花粉养阴生津。当归、白芍、川断和血而补脾肾。五味子、乌梅、甘草酸甘化阴，且能固敛精气。诸药相合，使之脾运湿化，阴生热除，气充血和，精气得固，不但症状改善，化验检查也恢复正常。

肝病痰湿辨治

（附 病案3例）

临床上有些肝炎恢复期的患者，由于过分地强调营养与休息，或摄食过多（尤其是醣类和动物性脂肪）。又因为处于休息状态，消耗热量较少，以及因肝炎导致趋脂因素的缺乏或某些药物的干扰，引起脂肪代谢紊乱，中性脂肪在肝细胞内堆积，形成肝炎后肝脂肪性变。从其临床证候来看，多是短期内体重迅速增加，食欲亢进，但仍诉极度疲乏，不耐劳动，大便不规则，次数增多且不成形，排便不畅，甚或有黏滞不爽感，脉以沉为主，兼有滑象，舌苔多见白腻、舌质偏黯。西医检查：肝脏可增大。血清胆固醇多数偏高，谷丙转氨酶和麝浊均呈轻度或中度增高。肝超声波检查有助于诊断。关老医生在中医所谓"肥人多湿"，"体胖多痰"看法的启发下，又因舌苔多见白腻、舌质暗，脉沉滑，均属痰湿阻络之征，又根据他对于湿热凝痰，痰阻血络的个人体会，逐步认识到对于此类证候，应从"痰湿"论治，并在不断的实践中得到证实，取得了一定的疗效。他的经验方药如下：

青黛 10 克（包）　明矾 3 克　草决明 15 克　生山楂 15 克　醋柴胡 10 克　郁金 10 克　丹参 12 克　泽兰 12 克　六一散 15 克（包）

　　本方由祛湿化痰，舒肝利胆，活血化瘀三组药物组成。其中青黛、明矾、六一散，药虽四味，但是却包括3 个方剂，即"青矾散"（青黛配明矾），"碧玉散"（青黛配六一散），"白金丸"（明矾配郁金）。其中"青矾散"能除湿退黄；"碧玉散"专治暑热痰湿；"白金丸"专祛风痰。方中明矾味酸入肝，燥湿祛痰，早在汉代张仲景就立"硝石矾石散"方治疗黑疸，取其消瘀痰除湿浊的作用。青黛入肝清热凉血，配合郁金、柴胡疏肝，更能加强利胆之功。草决明清肝热，生山楂祛瘀消积，二者相合，据实验研究能降低血脂。丹参与泽兰相配能通肝脾化瘀血，二者合用活血之中兼能养血。全方清肝利胆活血化痰，且以化痰为重点。

由于中西医结合工作的大力开展，关老医生也参考一些现代医学文献，当然也看到能降低血脂的中药为数不少。但是他体会，临证时如果不辨寒热虚实，而把这些药物堆积起来使用，以西医的观点使用中药，效果也不理想。因此应当辨病与辨证结合起来，在大量实践的基础上，找出某类疾病的共性，又要根据中医的基本理论，辨证立法，以法选择药证相符而又有降血脂作用的药物，才能更好地提高疗效。并应根据病人的特点随证加减。若见有肝热，头晕目眩（血压常常波动或一直偏高者），属于实证，除常用草决明、生山楂外，还配合使用苦丁茶、生槐米。血压显著增高并伴有头痛者，加用生石膏。若属大肠湿热，大便黏滞不畅者，加用川军、瓜蒌、白头翁、秦皮、焦四仙。若见明显乏力，动则气短汗出，面肢浮肿，属于脾虚气弱者，加用葛根、党参、苍术、玉米须、泽泻。若见失眠，腰酸腿软，劳累后肝区疼痛加重，属于阴虚血亏者，加何首乌、黄精、枸杞子等。

例一　王某　男　37岁　初诊日期：1972年4月17日

病史：患者二月份以来，自感疲乏，有时头晕，肝区痛，食纳尚可，腹胀，大便不畅。血胆固醇波动在235～500毫克%之间，麝浊8单位，肝超声波可见密集微小波集中在前1/3，出波中度衰减，加大增益可见递减波型，心电图显示轻度供血不全。

舌象：舌质黯红、苔白腻。脉象：沉滑。

西医诊断：肝脂肪性变；冠心病。

中医辨证：阴虚肝旺，痰湿阻络。

治法：清热平肝，利湿化痰，佐以养阴。

方药：

青黛 10 克　明矾 3 克　生山楂 15 克　草决明 15 克　白头翁 12 克　秦皮 12 克　焦四仙 30 克　郁金 12 克　北沙参 15 克　五味子 12 克　川断 12 克　生甘草 10 克

治疗经过：上方共服 40 余剂，并适当控制食量，不吃高脂食物。自觉症状好转。1972 年 6 月 6 日复查谷丙转氨酶、麝浊均正常，血胆固醇 156 毫克%，肝超声波为 2 级微小波，出波轻衰，加大增益，肝出波基本饱和。随访三年半至 1975 年 11 月一直稳定。

【按语】 患者肝炎病史不明确，估计属于轻型无黄疸型肝炎恢复期，自感疲乏、头晕、舌质黯红，系因阴虚肝旺所致，胁痛、腹胀、大便不畅、苔腻等，属于气机不畅，痰湿阻络。法宜清热平肝，利湿化痰，稍佐养阴之品。方中青黛、草决明清热而平肝，郁金疏肝郁而活血，生山楂、焦四仙、明矾消食导滞，化痰通络，秦皮、白头翁清血分湿热而利大肠，北沙参、川断养阴，五味子、甘草酸甘化阴而解毒，由于药证相符，不但症状改善，化验检查也恢复正常。

在临床上对于病情较轻，尚能坚持一般日常工作者，关老医生每多鼓励患者坚持工作和劳动，对于本病是有利的，同时在剂型上也加以改进，将辨证用方配制成散剂，装入胶囊，便于携带和服用。也能起到相似的效果。

例二　沈某　女　40 岁　初诊日期：1973 年 8 月 20 日

患者于 1972 年自感极度疲劳，肝区痛，检查肝功能麝浊 8 单位，遂开始休息，并加强营养，每日进大量牛奶、鸡蛋等高蛋白食物。至 1973 年体重增加 15 公斤（已达 79 公斤），自觉疲劳反而加重，劳累后肝区痛，大便不畅，日行 2～3 次，烦躁头晕，血压 150/90 毫米汞柱，血查胆固醇 297 毫克%，麝浊 9 单位，肝超声波检查为前 1/2 呈脂肪性变回波，曾服中西药物疗效不显著。

舌象：苔白根腻。脉象：沉细滑。

西医诊断：肝炎后肝脂肪性变。

中医辨证：肝郁气滞，痰湿阻络。

治法：疏肝解郁，清热化痰。

方药：

青黛 15 克　明矾 15 克　郁金 15 克　川连 10 克　熊胆 3 克

共研细末，装入 1 号胶审，每次饭后 1 粒，每日 2～3 次。

治疗经过：从 1973 年 8 月 30 日开始服用，共服 4 剂，至 1974 年 11 月 21 日，复查血胆固醇降为 170 毫克%，麝浊 3 单位，谷丙转氨酶正常，体重下降至 60 公斤左右。后因工作过累，曾有一次麝浊 12 单位。经加服乌鸡白凤丸，每日中午 1 丸。至 1975 年 8 月 28 日复查：谷丙转氨酶正常，麝浊 4 单位，胆固醇 196 毫克%，β 脂蛋白 350 毫克%，血浆白蛋白 4.9 克%，球蛋白 1.7 克%，肝超声波检查为：肝区前%段可见轻度脂肪变回波。已无何不适，肝脾不大，血压 120/80 毫米汞柱，能坚持全日工作，随访 4 年未复发。

【按语】　本例根据辨证服用散剂。其中川连苦寒清热，燥湿痰，熊胆清热凉肝利胆。通过本例的治疗，足以说明散剂效果尚可。他的经验方组成是：青黛、明矾、郁金、丹参。另外可随证加入马尾连（或川连）。熊胆可改用猪胆 1 枚，风干后去皮研细入药。中医认为青黛、明矾（青矾散）可以清热退黄。关老医生在临床实践中观察到似有祛脂的作用，值得进一步研究。另外，还可用草决明 90 克，生山楂 90 克分成 10 包，每次 1 包，开水浸泡代茶饮，或用米醋 1 瓶（约 500 毫升），鲜姜 10 克切成薄片装入瓶内，封口 7 天后，每次 5 毫升，日服 3 次。上述方法对于高血脂症患者，只要坚持治疗，均可收到一定的效果。

在整理关老医生治疗肝炎后肝脂肪性变从痰湿论治的经验时，我们曾询问这个思路的来源，除了前述肥胖之人多痰湿的启发外，他曾回忆起以前针对某些黄疸患者，长期血胆红素增高，胆固醇也偏高，中医辨证属于肝胆湿热未清，凝聚成痰，痰阻血络，在选用化痰药时，他想到《本草纲目》中曾有明矾能燥湿下痰，解毒，治疟疾的记载。于是在辨证用药的基础上加用明矾，收到了利胆祛脂的效果。

例三　朱某　女　34 岁　初诊日期：1968 年 7 月 1 日

患者于 1959 年以来，右胁部针刺样疼痛，当地诊断为胆囊炎，胆石症。行胆囊摘除，术后右胁部仍时常疼痛，并出现黄疸，长期不退。当时症见：右胁疼痛，食欲不振，溲黄，大便正常。化验：血胆红素 3.5 毫克%，凡登白直接阳性。其他各项均正常。血胆固醇 242～300 毫克%。

舌象：舌边尖较红、根部少许腻苔。脉象：沉弦。

西医诊断：胆系感染；毛细胆管性肝炎。

中医辨证：肝胆湿热，痰阻血络，瘀而发黄。

治法：清利肝胆，活血化瘀。

方药：

茵陈 90 克　醋柴胡 10 克　薄荷 4.5 克　炒栀子 10 克　丹皮 12 克　赤白芍各 12 克　丹参 15 克　泽兰 15 克　香附 10 克　郁金 12 克　金钱草 30 克　六一散 12 克（包）　白矾 1.5 克（研末冲服）

治疗经过：上药服 10 剂，诸症减轻，化验：血胆红质 0.7 毫克%，胆固醇 208 毫克%。继以上方继续服用以巩固疗效。

【按语】　此例除有黄疸外，还有检查血胆固醇偏高。西医诊断可能属于毛细胆管性肝炎，中医辨证为湿热瘀阻血分，方中茵陈、金钱草、六一散清热利湿，赤芍、丹参、泽兰活血，丹皮、栀子、白芍凉肝，醋柴胡、薄荷疏肝，香附、郁金、白矾理气化痰。全方清热利湿，活血化痰，疏利肝胆，但以清热利湿，活血为主，其中白矾似有利胆退黄祛脂的作用。

肝病痞块辨治

（附　病案 5 例）

肝脾肿大是肝炎或肝硬化常见的体征之一。属于中医"痞块"或"癥""积"范围。痞块是指腹内有形结块，例如《难经》中对于左胁下积块称为"肥气"，胃脘部块称为"痞气"，右胁下积块称为"息贲"，状如覆杯或覆盘，日久不愈，并可伴有呕逆、黄疸、消瘦、乏力、吐血、寒热等症状。形成的原因不外乎肝郁气结，瘀血停聚，或脾虚气郁，痞塞不通，积气留结和痰热壅遏等。根据临床症状，关老医生体会，肝病痞块与一般所谓之痞块，既有相同之处，又不尽相同。所以，在治疗时，仍应结合肝病的症状特点辨证论治，他体会：

（一）**肝病痞块的发生仍以湿热为本** 肝郁气滞，脾为湿困，湿郁蕴热，湿热生痰，痰阻血络，瘀血与痰湿互结，凝积成块，壅遏不通，日渐增大，寄于胁下，则成为痞块。湿困日久，脾不健运，气血化生无源，以致脾虚、气虚或气血不足。气为血帅，气虚则血行迂缓，以致气虚血滞。若湿从热化，湿热蕴毒，湿毒热邪入于血分，阴虚血热，不但更加耗伤阴血，而且阻滞脉络，浅而易见者如朱砂掌（肝掌）、蜘蛛痣，或红色斑点，或腹部青筋暴露；深在隐伏者如西医所说的食道静脉曲张。严重时毒热伤血，血热妄行以致喷血，呕血，或便血。

（二）**肝病痞块的治疗仍应辨证论治** 对于肝病痞块的治疗应当根据肝病的主症，并考虑到湿痰、瘀血凝聚和毒热入络的特点，具体情况具体分析。一般痞块、癥积可以破瘀消积为主，而肝病痞块则不宜攻伐太过，应以养血柔肝活血化瘀为基本法则。湿热未清者，辅以清利，毒热入血者，辅以清热解毒；脾虚者，健脾；气血不足者，益气养血。对于活血消痞药物的使用：若见湿热未清，常用赤芍、丹皮、泽兰、藕节、丹参凉血活血而消痞。湿热已清而正气已虚者，常用赤白芍、泽兰、川芎、当归、桃仁、红花、延胡索、没药、坤草、王不留行、香附等。若见痞块坚硬日久者，常用鳖甲、龟板、牡蛎、阿胶珠、地龙、山楂、鸡内金、水红花子。若见湿毒热邪蕴于血分者，常用紫草、茜草、草河车、石见穿、败酱草、小蓟、茅根、地榆、槐花、生地炭、羚羊角粉。对于肝病痞块虽然体质尚好，也不能使用三棱、莪术、水蛭、虻虫等破瘀攻伐之品，因为，这类药物容易伤正，临床观察能够促使肝硬化，应当引起注意。

（三）肝病痞块辨证论治体会

1. 急性期肝大或肝、脾轻度肿大，除急性消化道症状外，肝功能异常，应以清利湿热祛邪为主。关老医生因为在早期重视了活血、化痰、解毒药物的使用，所以随着症状的改善，肝功能、肝脾肿大也会逐渐恢复或回缩。若肝脾明显肿大，在恢复期应当重用活血化瘀和养血柔肝之品。

2. 病情迁延或肝脾肿大明显，说明湿热缠绵，若兼见正气日衰之象，应当扶正与祛邪兼施，并重用活血化瘀之品。

例一 陈某 男 4 岁半 门诊号 2170 初诊日期：1975 年 12 月 1 日

现病史：（母代述）1974 年 7 月患急性病毒性无黄疸型肝炎，经治疗症状消失，肝功能恢复正常。1975年 3 月复发，10 月 24 日复查肝功能：谷丙转氨酶 480单位，麝浊 18 单位，麝絮（＋＋＋），黄疸指数 6 单位，血胆固醇 158 毫克％。症见纳差，腹痛，大便二日一行，偏干。精神萎靡，纳食不香，肝在肋下 7.5 厘米，剑突下 6 厘米，质硬，脾（－）。

舌象：舌苔黄。脉象：沉数。

西医诊断：迁延性肝炎。

中医辨证：肝郁血滞，气血不足，湿热未清。

治法：益气养血，柔肝化瘀，活血化痰。

方药：

生芪 10 克　当归 10 克　焦白术 10 克　赤白芍各 10 克
杏仁 10 克　橘红 10 克　藿香 10 克　泽兰 12 克　川断 12 克
鸡内金 10 克　王不留行 12 克　草河车 10 克　豆蔻 3 克

另：五味子 120 克，丹参 30 克，共研细末，每次
3 克，日 2 次。

乌鸡白凤丸，中午服 1 丸。

治疗经过：12 月 22 日，上方服 20 剂，复查肝功
能，谷丙转氨酶 137 单位，麝浊 15 单位，麝絮（+++），
症状同前，舌苔正常，脉沉滑。上方去赤白芍，加菟丝
子 10 克，黄精 10 克，继服。1976 年 1 月 23 日，上方
服 20 剂，复查肝功能无变化。以后曾加减使用过黄精
10 克，菟丝子 10 克，茵陈 15 克，红花 10 克，党参 10
克，山楂 15 克，鳖甲 10 克，阿胶珠 10 克等。1976 年
2 月 20 日，停服五味子、丹参末，改服复肝丸。2 月
份、3 月份复查肝功能，谷丙转氨酶 300～350 单位，
麝浊 12～16 单位，麝絮（+++），澳抗（-）。检查肝
在肋下 5 厘米，剑下 6 厘米，质硬。4 月 25 日复查肝
功能：谷丙转氨酶正常，麝浊 14 单位，麝絮（+++），
食纳量少，大便不成形，臭味大，手心热，腹软，肝在
肋下 4 厘米，剑下 5 厘米，舌苔薄白，脉细滑。遂加强
活血化瘀之品，方药如下：

生芪 15 克　茵陈 15 克　党参 10 克　焦白术 10 克　藿
香 10 克　菟丝子 10 克　草河车 10 克　杏仁 10 克　橘红 10
克　赤白芍各 10 克　当归 10 克　泽兰 12 克　鸡内金 10 克
生牡蛎 15 克　鳖甲 10 克　王不留行 10 克　红花 10 克

另：复肝丸 2 号、复肝丸早晚各 1 丸。

7月24日，患儿食纳好转，检查腹部软，肝在肋下2厘米，剑突下3厘米，脾未及。肝功能检查，谷丙转氨酶正常，麝浊10单位，麝絮（＋＋＋），按上方继服。9月28日，症状一般，复查肝功能，谷丙转氨酶170单位，麝浊8单位，麝絮（＋＋＋），检查肝在肋下1厘米，剑突下2厘米。仍以健脾养血，柔肝软坚，活血化痰，佐以清利湿热为法，方药如下：

生芪15克　茵陈15克　党参10克　阿胶珠10克　藿香10克　焦白术10克　杏仁10克　橘红10克　赤白芍各10克　当归10克　泽兰12克　鸡内金10克　鳖甲10克　王不留行10克　红花10克　郁金10克

另：复肝丸、复肝丸2号，早晚各1丸。

1976年12月11日，按上方稍加减继服，近两月来肝功能复查均属正常，肝触诊已正常。自1975年12月1日来门诊共服药200剂，至1976年11月肝功能已正常，一般情况良好，肝触诊由肋下5厘米回缩至1厘米，剑突下由6厘米回缩至2厘米，质由硬变软，症状、体征、肝功能化验均明显好转。

【按语】　患儿原为急性病毒性肝炎，病情迁延日久不愈，体质日衰而湿热未清，肝大肋下7.5厘米，剑突下6厘米、质硬。关老医生在治疗时，除补气养血，健脾化痰，解毒利湿外，重用活血化瘀之品，如赤芍、王不留行、泽兰、郁金、鸡内金、红花、山楂、鳖甲、生牡蛎、阿胶珠等。因其病程长，正气衰虚，痰湿毒热与瘀血交阻，邪正相搏，邪恋难离。但是关老医生抓住患儿的病理实质，认清虚实之所在，坚守其法，症状逐渐改善，肝功能恢复，肝大逐渐回缩，质地变软。由于着眼于整体，重视局部肝大之存在，且以治本病为主是其特点。

3. 若湿热已清或余邪未尽，正气已衰而痞块未消，应以养血柔肝，活血化瘀为主，稍佐祛邪清利之品，切忌破血攻伐，否则正气日益衰弱，痞块更难消退。

例二 黄某 男 3 岁

现病史：（母代述）患儿于 3 个月前曾因食欲不振，呕恶，大便不调，检查肝功能：谷丙转氨酶 150～200 单位，皮肤巩膜无黄染，肝在锁骨中线肋缘下 2 厘米，质软，脾于肋下 1.5 厘米，质软。诊断为急性病毒性无黄疸型肝炎，经服中药治疗后，谷丙转氨酶正常。但肝脾肿大不回缩，并有肝掌，来我院门诊治疗。当时症见：消瘦，食欲不振，烦躁易倦，有时伴有低热，掌红，肝脾肿大。

舌象：舌苔薄白、质淡。脉象：细滑。

西医诊断：急性病毒性无黄疸型肝炎。

中医辨证：气血两伤，痰血积块。

治法：益气养血，化滞消瘀。

方药：

生芪 10 克　青蒿 10 克　杏仁 10 克　山楂 10 克　当归 10 克　赤白芍各 10 克　泽兰 10 克　红花 12 克　王不留行 10 克

治疗经过：配合保肝西药，共治疗一个月，掌红明显消退，肝于肋下可触及边缘，脾未触及。用前方倍其量，配制成蜜丸，每个重 3 克，日服 2 次，每次 1 丸，以巩固疗效。

例三 陈某 男 23 岁 初诊日期：1971 年 5 月

现病史：患者于 1967 年患急性病毒性肝炎，住某医院半年，症状、肝功能好转出院。但出院后几年来经常肝区疼痛，劳累后加重，于 1970 年 10 月开始脾区也痛，至 1971 年 5 月两胁疼痛加重，四肢无力，食欲不振，大便溏薄，手足心热。

检查：一般情况尚可，肝上界第五肋间，下界锁骨中线肋缘下 2 厘米，质较软，有触痛，脾可触及 1 厘米，轻度触痛，右手背可见蜘蛛痣。化验检查：肝功能在正常范围，血小板 12 万/立方毫米。

舌象：舌苔白。脉象：沉滑。

西医诊断：慢性肝炎。

中医辨证：肝郁脾虚，气滞血瘀，湿热未清。

治法：健脾疏肝，活血化瘀，佐以清热利湿。

方药：

党参 12 克　炒苍白术各 10 克　藿香 10 克　茵陈 15 克 当归 12 克　白芍 12 克　香附 10 克　佛手 10 克　山楂 15 克 泽兰 15 克　生牡蛎 15 克　王不留行 12 克

治疗过程：在治疗过程中，曾加减使用过佩兰 10 克，生苡米 15 克，红花 12 克，鳖甲 12 克等。同时服用肝泰乐等保肝西药。经过两个月的治疗，自觉症状明显好转，眠食及二便正常，四肢无力减轻，手足心热已退，肝脾区痛大减。肝于肋下 1 厘米，触痛不明显，脾未触及。复查肝功能正常，血小板 16.8 万/立方毫米。改用丸药调理善后。

【按语】　上述两例均有肝脾肿大。例二为幼儿，病程较短，肝功能虽已正常，但肝脾肿大未消，并有肝掌，症见消瘦纳差，苔薄白、舌质淡，脉沉滑，证属气血两伤，痰血积滞，形成痞块，且以气虚为著，所以重用生黄芪补气，因其见有肝掌，说明热伏血分，故用赤芍凉血活血，青蒿透热凉血，当归、白芍、红花、泽兰、王不留行、山楂养血柔肝，活血化瘀而消痞块。例三，肝脾肿大，肝功能正常，症见四肢无力，食欲不振，大便溏薄，舌苔白，脉沉滑，证属肝郁脾虚，气滞血瘀，兼见蜘蛛痣，两胁胀痛，脉见滑象，说明湿热未清。所以扶正之中重在健脾舒肝，方中党参、炒苍白术健脾燥湿，当归、白芍养血柔肝。另外配合疏肝理气和活血化瘀之剂，气行则血易活，血活则瘀易去。例二、例三为肝炎后肝功能正常，而气虚血滞痞块未消者。故重点应以调肝脾扶正为主。

4. 若见气血两虚，湿热深伏，血虚血热，虚实夹杂，气虚血滞，痞块未消，出现西医所谓之脾机能亢进。血象检查白细胞、血小板偏低时，又当审慎地寒热并用，正确处理温振脾阳、升阳益气和养阴凉血的矛盾，同时并用活血化瘀以消痞块。

例四　刘某　女　41 岁　初诊日期：1973 年 3 月

病史：患者于 1958 年发现肝炎，合并脂肪肝，曾作十二指肠引流发现"B"管内白细胞满视野。以后脾脏逐渐肿大，至 1973 年 3 月检查肝在剑突下 7 厘米，脾在肋下 7 厘米，化验血小板 30 000/立方毫米，某医院诊为肝硬化，脾功能亢进。因不愿作脾切除而来中医院治疗。当时症见面色苍白，乏力，头晕纳差，腹胀，大便稀，尿短，浮肿，牙龈出血，月经量多，尿镜检红细胞 40～50 个/高倍视野。

舌象：舌净无苔。脉象：沉细。

西医诊断：慢性肝炎。

中医辨证：气血两虚，阴虚血热，气滞血瘀。

治法：益气养血，柔肝健脾，养阴凉血。

方药：

生芪 30 克　党参 12 克　云苓 15 克　炮姜 10 克　丹参 12 克　炒苍白术各 12 克　白芍 18 克　当归 10 克　鳖甲 15 克　阿胶 12 克　炒地榆 12 克　大枣 10 枚　生牡蛎 30 克　藕节 12 克

治疗经过：按上方曾加减使用过鸡内金 6 克，泽兰 15 克，槐花炭 10 克等。共计调治两月余，症状好转，血小板上升到 10 万以上。6 月份复查两次血小板结果 169 000/立方毫米、172 000/立方毫米。7 月份复查结果为 212 000/立方毫米，白细胞 6 800/立方毫米。自觉头晕、乏力好转，肝脾肿大如前。

【按语】　患者系肝炎后合并脂肪性变，胆道感染，最后发展为肝硬化、脾机能亢进，病情比较复杂。症见面白、乏力、便溏、浮肿、脉沉等气血两虚之象，舌净无苔、脉细、衄血、月经量多，尿血说明阴虚血分蕴热，证属虚实交错，寒热兼见。所以关老医生仍从整体观念出发，辨病与辨证相结合，主要根据其临床证候，并参考体征和化验结果，审慎地寒热并用。方中生芪、党参、云苓、白术、当归、白芍益气养血，苍术、炮姜、大枣升阳健脾温中，阿胶、地榆、鳖甲、牡蛎、藕节、丹参养阴凉血，活血软坚消痞。调治两月余，症状好转，化验检查明显改善，但是肝脾肿大未消。通过本例及类似病例的治疗，对于已发展为肝硬化的肝脾肿大，伴有脾机能亢进者，他体会单纯中医中药治疗，使肝脾回缩是相当困难的。但是能够改善症状和机体状况。通过益气养血扶正，对于提高白细胞、血小板数量尚有一定的作用。可以作为手术前的准备和术后的调理。对于脾机能亢进（白细胞、血小板计数偏低）的治疗，仍应结合肝病的主证辨证用药。偏于气虚者，重用生芪、人参或党参、白术。血虚者，重用当归、白芍或阿胶、地榆、大枣或丹参、何首乌、鸡血藤。偏于肾虚者，加用菟丝子、女贞子、黄精或紫河车、龟甲、鹿角胶。临床可以观察到这些药物的加用，似有提高白细胞、血小板计数的作用，值得进一步观察。

5. 若痰湿瘀血凝块，而湿热蕴毒未减，深窜伏血，伤阴耗血，以致阴虚血热，瘀阻脉络，则经脉迂曲流缓，青筋暴露。治疗时，应在扶正的基础上，重用凉血解毒和活血化瘀之品。

例五　周某　男　28 岁　初诊日期：1963 年 2 月 27 日（本例与肝硬化辨证论治体会例一相同，此处着重于活血化瘀消痞法则的分析）

病史：患者于 1961 年下半年，开始双侧下肢浮肿、无力。半年后发现肝功能异常，当时检查谷丙转氨酶 200 单位。麝浊 12 单位，脑絮（＋＋＋）。1962 年 9 月，上述症状加重，肝区胀痛，经检查称肝大右肋下 2 指，肝功能结果：谷丙转氨酶 500 单位，麝浊 19 单位，脑絮（＋＋＋＋）。至 1963 年 1 月检查血白细胞 3 200/立方毫米，血小板 79 000/立方毫米。血清蛋白电泳，球蛋白 29.5%，酚四溴酞钠试验 30 分钟 15%，肝穿刺病理诊断为结节性肝硬化。食道造影：食边下段静脉曲张。1963 年 3 月 27 日来诊。当时症见：两胁胀痛，消瘦乏力，纳食不佳，面色晦暗，目睛不黄，面部及两手背可见数个蜘蛛痣，肝肋下可及边，脾于肋缘下 1.0 厘米，均为中等硬度，双下肢轻度可凹性浮肿。

舌象：舌质红，舌苔白。脉象：沉细滑。

西医诊断：结节性肝硬化。食道静脉曲张。

中医辨证：肝肾阴亏，气虚血滞，瘀血阻滞，湿热未清。

治法：滋补肝肾，祛湿凉血解毒，健脾补气，活血通络。

方药：

党参 12 克　白术 10 克　生芪 15 克　菟丝子 15 克　女贞子 15 克　川断 15 克　阿胶 10 克　地榆 15 克　小蓟 15 克　地龙 10 克　乌梅炭 3 克　白芍 30 克　蒲公英 15 克　茵陈 15 克　木瓜 12 克　香附 10 克　藿香 6 克

治疗经过：以前方为主略有加减，治疗 3 个月后，因时有衄血，曾去党参、白术、菟丝子、香附、藿香等偏于温燥之品，加用凉血养阴之剂，方药如下：

生芪 30 克　生地 15 克　当归 12 克　白芍 30 克　玄参 12 克　青蒿 12 克　乌梅 10 克　鳖甲 24 克　何首乌 30 克　蒲公英 15 克　败酱草 10 克　小蓟 15 克　地榆 15 克　川连 6 克　木瓜 12 克　延胡索 10 克　茵陈 15 克　生甘草 3 克

坚持服药直至 1965 年，其间曾两次食道钡餐造影，均未见静脉曲张。1966 年以后中断治疗。1970 年 5 月复查仍未见食道静脉曲张，血小板计数 136 000/立方毫米，白细胞 5 600/立方毫米。继服中药门诊观察。

【按语】　患者经肝穿刺证实为结节性肝硬化，肝功能异常，肝脾肿大，脾机能亢进，食边静脉曲张。症见面色晦暗，因其乏力消瘦，纳食不佳，手背有蜘蛛痣，舌质红，脉细，证属肝肾不足，阴虚血热。肢体浮肿，属于脾虚气弱之象。舌苔白，食纳不佳，两胁痛，脉见滑象，说明湿热未清。所以在治疗时，以滋补肝肾为主，凉血解毒为辅，佐以健脾补气，行气活血化瘀消痞之剂。治疗三个月以后，因其时有衄血，说明毒热较盛，耗血动血，故去其偏于温燥之品，加强凉血解毒祛湿养阴之品。其中比较突出的是病程已属后期，但是由于湿毒热邪深窜，故在补虚的基础上仍可使用蒲公英、小蓟、败酱草、川连、地榆等药，旨在清解深伏血中之湿毒热邪。

从西医观点来看，慢性肝炎或肝硬化，由于脾窦血流的瘀滞和脾髓的增殖，以致脾脏肿大，脾机能亢进（周围血象红、白细胞和血小板减少）。在治疗上仍以控制肝炎病变，改善肝功能，疏通门静脉血运，以减轻脾脏充血，抑制脾髓的增殖及纤维化为要。关老医生体会，对此应以治痰消痞，活血化瘀为基本法则，并应结合其兼症，或清其湿热毒邪，或补气养血，或滋阴凉血等。例四、例五均合并脾机能亢进，视其见证均有气血不足，瘀血阻滞之征象，故同用气血双补，柔肝通络之剂。然而例四面色苍白，纳差腹胀，便稀溏，浮肿，脉沉细，偏于阳虚有寒，故以党参、苍白术、炮姜温运脾阳以扶正。例五面色晦暗，面部及手背现红斑赤缕，舌红、衄血，偏于阴虚有热，则以养阴凉血以扶正。

117

病毒性肝炎（乙型抗原阳性）辨治浅见

（附 病案5例）

自发现乙型肝炎抗原以来，对于病毒性肝炎的认识和研究向前迈进了一步。在一般情况下检测乙型抗原（以下简称澳抗）阳性与否，可用以区别甲型、乙型肝炎。从现有的资料来看，不仅是急性迁延性或慢性肝炎，甚而在健康人群中也能检出阳性者。估计除了感染因素以外，是否与遗传素质、免疫缺损等因素相关，尚待进一步研究。

从其临床特点来看，澳抗阴性的病例，起病较急，症状明显，但病后复发少，谷丙转氨酶反跳多，演变成迁延性、慢性者少。而澳抗阳性患者，起病缓、隐袭、易复发、易迁延、慢性化，特别是慢性活动性肝炎，澳抗阳性与肝硬化、肝癌关系更为密切。目前，尚未找到能够使澳抗转阴的理想药物和方法。我院肝病组曾运用中医中药治疗了 37 例此类患者，结果澳抗阴转连续两次以上者 16 例（占 43.2%），阴转后，又出现阳性者 15 例，说明疗效不够满意。

关老医生在从事肝炎的研究治疗过程，虽然也观察到上述某些值得注意的情况，例如临床症状虽然有所好转，但是谷丙转氨酶变化的幅度和时限未见降低或缩短，有些患者为何长时期持续肝功能异常，转归日趋恶化等等。但是疑端仍然是从澳抗检测阳性的发现而后提出的。从中医的理论与实践上，究竟乙型肝炎与甲型肝炎有何区别？值得认真加以研究。关老医生由于接触本类病例尚少，实践经验不多。他初步认为乙型肝炎的发生，是由于湿热疫毒隐伏血分，再加上正虚不能抗邪而致。与甲型肝炎之不同点，犹如外感病中的新感与伏邪之别。甲型肝炎犹如新感，虽然有一定的潜伏期是因为外邪在气分不发病，深入血分以后再发病。而乙型肝炎犹如伏邪，湿热疫毒感染后，很快隐伏血分，但是当时并不发病，如果体质好、正气足，完全可以不出现任何临床症状。如果因饮食失节，劳倦过度或重感外邪，脏腑、气血功能失调，机体抗病能力降低则湿热疫毒由血及气，以致枢机阻遏伤及中州，壅滞肝胆则发病。其表现同样可见有湿热浸淫偏于中上焦，或偏于中下焦或漫散三焦，以及湿重、热重或湿热并重等证候。若湿热毒疫瘀阻血分，瘀热内燔，血脉受阻，胆汁不能循其常道，逆于肌腠，仍可瘀而发黄而出现黄疸。由于湿热疫毒隐伏血分，深浸胶固，所以往往迁延不愈；湿热困脾日久则生化无源，后天不济先天，则肾精不足；肝胆湿热，肝阴劫灼肾水枯竭，甚致气血两虚，故临床多见有脾肾两虚，肝肾两虚或气血两虚而湿热毒邪未清等证型。

上述看法的形成，也是他在实践中逐步摸索出来的，开始他在治疗此类病人时，曾受西医病原学的影响，企图从清热解毒药物中寻找能使澳抗阴转的药物，但是效果并不理想。以后，仍然按照中医基本理论，从整体观念出发，辨证分析，逐步发现澳抗阳性患者（特别是长期持续阳性），谷丙转氨酶持续升高的患者，大部分属于正气已虚，而余邪未尽。治以扶正为主，兼清余邪，收效较前有所提高。总起来说体会尚粗浅，有待进一步摸索。

关老医生体会，对于急性病毒性肝炎澳抗阳性者，临床可见有黄疸或无黄疸。若已明显发病，甲、乙型肝炎两者的症状尚无特殊差异，中医治疗仍按前述急性肝炎论治。并应充分重视和观察正虚的证候是否存在。随着症状和肝功能的好转，澳抗也可能阴转。对于迁延性、慢性肝炎澳抗阳性者，因其多见有正气虚，所以应以扶正为主，兼祛隐伏血分的湿热毒邪。初步考虑补法是否具有改善全身状况，提高机体免疫反应功能，使肝功能损害修复，而使澳抗检测阴转的作用，是值得研究的。在具体的法则中补脾胃，补气血，补肝肾之中，何者更为有效，尚需进一步观察。另外，有些病例澳抗阴转后，不久又转为阳性，所以阴转后尚需服药一阶段，以巩固疗效。同时在治疗时又不能单纯着眼于澳抗的阴转，而是应当全面地观察症状好转，肝功能恢复，澳抗阴转超过半年以上，才能说明疗效的稳定性，否则不好过早地判定其疗效。

例一　孙某　女　39 岁　门诊号 1668　门诊日期：1974 年 6 月 27 日

病史：患者于 1972 年 1 月自觉全身无力，右肋下疼痛，下肢浮肿，胸闷，经某医院检查，谷丙转氨酶 239 单位，麝浊 10 单位，诊为急性病毒性肝炎。经过治疗于 1973 年 11 月复查肝功能正常，但发现澳抗阳性，其后于 1974 年 6 月和 7 月两次复查，均为阳性，其他肝功能化验仍属正常。1974 年 6 月 27 日来我院门诊，当时症见：身倦无力，肝区发紧作痛，下肢稍肿，食后腹胀，二便如常，月经尚正常，肝于右肋缘下 1.5 厘米，质中等偏软，脾未触及。

西医诊断：迁延性肝炎。

中医辨证：脾虚气弱，肝肾不足，湿热未清。

治法：健脾益气，调补肝肾，佐以清热利湿。

方药：

生芪 15 克　党参 15 克　焦白术 10 克　当归 10 克　赤白芍各 12 克　何首乌 15 克　丹参 15 克　川断 15 克　醋柴胡 10 克　小蓟 15 克　白茅根 30 克　酒芩 10 克　草河车 12 克　沉香面 1.2 克冲

另：乌鸡白凤丸，每日中午服 1 丸。

治疗经过：7 月 11 日，服上方 14 剂，症状未见好转，肝区发紧，腹胀仍在，疲劳，食纳尚可，二便自调，脉沉，舌苔正常。上方去小蓟、沉香面，加土茯苓

15 克，车前子、草各 15 克，泽兰 10 克继服。便稀时曾加用诃子肉 12 克，腰腿痛甚时曾加用仙灵脾 12 克，菟丝子 12 克。共治疗两个多月，服药 40 余剂。于 8 月 5 日复查肝功能，谷丙转氨酶 167 单位，麝浊 5 单位，澳抗已阴转。以后又于 9 月 17 日，10 月 22 日，12 月 26 日，三次复查澳抗均为阴性，肝功能尚属正常，1975 年 1 月 25 日复诊时，前些天因过度疲劳和感冒，自觉疲乏无力，困倦，腹稍胀，肝功能异常，谷丙转氨酶 229～800 单位，麝浊 8～10 单位，脉沉细，苔薄白。方药如下：

生芪 15 克　当归 10 克　赤白芍各 12 克　川断 15 克　焦白术 10 克　仙灵脾 15 克　菟丝子 15 克　白茅根 30 克　草河车 12 克　丹参 15 克　诃子肉 12 克　生龙牡各 15 克

另服：五味子 120 克，丹参 30 克，共研细末，装 1 号胶囊，每次服 1 个。

乌鸡白凤丸午服 1 丸。

以后一直服用此方，并静点葡萄糖加维生素 C。2 月 19 日复查澳抗（一），谷丙转氨酶正常。麝浊 13 单位，麝絮（＋），继服前方。5 月 8 日复查谷丙转氨酶正常，麝浊 7 单位，一般情况尚好，有时乏力，脉沉细，苔薄白，方药如下：

党参 10 克　焦白术 10 克　山药 12 克　扁豆 12 克　醋柴胡 10 克　白芍 15 克　当归 10 克　香附 10 克　川断 15 克　杏仁 10 克　橘红 10 克　泽兰 15 克　木瓜 12 克

另：午服乌鸡白凤丸 1 丸。

1975 年 6 月 26 日曾复查肝功能，谷丙转氨酶正常，麝浊 6 单位，澳抗均属正常，上方加生芪 24 克，继服以巩固疗效。随访两年以上，至 1976 年 11 月，共复查澳抗 6 次均属阴性。

【按语】　患者自 1972 年 1 月自觉乏力，胁痛，下肢浮肿，胸闷，肝功能异常，诊断为急性病毒性肝炎。经治疗一年余肝功能恢复正常，但发现澳抗持续阳性。来院时，证属脾虚气弱，肝肾不足，湿热未清。治以健脾益气，调补肝肾，清热利湿。方中生芪、党参、焦白术健脾益气，赤白芍、丹参、当归、何首乌、川断调补肝肾，醋柴胡疏肝理气，小蓟、白茅根、酒芩、草河车凉血祛湿解毒。另服乌鸡白凤丸养血滋补肝肾。因其脾气虚弱，时有便稀，故加诃子肉以涩肠止泄，兼有下气消胀之效，腰腿酸痛甚时，曾用仙灵脾、菟丝子以补肾气；尿少浮肿时加泽兰、车前子活血利湿行水。重点益气血，补肝肾扶正为主，兼以祛邪。使用中药治疗，随访两年余，症状改善，多次复查谷丙转氨酶，虽稍有波动，但澳抗一直阴性，值得进一步观察。

例二　杨某　男　42 岁　外院会诊病历　住院号56238　会诊日期：1975 年 6 月 30 日

病史：患者因有间歇脉、心慌，于 1973 年 11 月27 日住某医院，经检查发现肝功能不正常，谷丙转氨酶波动在 200～500 单位之间，麝浊波动在 7～20 单位之间，麝絮波动在 + ～+++之间，血清 γ 球蛋白在27.7%～36% 之间。曾用中西药治疗，肝功能未见好转。至 1975 年 2 月查澳抗阳性，于 1975 年 6 月 30 日请中医会诊。当时症见：乏力，厌油，恶心，肝区痛，腹痛，眠差多梦，二便如常。

既往有与疫水接触史，1956 年检查确诊为血吸虫病，曾用锑剂治疗 20 天，1966 年发现谷丙转氨酶 212单位，因无症状，未引起注意。

舌象：舌苔薄白。脉象：沉缓。

西医诊断：迁延性肝炎。

中医辨证：气虚血滞，肝肾不足，湿热未清。

治法：补气养血，调补肝肾，佐以芳化。

方药：

生芪15克　麦冬15克　南北沙参各15克　炙甘草10克　焦白术10克　山药15克　藿香10克　远志12克　延胡索10克　当归12克　川断15克　赤白芍各15克　黄精12克

治疗经过：服上方14剂后，复查肝功能：谷丙转氨酶110单位，麝浊12单位，麝絮（＋＋＋）。

8月4日，自诉恶心厌油已不明显，纳食尚可，睡眠尚安，仍有肝区痛，腹痛，腰痛，大便日行四五次，但不通畅，舌苔薄白，脉沉缓。拟以补气养血，清热祛湿为法，方药如下：

生芪15克　党参12克　藿香10克　甘草10克　当归12克　赤白芍各15克　泽兰30克　红花12克　川断12克　木瓜12克　小蓟15克　地肤子12克　白鲜皮12克　白头翁12克　秦皮12克

上方约服30剂，至9月5日复查肝功能，结果谷丙转氨酶100单位，麝浊8单位，麝絮（＋＋）。

9月15日，自觉精神体力好转，纳食可，仍有腹胀，腰痛，大便不畅，每日三四次，脉沉细，舌苔薄白。继以前法调治。方药如下：

生芪15克　党参12克　蔻仁6克　莱菔子12克　藿香10克　厚朴10克　木瓜12克　生甘草10克　川断10克　泽兰30克　当归12克　赤白芍各15克　白头翁12克　秦皮12克

上方服14剂后，复查肝功能：谷丙转氨酶100单位，麝浊 6 单位，麝絮（＋），γ 球蛋白为 20.5％，澳抗阴性，于 1975 年 10 月 6 日近期临床痊愈出院。

【按语】 患者发病隐匿，开始无明显消化道症状，住院检查时发现肝功能异常，澳抗阳性，又因过去有血吸虫病史，且接受过锑剂治疗，说明肝脏损害由来已久。关老医生临诊时，虽然参考西医化验结果，但是仍按中医基本理论辨证，属于气虚血滞，肝肾不足，湿热未清。正气虚而余邪未尽，所以治疗时，以扶正为主，稍佐祛邪。方中生芪、当归、赤白芍、焦白术、山药、炙甘草健脾补气血，沙参、麦冬、川断、黄精补肝肾为主，延胡索活血行气，藿香芳香化湿，远志交通心肾均属佐使之辈。药后上消化道症状有所好转，但是出现下消化道症状，大便日行 4～5 次而且不畅利，所以加用白头翁、秦皮以清理大肠湿热，藿香芳化，泽兰、木瓜活血利湿，最后治愈。由于随访时间较短，很难肯定其持久疗效。

例三　王某　男　14 岁　简易病历　初诊日期：1976 年 11 月 22 日

患者于 1972 年发现急性病毒性无黄疸型肝炎，病情反复波动，肝功能异常，麝浊 8～10 单位，谷丙转氨酶 180 单位，麝浊 10 单位，麝絮（＋＋），遂来我院门诊。当时症见口干、心悸、烦急、失眠，午后躁热，体温在 37.5℃ 左右，大便时干，小溲黄。

舌象：舌无苔、边尖红赤。脉象：沉弦细。

西医诊断：迁延性肝炎。

中医辨证：阴虚血热，湿热隐伏，血不养心。

治法：养阴凉血，舒肝解毒，补血安神。

方药：

　　沙参 15 克　　醋柴胡 10 克　　草河车 12 克　　熟军 10 克
薄荷 6 克　　青蒿 12 克　　地骨皮 12 克　　生地 12 克　　白芍 15 克
丹皮 12 克　　远志 12 克　　柏子仁 12 克　　首乌藤 30 克

　　另：五味子 120 克，丹参 30 克，木瓜 12 克，白矾 15 克共研细末，每次服 3 克，每日 2 次。

　　乌鸡白凤丸，每日中午服 1 丸。

　　治疗经过：12 月 22 日，上方服 25 剂，症状略有好转，复查肝功能，谷丙转氨酶正常，麝浊 8 单位，麝絮（＋＋），澳抗（＋），继服 20 余剂，1977 年 1 月 15 日，化验肝功能，谷丙转氨酶正常，麝浊 6 单位，麝絮（＋），澳抗（－），自觉症状减轻，睡眠尚好，偶有恶心，午后低热已除。前方去薄荷、丹皮、远志、柏子仁，加当归 12 克，川断 24 克，藿香 10 克，橘红 10 克。五味子散剂，乌鸡白凤丸继服，以巩固疗效。

　　【按语】　本例患肝炎已 4 年，历经治疗不愈，澳抗持续阳性，症见烦急失眠，午后低烧，便干溲黄，舌红，脉细，此乃血分毒热郁滞，营阴被耗，阴虚火旺，血不养心以致心神浮越。治以养阴凉血，舒肝解毒，补血安神。方中沙参、生地、白芍、五味子养阴生津，远志、柏子仁、何首乌藤养心安神，草河车清热解毒，熟军清热导滞，柴胡、薄荷疏肝胆之郁滞，青蒿、地骨皮、丹皮养阴清热凉血，可使肝胆、血分蕴结之毒热外泄，营阴得复，故躁热低烧渐解，肝功能好转，澳抗转为阴性。由于观察时间较短，持久疗效尚难肯定。

　　例四　马某　女　34 岁　门诊简易病历　初诊日期 1976 年 9 月 26 日

　　患者自 1974 年春开始全身无力，有时恶心，食纳不佳，经查肝功能，谷丙转氨酶 250 单位，其他项目均属正常。6 月初查澳抗（对流电泳法）阳性。住院保肝治疗，一月后，谷丙转氨酶 185 单位，澳抗阳性，出院后上班工作。9 月份自觉症状加重，消瘦，又住院西药保肝疗法，症状未减，而后中西医合治。复查肝功能，谷丙转氨酶正常，澳抗仍属阳性。1975 年出院休息，服用中西药，症状好转。6 月份上班工作，1976 年 3 月因症状复现，查谷丙转氨酶 500 单位以上，麝浊 6 单位，麝絮（－），澳抗强阳性，放射免疫自显影法，1:32（＋）、1:64（±），持续到 10 月份，食纳不佳，恶心，胁痛，口苦，后背时痛，大便稀，月经周期尚正常，量少。

舌象：舌苔薄白。脉象：沉滑。

西医诊断：迁延性肝炎。

中医辨证：脾肾不足，湿热未清。

治法：健脾补肾，清热化湿。

方药：

党参 12 克　焦白术 10 克　藿香 10 克　旋覆花 10 克　赭石 10 克　橘红 10 克　白芍 15 克　当归 10 克　香附 10 克　草蔻 6 克　川断 15 克　川连 3 克　首乌藤 30 克　黄精 12 克

另用：五味子 150 克，白矾 30 克，木瓜 60 克，丹参 30 克，共研细末炼蜜为丸，每个重 6 克，每次服一丸。

治疗经过：11 月 5 日，上方连服 20 剂，食纳好转，恶心已减轻，大便正常，舌脉同前。查肝功能 11 月 1 日结果：麝絮（＋），黄疸指数 5 单位，麝浊 8 单位，谷丙转氨酶 322 单位，澳抗放射免疫自显影法测定 1:16（＋），1:32（±）。上方去川连、黄精，加川芎 10 克，生地炭 10 克，山药 15 克。另外，中午服乌鸡白凤丸 1 丸。

1976 年 12 月 19 日，服上方后，胃脘有时不适，食纳尚可，大便时稀，不成形，后背时痛，月经正常，肝功能化验（12 月 13 日结果）：麝絮（－），黄疸指数 5 单位，麝浊 4 单位，谷丙转氨酶 171 单位，放射免疫自显影法测 HAA. 1∶8（＋）、1∶16（－），方药如下：

党参 15 克　藿香 10 克　炒苍白术各 10 克　云苓 15 克
白芍 15 克　当归 10 克　丹皮 10 克　香附 10 克　泽兰 15 克
首乌藤 30 克　生地炭 10 克　山药 12 克　草蔻 6 克

另：五味子 240 克，丹参 30 克，木瓜 30 克，共研细末，早晚每次服 3 克。

乌鸡白凤丸，每日中午服 1 丸。

1977 年 2 月 25 日，上方服 20 剂后，因工作较忙，停服中药一月以上。复查肝功能，黄疸指数 3 单位，麝浊 9 单位，谷丙转氨酶 500 单位以上，澳抗放射免疫自显影法测：1∶32（＋）、1∶64（±）。

1977 年 3 月，继续服上方 20 剂及丸药后，复查肝功能，谷丙转氨酶 171 单位，澳抗阳性，4 月份又服药 20 剂，饮食尚好，精神体力良好，自觉有力，5 月 6 日复查肝功能，谷丙转氨酶 100 单位以下，麝浊 4 单位，麝絮（－），黄疸指数 4 单位，澳抗 1∶32 阳性，继服下方：

生芪 24 克　党参 15 克　炒白术 10 克　云苓 15 克　山药 12 克　当归 10 克　白芍 15 克　仙灵脾 15 克　泽兰 15 克　醋柴胡 10 克　破故纸 12 克　诃子肉 10 克　肉豆蔻 6 克

另：五味子 120 克，木瓜 30 克，何首乌 30 克，研末每次 3 克。乌鸡白凤丸 20 丸，午服 1 丸。继续观察。

例五　翟某　男　6 岁　门诊简易病历　初诊日期：1977 年 9 月 26 日

病史：(母代述)1974 年初开始,吃饭不好,当时未引起注意,夏天以后,饮食不佳,有时恶心,进食量少,腿瘦痛,疲倦无力。查肝功能,谷丙转氨酶 265 单位,麝浊 9 单位,麝絮(++),澳抗(－),9 月份开始用西药治疗。10 月 28 日,肝功能仍属异常,谷丙转氨酶 230 单位,麝浊 9 单位,麝絮(++),澳抗(－),服用三枝汤一个月,肝功能有所好转,谷丙转氨酶 178 单位,麝浊 6 单位,麝絮(+),澳抗(±)。1976 年 1 月以后仍用保肝疗法,及当归丸,至 9 月份以前,肝功能仍有波动。9 月 21 日查肝功能,麝絮(++),黄疸指数 4 单位,麝浊 10 单位,谷丙转氨酶 500 单位以上,澳抗放射免疫自显影法测 1∶16 (+),1∶32(±)。

舌象：舌苔正常。脉象：沉。

西医诊断：迁延性肝炎。

中医辨证：脾虚湿困,余热未清。

治法：健脾化湿,活血解毒。

方药：

党参 10 克　焦白术 6 克　藿香 6 克　酒芩 6 克　当归 10 克　赤白芍各 10 克　香附 10 克　泽兰 10 克　山楂 10 克　焦槟榔 10 克　草蔻 3 克　草河车 6 克

治疗经过：11 月 5 日,上方服 20 剂后,食纳尚好,有时肝区痛,易疲劳尚在,二便如常,脉苔同前。上方去赤芍、泽兰、焦槟榔,加黄精 12 克,杏仁 10 克,橘红 10 克。另外中午服乌鸡白凤丸 1 丸。11 月 1 日复查肝功能：麝絮(++),黄疸指数 4 单位,麝浊 10 单位,谷丙转氨酶 207 单位,澳抗放射免疫自显影法测

1：8（＋），1：16（±）。

12月19日，继服上方20剂，精神尚可，疲乏见轻，但自觉仍不适，大便日解一次尚正常。脉苔同前，方药如下：

党参12克　藿香10克　杏仁10克　橘红10克　焦白术10克　酒芩10克　白芍15克　当归10克　草河车10克　山楂10克　香附10克　小蓟15克

另服五味子240克，丹参30克，共研细末，每次10克。

1977年1月20日，复查肝功能：麝絮（＋＋），黄疸指数4单位，麝浊8单位，谷丙转氨酶100单位以下，澳抗（－）。因症状及一般情况良好，自动停药一个月。2月16日复查肝功能，谷丙转氨酶109单位，麝浊12单位，麝絮（＋＋＋），澳抗（－）（对流法）。3月份又开始服用中药，4月份、6月份两次复查肝功能正常，澳抗阴性，体力增强，食欲好，精神好，无疲劳感。

继服下方以巩固疗效。

党参10克　藿香10克　炒苍白术各10克　云苓10克　山药10克　白芍10克　当归10克　川断12克　使君子3克　草河车10克　乌梅3克　生甘草6克　橘红10克

另用五味子240克，丹参30克，黄柏30克，研末，每次10克。

【按语】　例四、例五为母子二人，母亲先发病，且有典型的肝炎病史，血查：谷丙转氨酶500单位以上，澳抗强阳性，其子开始虽有消化道症状，未引起注意，以后，查肝功能异常，但澳抗阴性，至9月份查血谷丙转氨酶500单位以上，澳抗阳性，两者之间是同感还是交叉感染不好判定，从两者的症状特点来看也很相近，辨证用药也和疗效相近。例四在治疗显著好转时，曾停药一阶段，结果复查肝功能，谷丙转氨酶、澳抗明显反跳，继续服药后，又趋于好转，中药的治疗作用是值得重视的。例五也曾停药一阶段，但是未见化验检查反跳现象，分析其原因，一方成可能与测定方法的敏感性有关，另外，从方药上比较，例五所用的活血药物较例四为多，是否为影响因素，值得重视，两例治疗时间尚短，有待进一步观察。

肝硬化辨证论治体会

（附 病案4例）

肝硬化不是一个独立的疾病，而是肝脏疾病的后期。引起肝硬化的原因很多，如病毒感染、营养不良、寄生虫、中毒等等。关老医生所经治的大多是病毒性肝炎演变为慢性肝炎而致的门脉性肝硬化。所以，总的看法和治疗，与前述急性、慢性肝炎是一脉相承的。根据肝硬化的病理和临床病象，可分为代偿期与失代偿期。本节仅讨论早期肝硬化。因其症状较多，很难用中医的单独病证所概括，属于中医"痞块"、"积聚"、"癥瘕"等范围。

关老医生根据古代对类似病证的看法，结合他的临床体会，初步认为：本证系因湿热之邪未彻清，日益胶固，缠绵日久，以伤及脏腑、气血的功能，进一步发展而耗伤其实质。由于脏腑气血实质性损害，所显示的功能障碍，既明显而又难以矫治。在急慢性肝炎阶段，多为湿热困脾，脾困日久，运化失职，转输无权，正气亏耗，则脾气虚衰，正气不行，浊气不化，湿浊顽痰凝聚胶结，另一方面，热淫血分，伤阴耗血。由于气虚血滞，以致瘀血滞留，着而不去，凝血与痰湿蕴结，阻滞血络则成痞块（肝脾肿大），进而凝缩坚硬，推之不移，若脉道受阻则络脉怒张，青筋暴露（腹壁或食道静脉曲张），所以，气虚血滞为肝硬化之本。而湿毒热邪，稽留血分是为标。后天化生无沅，则肝肾阴精无以济，又因湿热内耗，则肝肾阴精枯涸，肝无血养而失柔，肾无精填而失润，以致肝肾阴虚；阴虚则虚热内生，虚热与稽留血分之湿热相合，虚实夹杂以致阴虚血热；由于正不抗邪，气血日衰，阴精日耗，阴病及阳，气衰阳微，以致脾肾阳虚，所以，肝肾阴虚，阴虚血热和脾肾阳虚又为本病常见的三种证型。而湿热未清毒热未清，热伤血络和血热痰阻湿热发黄又为常见的兼夹证。

在临床上，各证型之间相互兼见或相互交错，不可截然分开，主要仍应掌握其病理实质，辨证论治，从治疗观点上以补气活血，养血柔肝为基础，并根据其证型重点滋补肝肾，养阴清热，或温补脾肾，若见余邪未清等兼证，则应当佐以祛邪之品。

（一）**肝肾阴亏，气虚血滞** 主要见证：面色晦暗或黧黑，身倦乏力，形体消瘦，眩晕耳鸣，失眠多梦，心烦急躁，腰腿酸痛，两胁隐痛喜按，胁下或见痞块，舌质红、舌苔白，脉弦细数。肾水内竭则面色黧黑而晦暗，肾精亏虚，气虚血少，肝血不足，精血失充，故全身乏力，形体消瘦，阴虚阳亢，虚热内扰故眩晕耳鸣，失眠多梦，心烦急躁。腰为肾府，肾主骨，肾阴亏虚故腰腿酸痛。舌红少苔，脉弦细数均为阴虚之象。治疗法则：补气活血，益肾柔肝。

例一　周某　男　28 岁　门诊简易病例　初诊日期：1963 年 2 月 27 日

主诉：浮肿，乏力，胁痛纳差一年半。

现病史：患者自 1961 年下半年开始，自感两侧下肢轻度浮肿，疲乏无力，1962 年 2 月份曾查血发现肝功能异常，谷丙转氨酶 200 单位，麝浊 12 单位，脑絮（＋＋＋），9 月份以后症状加重，纳食不香，肝区虚胀隐痛，恶心乏力，下肢浮肿，尿黄，肝在肋下二指，复查肝功能，谷丙转氨酶 500 单位，麝浊 19 单位，脑絮（＋＋＋）。住院治疗，经保肝治疗，症状及肝功能均见好转，12 月份出院，一月后症状重现，肝功能又恶化。逐渐面色晦暗，无黄疸，面部及手掌出现蜘蛛痣，肝在肋下触及，脾在肋下 1 厘米，中等硬度，有轻触痛，两下肢有轻度可凹性水肿，肝功能化验：谷丙转氨酶正常，麝浊 6 单位，脑絮（＋＋＋），血查白细胞 3 200/立方毫米，血小板 7.9 万/立方毫米，蛋白电泳，球蛋白 29.5%，酚四溴酞钠试验：30 分钟 15%，肝穿刺病理证实为结节性肝硬化。食道造影：食道下端静脉曲张。住院二月余，经保肝治疗，症状未减，遂来我院门诊。

舌象：舌苔白、舌质红。脉象：沉细滑。

西医诊断：结节性肝硬化。食道静脉曲张。

中医辨证：肝肾阴亏，脾失健运，气虚血滞，瘀血阻络。

治法：滋补肝肾，健脾补气，养血柔肝，活血通络。

方药：

生芪 15 克　白芍 30 克　女贞子 15 克　党参 12 克　菟

丝子15克　　川断15克　　木瓜12克　　阿胶珠9克　　白术9克
地榆15克　　茵陈15克　　藿香6克　　蒲公英15克　　地龙9克
香附9克　　小蓟15克　　乌梅炭3克

治疗经过：以上方为主稍有加减，连续服药4个月，1963年6月22日曾换方如下：

生芪30克　　当归12克　　生地15克　　鳖甲24克　　何首乌30克　　白芍30克　　青蒿12克　　川连6克　　败酱草9克
延胡索9克　　木瓜12克　　茵陈15克　　乌梅9克　　地榆15克
小蓟15克　　生甘草3克

直至1965年底均以上两方为主加减治疗，症状好转，肝功能逐渐恢复，两次食道造影复查，证明静脉曲张已消失，1966年以后中断服药，1970年5月复查食道造影仍未见静脉曲张，血小板计数13.6万/立方毫米，继服中药门诊观察。

【按语】　本例发病较为隐匿，虽自感浮肿、乏力，胁痛纳差，详细发病日期已无法可考，一年多以后，始查肝功能得知有异常。症状及肝功能损害逐渐加重。证见面色晦暗，肝区虚胀隐痛，舌质红，脉细，属于肝肾阴亏；纳少食不香，疲乏无力，下肢轻度浮肿，乃脾失健运，水湿不化之症；恶心，苔白，尿黄，面部有蜘蛛痣，为湿热邪缠，蕴于血分未能彻清所致；胁下可见痞硬，食道造影有静脉曲张，属于气虚血滞，瘀血阻络。所以在治疗时，以当归补血汤补气养血，白芍、生地、何首乌、阿胶珠养血柔肝，党参、白术健脾益气，女贞子、菟丝子、川断、木瓜滋补肝肾，香附、延胡索、地龙疏肝行气活血通络，鳖甲养阴软坚，青蒿透达阴血伏热，乌梅、甘草酸甘化阴，敛邪解毒，均属培本扶正之品，佐以藿香、小蓟、蒲公英、地榆、川连、茵陈、败酱草芳化清热，凉血解毒，纵观其用药，并无特殊奇异之品，而是与治肝炎所用的药物大致相似，关键在于掌握其广理实质，决不是活血破瘀，消克伐肝之剂所能济，相反过于攻伐，则"虚虚实实"，使肝脏更加硬化，甚至引起食道静脉破裂大出血，这种沉痛的教训他是遇见过的，所以一再强调以扶正补虚为主，仍以益气健脾养血治中州为要害，促进消化机能，使病人能够开胃进食，因为，"药补不如食补"，后天水谷充沛，则五脏六腑始能得养，继而养血柔肝，肝脏阴血充盈，则坚自削而柔润，功能始能恢复，所以，当归、白芍是他在肝硬变最常用的养血柔肝之品，气足能以行血，阴血足则脉道充，气血相助相成，则瘀血去络脉通。所以虽见肝脾肿大、食道静脉曲张，查其方药，仅用鳖甲养阴软坚，地龙活血通络，制方之妙，寓于其中。本例因兼见血热未清，瘀血阻络见有蜘蛛痣，故用生地、川连、小蓟、地榆凉血解毒。从本例的治疗过程，基本上反映了，他对于早期肝硬化治疗的基本看法，也就是抓住气虚血滞的病理实质，并根据肝脾肾三脏实质损害的情况，进行调整，由于脏脏实质性损害所带来的功能性障碍，以扶正为主是其特点，并针对余邪羁留情况，分别佐以祛邪之品，禁用克伐攻逐以避免损伤正气。有时因邪正交争，正虚邪衰，余邪甚微，仍可全用扶正，正盛则足以御邪。

例二　吴某　男　38岁　门诊简易病历　初诊日期：1975年4月14日

现病史：患者于1970年下半年开始，自感乏力，腿痠，食减，腹胀，一年后肝大，查血结果，谷丙转氨酶840单位，麝浊20单位，诊为肝炎，经保肝治疗肝功能恢复正常。1974 年 10 月 12 日病情反复加重，疑有腹水，经治疗后好转，12 月份症状又加重，1975 年 2 月 20 日查肝功能，谷丙转氨酶 495 单位，麝浊 20 单位，麝絮（＋＋），4 月 14 日来我院门诊，当时症见纳食不香，午后腹胀，两胁胀痛，疲乏无力，二便尚调。

过去史：平时有胃病史，十二年前诊为十二指肠球部溃疡，胃黏膜脱垂，1969 年因急性穿孔行手术治疗，有失眠史已十余年。

检查：腹软，肝在肋下 1.5 厘米，剑突下 3 厘米，质硬，有触痛，脾在肋下 1 厘米，质硬有触痛，肩、颈、手腕部可见数个典型蜘蛛痣，有明显朱砂掌。

化验检查：血小板 2.9 万/立方毫米，白蛋白/球蛋白＝3.4/3.0，谷丙转氨酶正常，麝浊 20 单位，麝絮（＋＋）。

舌象：苔薄白。脉象：沉弦。

西医诊断：慢性肝炎早期肝硬化。

中医辨证：肝郁血滞，脾肾两虚。

治法：健脾补肾，养血柔肝。

方药：

生芪 12 克　党参 12 克　焦白术 9 克　藿香 9 克　杏仁 9 克　橘红 9 克　赤白芍各 15 克　当归 12 克　香附 9 克　泽兰 15 克　阿胶 9 克　鳖甲 12 克　王不留行 12 克　藕节 12 克　乌鸡白凤丸 1 丸（午服）。

治疗经过：以上方为主调治 7 个月，症状逐渐好转，1975 年 3 月 18 日，复查血小板升至 8.5 万/立方毫米，肝功能正常，白蛋白/球蛋白＝4.10/2.55，已恢复全日工作，门诊随诊。

【按语】 本例从其病史、症状、体征及化验检查，确诊为早期肝硬化是无异的，治疗用药均属扶正之品，健脾益气，养血柔肝，行气活血，养阴软坚，其中王不留行走血分，通血脉，利小便；藕节凉血止血兼能化瘀，乌鸡白凤丸补气养血，调补肝肾，对于早期肝硬化也是相宜的。

（二）**阴虚血热，气虚血滞** 主要见证：除前述肝肾阴虚诸证外，兼见血分蕴热诸证，如咽干口燥，齿鼻出血，五心烦热，盗汗，大便干，小便短赤，或有午后低热，两颧微红或有肝掌、蜘蛛痣，舌质红少苔或龟裂，脉沉细稍数。治疗法则：滋补肝肾，凉血活血。阴液亏损，虚热内生，故见午后低热，两颧微红或面部赤缕，口干咽燥，尿短赤，大便干，阴虚火动，热阻血络则见肝掌，蜘蛛痣，热伤血络，则齿鼻衄血。

例三 王某 男 46岁 初诊日期：1973年3月18日

1971年7月2日因高热寒战诊为"疟疾"，大量服用伯氨奎宁及氯化奎宁治疗。于10月17日查尿三胆阳性，查血谷丙转氨酶205单位，麝浊18单位。曾疑诊为急性黄疸型肝炎。12月1日来京，经某医院门诊检查：肝在右肋缘下6厘米，剑突下8厘米，质偏硬，表面光滑。化验：血色素10毫克%，白细胞5 200/立方毫米，血小板9.4万/立方毫米，血沉69毫米/第1小时，黄疸指数12单位，谷丙转氨酶495单位，麝浊29单位，麝絮（＋＋＋），碱性磷酸酶5单位，白蛋白2.6克%，球蛋白4.4克%，肝扫描结果：肝增大，脾脏显影。门诊印象：奎宁中毒性肝炎，肝硬化。收住院治疗，曾用中西药及冻干人血白蛋白等多种方法治疗两个多月，至

1972 年 2 月出院时肝功能仍未恢复正常，麝浊 27 单位。后在门诊调治，1973 年 3 月初复查肝功能：谷丙转氨酶 520 单位，麝浊 20 单位，麝絮（＋＋＋）。

患者自发病以来已达一年半，肝功能持续异常，面色黧黑，身倦腰酸，失眠多梦，心烦急躁，手脚心热，口苦，齿鼻时常作衄不止，小溲黄短，朱砂掌明显。3 月 18 日来我院门诊。

舌象：舌苔白、质绛。脉象：弦。

西医诊断：早期肝硬化。

中医辨证：阴虚血热，气虚血滞。

治法：益气养阴，凉血活血。

方药：

生芪 24 克　生地 15 克　白芍 15 克　丹参 24 克　藕节 12 克　红花 15 克　泽兰 15 克　草河车 15 克　木瓜 12 克　阿胶 9 克　郁金 12 克　王不留行 12 克　槐花炭 12 克　羚羊角粉 0.6 克分冲

治疗经过：此方共用 14 剂，复查肝功能明显好转，谷丙转氨酶 142 单位，麝浊 6.5 单位，麝絮（－）。坚持用上法调治，效不更方，药味基本如上，共达半年余，至 1973 年 4 月复查：谷丙转氨酶正常，麝浊 10 单位，麝絮（－），白蛋白 4.6 克％，球蛋白 3.2 克％。

【按语】　本例患者，有明显药物中毒历史，且出现轻度黄疸，肝功能严重损害，肝大质硬，西医诊断为奎宁中毒性肝炎，肝硬化。从病因上似与病毒性肝炎发展为肝硬化者有异，但是从中医辨证属于阴虚血热，治法用药与其相同。方中白芍、丹参、阿胶养血柔肝，草河车、生地、藕节、槐花炭清热解毒，凉血止血，红花、泽兰、王不留行活血化瘀，郁金、木瓜舒肝理气，

137

重用生芪益气，羚羊角粉专于清肝热，但因药源少，不可轻投。常用双花配天花粉代之，也有羚羊角粉之效。关老医生在治疗此类型病人时，在辨证上着重分析其阴虚偏重还是血热偏重，用药也有所侧重。如以午后发热为例，偏阴虚者则用炙鳖甲、青蒿、秦艽。偏血热者则用丹皮、炒栀子、生地炭。生地炒炭能入血分，有凉血止血之功。

（三）**脾肾阳虚，气虚血滞**　主要见证：面色枯黄，神疲气怯，口淡不渴，小便清白，大便稀溏，腹胀阴肿，腰酸背寒，或有胁下痞块，手脚发凉，或肢冷肿胀，舌淡苔薄，脉沉弱。脾阳不足故见神疲气怯，畏寒肢冷，肿胀，肾阳虚亏，不能温养脾胃，故见面色枯黄无泽，腰酸背寒，便溏腹胀。舌淡苔白，脉沉细均属阳气不足之象。治以补气温阳，健脾柔肝，养血活血。

例四　刘某　男　49岁　初诊日期：1972年4月4日

患者自1963年2月患无黄疸型肝炎，多次反复。1970年10月以来，肝功能一直明显异常，持续已达一年半之久，最近一次肝功能化验结果：谷丙转氨酶350单位，麝浊18单位，麝絮（＋＋＋），血小板8.4万/立方毫米。白、球蛋白比值＝2.86/3.14，诊为早期肝硬化。曾服用中西药，症状及肝功能化验无显著变化。

1972年4月4日来我院门诊，当时症见，面色黄白无泽，气短乏力，全身倦怠，纳少，腹胀，便溏，两足发凉。

舌象：舌苔白、舌质淡。脉象：沉细无力。

西医诊断：慢性肝炎，早期肝硬化。

辨证：脾肾阳虚，气虚血滞。

治法：温补脾肾，益气养血柔肝。

方药：

生芪 30 克　　淡附片 10 克　　焦白术 10 克　　党参 12 克
香附 10 克　　杏仁 10 克　　橘红 10 克　　白芍 15 克　　当归 15 克
紫河车 12 克　　茵陈 15 克

治疗经过：此方服用一个月后，症状有所好转，两足尚温，腹胀轻减，大便仍稀，食纳渐进。复查白蛋白 3.42 克%，球蛋白 3.12 克%，其后仍服原方，改生芪为 45 克，继服二月之久，于 7 月份复查肝功能：白蛋白 3.40 克%，球蛋白 3.12 克%，至 1973 年 1 月份复查白蛋白 3.16 克%，球蛋白 2.82 克%，后将生芪改为每剂 60 克，淡附片 15 克，服至 1973 年 5 月份复查白蛋白为 3.36 克%，球蛋白为 2.53 克%，至 1973 年 8 月份结束治疗时，查白蛋白为 3.85 克%，球蛋白为 2.13 克%，谷丙转氨酶正常，麝浊 8 单位，麝絮（＋），患者食欲好转，二便正常，但易疲劳，睡眠欠安，舌净脉沉。

【按语】　本例同诊为肝硬化，肝功能损害，血清白、球蛋白倒置。关老医生在辨证时，抓住其倦怠便溏，四肢发凉，脉沉细无力等一派虚寒之象的特点，判定为脾肾阳虚，气虚血滞，故用生芪、党参、焦白术甘温益气健脾升阳，淡附片温肾助脾阳，合用而为本方的主要药组，当归、白芍、养血柔肝，养阴以和阳，香附、杏仁、橘红疏肝化痰，开胃行气，茵陈清湿热而利水以祛余邪，紫河车为血肉有情之品，益精髓补气血，培元气偏于补先天，党参、白术补气培本偏于补后天，两者合用先后天双补。药虽平淡，但是突出抓住脾肾阳虚的特点，在肝功能损害严重的情况下，仍以中医理论体系为依据辨证论治，反而比较顺利地改善了症状和肝功能，说明了辨病与辨证的辩证关系，意思是说在肝病治疗时，从诊断上以辨病为主，在中医治疗上以辨证为主。

从例三、例四两者比较来看，同样能反映关老医生治疗早期肝硬化的基本特点，即以扶正为主，前者为阴虚血热，气虚血滞，后者为脾肾阳虚，气虚血滞。气虚血滞为其共同证型，前者偏阴虚，后者偏阳虚，所以在治疗用药上，例三用生芪、生地、白芍偏于补阴，例四则用党参、生芪、当归、白芍偏于甘温。两例都用血肉有情之品大补精血，例三用阿胶，其性味甘平，补血止血，滋阴润燥，偏于补阴。而例四则用紫河车，其性味甘咸温，益气养血补精，偏于补阳，识别阴阳，用药恰当，才能取得疗效。

例三系由肝肾阴虚进一步发足而致，例四系由脾肾不足（气虚）发足而致，从八纲辨证分析，前者为阴虚有热，虚实夹杂，后者为阳虚有寒，以虚为主。从治疗原则上看，应当"谨察阴阳所在而调之，以平为期"（《素问·至真要大论》），所以，例三用羚羊角粉清肝护阴，配合生地"壮水之主"例四则用附子温肾扶阳"益火之源"。针对其主要矛盾，一从阳治，一从阴治。否则"寒不去则气难益，热不去则血更耗"。

从肝功能化验结果来看，两例均有肝功能严重损害，而且突出表现血清蛋白，白球蛋白比值明显倒置。关老医生从临床上体会这类问题，相当于中医的气血虚和肝肾实质性亏损，所以多从补气血益肝肾入手，但是仍应分清阴阳和辨别病位，辨证论治，始能凑效，而且尚体会根据其阴阳属性配合相应的血肉有情的胶类药物，对于提高和调整血清蛋白是极为有益的。

总之在治疗早期肝硬化时，应掌握气虚血滞之本，余邪未尽之标，区别肝肾阴虚，阴虚血热、脾肾阳虚等证型，以扶正补虚为主，根据情况和需要佐以祛邪。

臌证治水心得

（附　病案8例）

臌证，早在《灵枢·水胀》中就写迈："鼓胀何如？岐伯曰：腹胀身皆大，大与腹胀等也，色苍黄，腹筋起，此其候也"。比较生动地描写了臌证的临床特点，其他如对"水蛊"、"单腹胀"、"石水"等证的论述，包括了现代医学所谓肝硬化腹水的临床病象和治疗经验。所以关老医生在治疗肝硬化腹水时，也多根据古代治疗此类证候的经验，通过实践不断摸索，不断提高认识。他体会肝硬化腹水，都是久病体虚，正不抗邪，水湿内停，正虚为本，邪实为标。因此，他在治水时主要看法如下：

（一）见"水"不能单纯利水　水湿内停，主要由于正虚（气虚、脾虚、阴虚）肝郁血滞，中州不运，湿热凝聚结痰，瘀阻血络，更由于肝、脾、肾三脏实质性损害导致功能的失调，三焦气化不利，气血运行不畅，水湿不化，聚而成水。若水蓄日久，或本病湿热未清，蕴毒化热，湿热熏蒸，或见发热，或并发黄疸。严重时痰热互结，蒙闭心包，也可出现神昏、谵妄等肝昏迷之危候。根据"治病必求其本"的原则，所以，以补虚扶正为常法，逐水攻邪为权变。

1. 补气与利水：关老医生认为肝硬化腹水均有气

虚血滞，气为血帅，气虚则血无以帅行，或血行不畅而滞留，气血不行则水湿难化。此类患者多见面色黄，体瘦，语言低弱，气息短促，乏力，腹胀大肢肿，脉沉细无力，舌苔薄白，或舌净无苔等证，所以，补气与逐水并用，使之气足血行而水化。

例一　宁某　女　38 岁　　住院号 1165

患者 7 年来，腹部胀大，经检查确诊为肝硬化腹水，初起时服中药，一度腹水消退，但不久腹水又起，月经断闭，体重 85 公斤，腹围最大曾达 160 厘米，腹胀难忍，每月须行腹腔穿刺放液一次，每次放水量不少于 7 000 ~ 8 000 毫升，至 1956 年 12 月来诊时止，放腹水的次数已记不清，其后在门诊治疗中常服黄芪煎剂及紫河车粉，先后达三年半之久，尿量较前增多，腹胀减轻，穿刺放液延长至 4 ~ 6 个月进行一次，腹围保持在 100 厘米以内，月经复至，身体稍胖，行动自如，食睡二便正常，舌净，脉沉细缓，后患者要求进一步治疗而收住院。

检查：发育中等，营养稍差，面色黄白不泽，心音正常，心尖向左上移位，肺听诊（－），腹部膨隆，腹围 96 厘米，腹壁静脉曲张，腹水征明显，肝脾触不清，下肢不肿。化验检查初来门诊时，肝功能异常，至入院时已正常。

舌象：舌净无苔。脉象：沉细缓。

西医诊断：肝硬化腹水。

中医辨证：气虚血滞，水湿停聚。

治法：补气活血，利水消胀。

方药：

生黄芪 60 克　党参 10 克　紫河车 12 克　当归 12 克

赤白芍各 12 克　　杏仁 6 克　　鸡内金 10 克　　香附 10 克　　泽兰 15 克　　红花 12 克　　桃仁 10 克　　丹皮 10 克　　丝瓜络 12 克　　茜草 15 克　　通草 3 克　　泽泻 12 克　　车前子 15 克　　抽胡芦 15 克　　鲜水葱 30 克

治疗经过：以上方为主，基本不变，黄芪用量逐步增加，每剂一般均在 30 克以上。入院 3 周后，曾放腹水一次，放水后立即重用黄芪，最多一昼夜曾服黄芪 420 克，腹围缩小至 80 厘米，腹水征仅见可疑，肝脾未触及，其后未再放水，治疗两个月，精神好转，面色润泽，体力增加，睡眠饮食二便均正常，出院继续观察。

【按语】　生黄芪微火浓煎内服补气功能较强，如若与党参、归、芍相配更具补气养血之力，紫河车培本扶元，久服大补精髓，上述五味药已兼顾阴阳、脾胃、气血诸方面，为培补气血之主要药，患者腹水达 7 年之久，尽管反复多次大量放水，并未诱发昏迷、肝功能衰竭等危候，反而肝功能渐次恢复正常，腹水稳步消退，实由于培补气血之功。通草、泽泻、车前子、抽胡芦、鲜水葱为祛湿利水之剂，其中抽胡芦甘平滑，利水消肿，专治腹水，鲜水葱又名冲天草，通利小便消肿。在重用补气的基础上，养血益阴柔肝健脾，同时，配合红花、桃仁、泽兰、茜草、丹皮、赤芍等活血化瘀之品，使之气血调和，活血而不伤血，气血舒畅则水湿易行。佐以香附、杏仁、丝瓜络疏肝行气，宣肺以开水之上源，通络以条达气机，重点在于大量使用生芪，补气以促血行，血行则水化。

另外，对于腹水采用穿刺放液疗法，我国古代医籍中也早有记载，如晋·葛洪《肘后备急方》中说："若唯腹大，下之不去，便针脐下二寸，入数分，令水出孔合须腹减乃止"，然而因放腹水引起腹腔感染，或因蛋白质和电解质的丢失诱发肝昏迷等的不良后果，古人也有类似见解，如《千金方》中说："凡水病忌腹上出水，水出者月死，大忌之"。从本例看，用中药大补气血以弥补因放腹水而出现的并发症，也是关老医生治水的体会之一，值得进一步研究。

例二　许某　男　27岁　住院号1011

现病史：患者一年来腹渐胀大，下肢浮肿，尿少，尿色茶红，经常鼻衄，肝脾肿大因未同意行脾切除术而来诊治。症见气外无力，食欲不振，左胁下时时疼痛，腹胀，小便黄少。

检查：发育中等，营养差，面色黄，体瘦，语声低弱而缓慢，心浊音界向左扩大，肺（-），腹部膨隆，腹围90厘米，腹壁静脉怒张明显，腹水征阳性，肝未触清，脾在肋下一掌，中等硬度，下肢有指凹性水肿。

化验：黄疸指数5单位，胆红素0.4毫克%，麝浊5单位，脑絮（+），高田反应（+），血浆蛋白3.407克%，球蛋白1.898克%。

舌象：舌质暗淡，苔白。脉象：沉细。

西医诊断：肝硬化腹水。

中医辨证：气血两虚，肝郁血瘀，水湿内停。

治法：补气养血，理气活血佐以利水。

方药：

黄芪30克　丹参15克　醋柴胡4.5克　当归12克　杭白芍15克　杏仁10克　橘红10克　香附10克　郁金7.5克　丹皮10克　红花6克　泽兰15克　牡蛎15克　木瓜12克　牛膝10克　木香3克　砂仁3克　生姜皮3克　腹皮子各12

克　通草3克　薏仁米12克　抽胡芦15克　冬瓜皮子各12克　车前子12克（包）

治疗经过：以上方为主，后随证略有加减，共服药3个月，药后除偶有齿龈出血外，已无何不适，食睡二便均正常。查体：腹水征消失，腹围80厘米，脾大如前，肝未触及，下肢不肿。

化验：黄疸指数4单位，胆红素0.8毫克%，麝浊31单位，脑絮（－），高田（－），血浆蛋白3.536克%，球蛋白2.157克%。出院门诊观察，继续治疗。

【按语】　重视调理气血是关老医生治病的最大特点，疾病不论外感、内伤、急性、慢性，惟使其气血和畅，才能给疾病的痊愈创造最有利条件，反之，气血运行乖涩，往往是造成疾病迁延不愈的因素之一，但调理气血亦必须在辨证论治中加以运用，如病浅症急日短者常取调气和血，病深症缓日久者常取补气养血，补气活血，故对肝硬化病例一般以双补气血治本为主，常以八珍汤为基础加减化裁。由于黄芪补气升阳，固表行水，托里生肌，丹参功同四物，养血活血，所以黄芪、丹参常配合同用效果尚好。在理气活血时尽量选用既能舒畅气血，又不伤气耗血的药物。他常用醋柴胡、木瓜疏肝理气，前人原有柴胡劫肝阴之说，以其具有升举阳气之力，今柴胡用醋制，酸能入肝，且酸敛之性可以制约柴胡劫阴、升发之弊；木瓜亦酸温，能舒肝和络化湿，此外，香附、郁金既能调气又能理血亦属常用，泽兰不但常用，而且有时重用30克，因泽兰除能通行肝脾祛瘀通经之外，还有行水之功，其性微温，其气味清香，故对于痞块、腹水最为相宜。

2．养阴与利水：由于湿热未尽，或水蓄日久化热，

145

热耗阴血，肝肾阴虚，瘀血阻络，水湿不化，腹水仍未消，以致阴虚血热，气滞血瘀，脾不健运，水湿内停，除一般症状外，可见日晡潮热，衄血，心烦不安，脉沉弦滑或细数，苔薄白或舌净无苔，舌质红绛。若过用利水之剂则"下后伤阴"，若过用滋阴则湿恋水蓄，所以，他也十分重视滋阴养血与利水并用的法则，且与补气、健脾、活血通络配合应用，使之养阴而不呆滞。

例三　史某　男　22 岁　住院号：26960

患者 3 个月前发现肝脾肿大，去某地医院诊为肝硬化，脾功能亢进而行脾切除术，经过顺利，近一个月来腹部胀大，检查有腹水，于 1959 年 1 月 29 日来诊。当时症见恶心，鼻衄，牙龈溢血，胸闷，腹胀，饭后胀甚，午后低热，37.5℃ ~ 38.5℃，夜间躁热不眠，大便稀，日行 4 ~ 6 次，小溲黄少。

检查：发育营养较差，体瘦，皮肤巩膜无黄染，心肺（－），腹部膨隆，左上腹有弧形手术瘢痕，腹围 86 厘米，腹水征明显，肝未触清，脾已切除，下肢不肿。

化验检查：黄疸指数 6 单位，胆红素 0.3 毫克%，麝浊 5 单位，脑絮（－），高田（－），白蛋白 3.536 克%，球蛋白 2.545 克%。

舌象：舌质红。脉象：沉弦数。

西医诊断：肝硬化腹水。脾切除术后。

中医辨证：阴虚血热，肝郁抑脾，运化无权，中焦水停，以致腹满便泄。

治法：养阴凉血，柔肝理脾，行水利湿。

方药：

银柴胡 3 克　青蒿 4.5 克　白薇 10 克　赤白芍各 10 克
地骨皮 10 克　丹皮 10 克　生知柏各 10 克　酒芩 12 克　白茅

根 30 克　　连翘 15 克　　白僵蚕 10 克　　蝉蜕 10 克　　鳖甲 10 克　生牡蛎 18 克　　炒枳壳 6 克　　川朴 4.5 克　　泽泻 10 克　　茯苓皮 30 克　　猪苓 10 克　　冬瓜皮子各 15 克　　抽胡芦 18 克　　鲜水葱 24 克

治疗经过：以上方为主，随证略有加减，共服药 54 剂，至 1959 年 3 月 23 日，患者腹泻渐止，鼻齿衄血明显好转，食睡正常，体温平稳，查腹水消失，腹围 65 厘米，肝未触及。复查黄疸指数 5 单位，胆红素 0.7 毫克%，麝浊 8 单位，脑絮（－），高田（－），白蛋白 2.89 克%，球蛋白 1.70 克%。出院门诊继续观察。

【按语】　本例为肝硬化行脾切除术后，由于内热久蕴，又因手术伤阴耗血，而致阴虚血热，故见低烧衄血，烦躁不眠。故以养阴凉血，柔肝理脾，行水利湿为法。方中银柴胡、青蒿、白薇、丹皮、白茅根、地骨皮、知柏养阴清营凉血，透血分伏热，连翘、酒芩清热，白僵蚕辛咸性平，能泄热化痰，镇痉散结，蝉蜕甘寒清热，能驱除肝经风热，二者相配对于平素阴虚肝旺夹有风痰，咽红身热者退热效果尤著，兼能解表散风，且不大汗伤阴，关老医生常以二者并用以治阴虚血热兼有蕴毒之症，有时在用青蒿、银柴胡、地骨皮等除蒸透热不效时合并白僵蚕、蝉蜕而奏效。配合枳壳、厚朴宽中理气，在此有双重意义，一方面与茯苓、猪苓、泽泻、冬瓜皮、抽胡芦、鲜水葱等利水药同用，以运中焦而泄下焦，共起通利三焦，行水消胀的作用；另一方面与赤芍、鳖甲、生牡蛎等活血软坚药相配伍，借其行气之力以助散瘀消痞之功，且对于养血滋阴之味使之静中有动，防其呆滞不化，但此类药物终属气分药，多用久用难免耗气伤阴，故须因人而异，充分发挥其有利作用。

3. 健脾与利水：脾居中州，为运化水湿之枢机，脾虚或肝病及脾，运化失职，水湿不能泄利则胀满为臌。临床多见面黄，体瘦，食纳不佳，腹胀便溏，小便不利，苔白或白腻，脉沉细。所以在治疗时健脾与利水并用，脾气足则运化有权，水道通则水蓄得下。

例四　程某　男　35岁

患者3年前开始腹胀，身倦乏力，消瘦，下肢浮肿，当地医院检查肝脾肿大，有腹水，来京前曾大吐血一次，诊断为肝硬化腹水伴有上消化道出血。来京后确诊同上。肝功能：谷丙转氨酶540单位，麝浊15单位，脑絮（＋＋），麝絮（＋＋），钡剂透视未见食道静脉曲张。1962年1月10日来我院就诊。当时症见：腹胀胸闷，两胁胀满，睡眠不佳，精神不振，食纳不佳，头痛易怒。检查：外貌消瘦，巩膜皮肤无黄染，蜘蛛痣（－），心肺（－），肝在剑突下三指，质中偏硬，腹围92厘米，有明显腹水征。腹壁静脉怒张。血色素12克，红细胞466万/立方毫米，白细胞6 250/立方毫米，血沉40毫米（第一小时），血小板192 000/立方毫米。

舌象：舌苔稍白。脉象：沉滑。

西医诊断：肝硬化腹水。

中医辨证：脾虚失运，气虚血滞，水湿内停。

治法：健脾益气，活血化痰，行气清热利水。

方药：

焦白术10克　党参15克　生芪15克　当归10克　茵陈15克　酒芩10克　杏仁10克　橘红10克　泽兰10克　王不留行10克　牛膝6克　红花12克　赤白芍各12克　香

附 10 克　青陈皮各 6 克　木瓜 12 克　大腹皮 12 克　蒲公英 15 克　败酱草 15 克　生姜 3 克　厚朴 10 克　车前子（包）10 克

治疗经过：1 月 17 日，服药 7 剂后腹胀减轻，右胁痛，精神不佳如前。按上方继服一月后，腹围减为 80 厘米，腹水征已不明显，移动性浊音消失，精神好转，身倦仍在，1963 年 2 月 8 日在我院复查肝功能，谷丙转氨酶 28 单位，谷草转氨酶 10 单位，胆红质 0.4 毫克，黄疸指数 6 单位，麝浊 17 单位，脑絮（＋＋），高田（＋＋），按上方略加减服药 3 个月后肝功复查，转氨酶已于正常，麝浊 12 单位，脑絮（＋＋），麝絮（＋＋），白蛋白 3.8 克％，球蛋白 2.95 克％。

加减用药：党参、白术、山药、红花、何首乌、泽兰、王不留行、当归、牛膝、青陈皮、川断、女贞子、桑寄生、鳖甲等药，共服 74 剂带常服方继服，前后共治疗 14 个月。1963 年 4 月 24 日复查时称病情一直稳定，目前仅觉饭后腹稍胀，腰背微酸，其他无任何不适。谷丙转氨酶 10 单位，麝浊 7 单位，脑絮（－），麝絮（＋），白蛋白 4.65 克％，球蛋白 2.50 克％，腹水消失，临床症状基本消失，又观察半年情况稳定。

【按语】　本例系因脾虚，脾失健运，输转失职，水湿内阻，水邪泛滥，升降失职，气道壅隔故腹胀胸闷，纳差，消瘦，腹水如鼓，血瘀络阻则青筋暴露，肝气郁滞，则胁胀善怒，治以健脾益气为主，药用党参、白术、生芪、当归、杭芍健脾养血柔肝，杏仁、橘红、泽兰、王不留行、牛膝、红花、赤芍活血化痰，香附、木瓜、青陈皮理气开瘀，厚朴、大腹皮宽中消胀，生姜、车前子温脾行水，佐以茵陈、酒芩、蒲公英、败酱

草清热利湿解毒。健脾与利水并用，以扶正为主，利水
为辅。

（二）注意疏利三焦以行水　三焦气化不利则水湿
停聚，而三焦气化功能上与肺、中与脾、下与肾的功能
密切相关，即所谓上焦如雾，中焦如沤，下焦如渎。若
肺、脾、肾功能失调，则三焦气化无主，临床除臌证一
般症状外，每因水气上泛而见气短，咳吐，引痛，胸闷
痛，以及少腹胀，尿黄少，脉见弦滑，舌苔白腻，或
薄白。

例五　顾某　女　64岁　门诊号：1368

患者半年来食欲不振，一月前发烧后，尿量减少，
腹部胀大，下肢浮肿。现症：口干口苦，食欲不振，胃
脘作胀，食后更甚，轻度咳喘，气短，胸满而闷，两胁
肋胀痛引腋窝，时或胸腹掣痛，少腹满，尿少而黄，下
肢浮肿，大便如常。

检查：发育营养较差，体瘦，心（－），呼吸音
弱，腹部膨隆，腹壁水肿，腹围82厘米，有明显移动
性浊音，肝脾未触清，腰及下肢有指凹性水肿。胸透：
左侧胸腔中等量积液，心脏向右移位。化验检查：血胆
红质1毫克%，麝浊12单位，脑絮（＋＋），白蛋白
2.98克%，球蛋白3.27克%。

舌象：舌苔白腻。脉象：弦滑。

西医诊断：肝硬化腹水，伴有左侧胸腔积液。

中医辨证：脾虚气弱，气滞血瘀，三焦气化不利，
水湿泛滥。

治法：健脾益气，疏利三焦，佐以活血化瘀软坚。

方药：

生芪30克　云苓60克　炒白术24克　大枣4枚　茵陈

30 克　麻黄 1.8 克　杏仁 10 克　葶苈子 7.5 克　防风己各 12 克　薏苡米 24 克　冬瓜皮子各 12 克　川朴 10 克　大腹皮 12 克　肉桂 1.5 克　车前子（包）30 克　木通 10 克　猪苓 12 克　赤小豆 30 克　王不留行 12 克　穿山甲 3 克　炙鳖甲 12 克　桃仁 10 克

治疗经过：以上方为主，随症略有加减，服药 80 剂，咳喘已平，胸腹已不胀痛，食睡均佳，二便正常，无何不适，惟下午及晚间下肢仍有轻度浮肿。检查：呼吸音正常，胸水征及腹水征均已消失，腹围 73 厘米，肝脾均未触及，下肢不肿。复查化验：血胆红质 0.2 毫克%，黄疸指数 4 单位，麝浊 4 单位，脑絮（－），高田反应（－），白蛋白 3.062 克%，球蛋白 2.031 克%，继续观察。

【按语】　臌证的发生源于气血运行不畅，气郁血滞和肝、脾、肾三脏功能失调，以致聚水而胀，而三焦气化不利为其水蓄的直接因素。三焦所以能发挥有效的决渎作用，排泌水液，是与肺、脾、肾的生理功能分不开的。因为肺主治节司气的呼吸，惟其肺气宣达肃降，才能通调水道，下输膀胱。脾主运化，升清降浊。而最关重要的是肾，因肾主水，司开阖，肾阳的温煦具有调节控制水的输出与排泌的作用。肺、脾、肾三者功能的正常和协调，是维持三焦决渎功能的重要条件，若肺气失于主达肃降，或脾运不健，或肾气开阖不利，三者中不论那一方面功能受到障碍，均可影响到三焦决渎作用。因此，水的代谢，实际上是"其源在脾"，"其布在肺"，"其司在肾"。治疗水肿和腹水，消水之法虽当疏利三焦，实为宣肺以开鬼门，或疏涤肠胃去宛陈莝，或健脾以转枢机，或温肾利水以洁净府，根据病情，灵活运用。而本例上有胸水，中有腹水，下肢浮肿，属于水湿弥漫三焦，所以法当疏利三焦，方中麻黄、杏仁、葶苈子、防风宣通肺气，以开发上焦。白术、茯苓、苡米、川朴、大腹皮健运脾气，以理中焦。肉桂、防己、木通、车前、茵陈、猪苓、赤小豆等为温肾通关，以利下焦。冬瓜皮、子并用，兼有通利上下作用，综合上述各药共起疏利三焦作用，本方还配合使用生芪、大枣以养气血，王不留行、穿山甲、鳖甲、桃仁等活血化瘀软坚，标本兼顾。关老医生曾强调指出在疏利三焦的同时，仍应注意补气，以加强和巩固疗效，使之"气化则能出焉"，绝非一味疏利，否则亦可戕伤正气，而且难以收效。

（三）**重视活血行气化痰以助利水**　在臌证的治水的过程中，关老医生很重视活血行气化痰之法，因为肝郁血滞，气血不畅是水湿停聚的重要环节。湿热凝聚结痰，痰阻血络，则血滞瘀阻，水湿难消，从以上所举各例也可以清楚地说明，他在"治黄"中所强调过的，归纳起来在治水时，补气活血化痰药常用生芪、当归、赤芍、泽兰、红花、坤草、水红花子、藕节、杏仁、橘红；行气活血化痰则加用枳壳、木香、香附、郁金；活血化瘀软坚时加用生牡蛎、鳖甲、地龙、王不留行、阿胶、五灵脂；若兼血热而有瘀，则加用丹皮、赤芍、白茅根；若无热象而有血瘀，则可适当加用肉桂、生姜、干姜、桂枝、附子，以助温运活血，通阳利水。对于肝郁血滞，痞块积聚，他多主张用养血柔肝，养阴软坚之品，如当归、白芍、阿胶、鳖甲、龟甲即所谓欲软其坚，必先柔其性。很少或不用攻伐破瘀的三棱、莪术之属，水蛭、虻虫则为禁用之例，因为，他体会肝为血脏，肝郁血滞而致胁下痞块积聚（肝脾肿大）治当活化以疏通其气血，使之凝血化散血脉流通则痞块自消，若妄用攻伐破瘀之剂，非但痞块不易消，反而促使其凝结硬化，甚或造成大出血，应当引以为戒。

例六　刘某　男　51 岁　门诊号 58054　初诊日期：1958 年 5 月 5 日

患者一年多来，自觉腹胀，阴囊及下肢肿胀，曾经医院检查确诊为肝硬化腹水。现症：胃脘胀满，精神不振，食纳不佳，睡眠不安，小便黄少色如浓茶。检查有明显腹水征，腹围 83 厘米，肝脾未触及，下肢有明显指凹性水肿，化验检查：麝浊 20 单位，白蛋白 1.9 克％，球蛋白 2.9 克％。

舌象：苔白，舌质暗淡。脉象：沉弦细。

西医诊断：肝硬化腹水。

中医辨证：肝郁血滞，水湿内停。

治法：活血化痰，利湿行水消胀。

方药：

茵陈 12 克　赤苓 15 克　通草 3 克　泽泻 10 克　杏仁 10 克　橘红 10 克　当归 12 克　牛膝 6 克　生姜皮 3 克　杭白芍 15 克　丹皮 12 克　生芪 30 克

治疗经过：5 月 22 日，服上方 15 剂后，小便量逐渐增多，精神好转，睡眠、食纳好转，检查腹围 75 厘米，移动性浊音不明显，下肢浮肿消失，血查：麝浊 5 单位，凡登白试验阴性，血胆红质 0.1 毫克％，白蛋白 3.5 克％，球蛋白 2.6 克％，继服上方门诊观察。

【按语】　患者病程一年余，确诊为肝硬化，有明显腹水征，下肢浮肿，辨证为肝郁血滞，水湿内停，关老医生在治疗时，首先重视生芪、当归养血益气，使之气充血行，且以牛膝、白芍合当归养血柔肝，又以杏仁、橘红化痰通络，继以赤苓、通草、茵陈、生姜皮、泽泻利湿行水，佐丹皮凉血活血，旨在活血行气，化痰以助水行。符合"治水先治气、气行水自制"的原则，所谓治气，也是广义的治气概念，如若气虚，必须补气，气足才能催动血行，否则单纯行气反而伤气，更不利于血行，所以方中虽无行气之品，但是以补气为治，仿王清任补阳还五汤之要旨，补气活血，以利水行，故于服药后小便量增多，腹水减少，下肢浮肿消失，非但症状改善，肝功能也趋于恢复。

例七　郑某　男　33 岁　住院号：83552

现病史：患者于 1958 年 9 月 28 日因黄疸伴有腹水二个月而住院治疗。症见唇干口燥，思饮，厌油，纳差，心烦急躁，上腹不适，全腹胀甚，有时体温在 38℃ 上下，大便正常，小溲短赤，脉弦滑数，舌苔黄厚。

查体：发育中等，营养稍差，体质较弱，全身黄疸明显，心（－），两肺下野叩诊稍浊，腹部轻度膨隆，腹围 88 厘米，有明显腹水征，肝脾未触清，腰部及足踝踝部有指凹性水肿。

化验：黄疸指数 80 单位，凡登白迅速反应，胆红素定量 6.25 毫克%，麝浊 20 单位，脑絮（＋＋＋），高田反应阳性，血清白蛋白 3.54 克%，球蛋白 2.55 克%。

辨证：肝胆湿热，热重于湿，兼有气郁血滞。

治法：清热利湿化痰，理气活血利水。

方药：

茵陈 90 克（另煎兑服）　马尾连 4.5 克　丹皮 12 克　蒲

公英 12 克　　酒芩 30 克　　通草 3 克　　木通 10 克　　瞿麦 10 克　海金沙 10 克　　泽泻 12 克　　杏仁 10 克　　橘红 10 克　　大腹皮15 克　薄荷 4.5 克　　柴胡 4.5 克　　鸡内金 12 克　　当归 12 克赤白芍各 15 克　　泽兰 15 克

治疗经过：以上方为主，后随病情变化而略有加减，中间发热阶段，并用局方至宝丹每日 1 丸，分 2 次吞服。按此法则调治半年之久，于 1959 年 5 月 23 日临床痊愈出院。出院时患者除食量仍少于平常外，已无何其他不适，睡眠二便正常。查体：黄疸（－），腹部平坦，腹围 73.5 厘米，未有腹水征，肝脾均未触知，下肢不肿。

化验：肝功能在正常范围内。后转门诊继续观察。

【按语】　上方的作用可以分为如下几组：茵陈、酒芩、马尾连、蒲公英、通草、木通、瞿麦、海金沙、泽泻清热解毒利湿退黄，其中重用茵陈至 90 克，并配以泽兰、丹皮、赤芍，因此型病人湿热之邪已深伏血分，故用凉血活血才可加速退黄作用。橘红、杏仁、大腹皮、柴胡理气解郁，薄荷轻清宣散，开郁透邪，患者热郁在里，故仿逍遥散之意，与当归、白芍、柴胡相配，养血柔肝，气血双调。与上述大剂清热化湿相比，虽属辅佐，但因肝硬化患者已有内虚，如不加调理之品，亦难取效，故方中之用鸡内金不仅在于消积化瘀，且有健脾开胃作用，其意亦在此。

关老医生的习惯用药如伴有发烧不退者加秦艽 10克，青蒿 10 克，或加生石膏 30 克；高烧时加紫雪散 3克（分吞）；大便秘结者加川军 10 克；小便涩痛灼热者，加萹蓄 30 克，黄柏 10 克，石苇 15 克。

（四）抓紧时机，适当逐水　关老医生认为臌证属于正虚邪实，水湿内停实为邪水，所以攻邪逐水也是治水之大法，即所谓"坚者削之，客者除之，结者散之，留者攻之"之法，所以应当正确地处理攻与补的辩证关系，祛邪是为扶正，扶正才能更好地祛邪，单纯扶正则邪水不去，单纯攻逐则邪去人亡。所以在正虚尚支，而腹水初起，或在扶正的基础上，如有攻逐之机，他也绝不放过。

例八　郑某　男　67岁　住院号15241

患者腹胀已4个月，初起下肢肿胀，而后腹胀，腹部膨隆，饭后腹胀加重，夜间不能平卧，夜间呛咳，睡眠不安，尿短赤，下肢肿胀日益加重，经检查确诊为肝硬化腹水。

检查：发育中等，营养较差，无明显黄疸，心肺（－），腹部膨隆、脐突，无明显静脉曲张，腹壁紧张坚硬，腹围96厘米，有明显腹水征，肝脾未触清，下肢高度浮肿，按之有凹陷，足心肿平，阴囊稍肿。化验检查：凡登白试验（－），胆红质0.5毫克%，黄疸指数8单位，麝浊6单位，脑絮（＋＋），高田反应（＋），白蛋白3.5克%，球蛋白1.7克%。

舌象：舌苔薄白。脉象：弦滑稍数。

西医诊断：肝硬化腹水。

中医辨证：肝郁血滞，脾失健运，水湿内停。

治法：活血化瘀，利湿清热，养血柔肝逐水。

方药：

茵陈30克　赤苓30克　萹蓄15克　木通10克　通草4.5克　半边莲15克　车前子12克　腹皮子各10克　冬瓜皮子各12克　杏仁10克　橘红10克　延胡索10克　杭芍10克　当归10克　丹皮6克　郁金6克　桃仁10克　麻仁10

克　木香 4.5 克　厚朴 10 克　抽胡芦 24 克　　二丑 15 克。

另服分水丹 30 粒，晨起空腹 2 次服，自水送下。

治疗经过：以上方主方，稍事加减，并配合使用分水丹，每次 30 粒，自水送下，服药 90 余剂后，患者精神眠食二便均正常，体力已恢复。检查：腹部平坦，脐突消失，腹水消失，腹围 78 厘米，脾（－），肝可触及在剑突下二指半，质中等，无压痛，下肢浮肿消失，门诊继续观察。

【按语】　本例患者病程尚短，一般情况尚好，正气尚支，而且第一次出现腹水，肝功能尚属正常，虽有腹水，下肢浮肿，邪实而正尚未衰惫，是使用攻水逐邪的良好时机。所以，除利湿清热、活血化瘀、养血柔肝外，使用二丑和分水丹攻邪逐水。

分水丹是关老医生用于逐水的峻剂。药物组成为：甘遂 3 克，甘草 15 克，共为细末，醋糊为丸如黄豆大，每晨空腹服 15 ~ 30 粒，白水送下。一般患者药后一小时开始感到腹部隐痛，第一次大便较多，第二次开始泻下水样便，每日数次，疗效理想者腹围开始缩小，如病人情况较好可以连续服用数日，腹水消退大半后渐次停药。继以健脾理气，柔肝养血以调善后，以巩固疗效，服药期间应该注总；忌盐、发面，以及生冷油腻。泻水后尿量渐增者效果较好。若尿量依然很少，应佐以利尿、疏利三焦之剂。《珍珠囊补遗》所定药性十八反中，甘遂与甘草二味本是反药，但临床上二药并用并无毒性反应，惟制法上须要注意的是甘遂与甘草的用量的比例是 1:5，并注意用醋打面糊为丸。若用药过程中患者出现恶心、呕吐绿水时，则应停药。本药多用于肝硬化第一次出现腹水体质尚未衰败者。若反复出现腹水，正气虚衰，用时则应慎重。关老医生除用上法逐水外，有时还用二丑面3克，空腹白水送服，每日1次，其泻水作用比上述力小，副反应亦小。若入煎剂可用炒二丑，一般可用到15～24克，多用于体虚而在扶正的基础上逐水时较为相宜。

总之他体会，臌证多为久病，正虚之体，而水蓄邪实，体虚是矛盾主要方面，所以关老医生一直遵循以补为常法，攻水为权变。见"水"不能单纯利水，必须根据正虚的情况或补气、健脾、养阴以扶正，佐以利水，并注意疏利三焦，重视活血行气化痰或值正气未衰在扶正的基础上抓紧时机适当逐水。

肝昏迷辨证论治体会

（附　病案3例）

肝昏迷是肝脏病的严重合并症，也是导致死亡的常见原因之一。肝昏迷多见于肝硬化后期和重型病毒性肝炎。

关老医生体会：根据肝昏迷的临床病势，分别按急性肝昏迷与慢性肝昏迷进行辨证论治，分型简要，切合临床实际，便于掌握。

（一）**急性肝昏迷**　多见于、病毒性肝炎，急性或亚急性肝坏死，病情迅猛险恶，死亡率较高，古人也说："疫疬瘟黄杀人最急"，可见当时已认识到此病由传染而得，发病急骤，死亡率高。中医称之谓"急黄""疫黄""瘟黄"，对其病理过程也有"毒热攻窜，湿热互结，波及心肝，胀满躁扰，神昏而死"的记载。关老医生体会；急性肝昏迷系因湿热结痰，痰热蕴毒，毒火攻心以致内闭。由于毒热势急，迅速耗灼气阴，因此开始多属实热，很快出现正虚之候。临床又可分为痰热偏盛和痰湿偏盛两类。前者除神昏外，兼见高热，面红，目赤，气粗，口臭，唇燥，谵语，烦躁不安，大便秘结，小便短赤，舌质红，舌苔黄糙或焦黑，脉数或弦大。后者神志模糊，呆钝，身重，舌强，口中黏腻，频吐痰沫，喉中有痰声，舌苔腻，脉滑数。治疗时前者当以清热解毒，开窍醒神为主，后者当以芳化除痰，开窍醒神为主。

他常用的清热解毒药物有黄连、黄芩、黄柏、栀子、银花、蒲公英、地丁、绿茶、野菊花、草河车、板蓝根等。

化痰的药物有杏仁、橘红、半夏、瓜蒌、竹沥水、天竺黄等。

凉血解毒的药物有：丹皮、赤芍、小蓟、白茅根、藕节等。

芳香化浊的药物有：藿香、佩兰、杏仁、玫瑰花、绿萼梅等。

开窍的药物有：石菖蒲、远志、莲子心，或局方至宝丹。若毒热炽盛者，用安宫牛黄丸。

平肝镇惊息风的药物有：钩藤、木瓜、石决明、全蝎等，热盛者可用羚羊角粉。

例一　马某　男　21岁　外院会诊病历　会诊日期：1971年4月1日。

病史：患者于1968年开始发现肝功能异常，以后曾出现过黄疸，住院治疗而愈。1971年2月因过劳受凉，再次出现黄疸，检查并有腹水，于3月1日再次住院，至4月2日黄疸加重，腹水增多，血查：谷丙转氨酶 430 单位，麝浊 18.5 单位，麝絮（＋＋＋），黄疸指数 100 单位以上，总胆红素 30.8 毫克％，血浆蛋白 3.5 克％，球蛋白 3.1 克％，凝血酶原时间 25.5 秒，活动度 47％，多次会诊意见诊为病毒性肝炎，亚急性肝坏死，并主张中西医结合治疗。西医治疗包括激素（去氢氢化考地松 80 毫克／日），抗感染（青霉素 200 万单位／日，链霉素 1 克／日，黄连素 0.6 克／日），利尿药（双氢克尿塞 100 毫克／日，安体舒通 40 毫克／日）以及输注血浆、葡萄糖等支持疗法，并用中药复方 6912 注射液每日 100 毫升加于葡萄糖液中静脉点滴（6912 注射液配方：茵陈、黄连、黄柏、黄芩、栀子、大黄），同时请中医院会诊。当时症见：神志尚清，反应呆钝，一身黄染，色如橘皮，两胁疼痛，脘腹作胀，口干思饮，大便不畅。

舌象：舌质红，苔黄干。脉象：弦滑。

西医诊断：病毒性肝炎，亚急性肝坏死（肝昏迷前期）。

中医辨证：毒热炽盛，波及心肝，弥漫三焦，势欲动风。

治法：泻热解毒，清肝凉血。

方药：

茵陈 60 克　黄连 10 克　黄芩 15 克　丹皮 15 克　黄柏 15 克　酒军 10 克　栀子 15 克　赤芍 15 克　银花 30 克　蒲公英 15 克　地丁 15 克　野菊花 15 克　板蓝根 30 克　草河车 15 克　枳实 10 克　瓜蒌 30 克　半夏 10 克

上方煎后分 4 次服，并送服局方至宝丹，每次半丸，每日 2 丸。

治疗经过：经中西医结合治疗，尿量每日维持在

3 000毫升左右。前方有时茵陈加至 60 克，至 5 月中旬腹水减少，黄疸逐渐消退，肝功能已有好转，黄疸指数30 单位，血清总胆红素 6.4 毫克%，直接胆红素 5.0毫克%，间接胆红素 1.4 毫克%，谷丙转氨酶 220 单位，麝浊 6 单位，患者自觉症状减轻，舌苔薄白，脉沉滑，停用 6912 注射液，西药、激素等开始逐渐减量，拟以清热解毒与健脾柔肝兼施，方药如下：

茵陈45 克　败酱草 30 克　蒲公英 30 克　生芪 30 克焦白术 10 克　茯苓 15 克　藿香 10 克　香附 10 克　当归 12克　白芍 12 克　泽兰 15 克　车前子 15 克　六一散 12 克（包）

以上方为主，随证略有加减，至 8 月 10 日去氢氢化考地松已全部停用。腹水消失，化验肝功能：黄疸指数 7 单位，总胆红素 1.3 毫克%，谷丙转氨酶 130 单位以下，麝浊 6 单位以下，麝絮（－），血浆蛋白 3.7克%，球蛋白 2.5 克%，患者自觉两下肢无力，关节酸胀，舌苔白，脉沉滑。前方改茵陈为 30 克，加黄精 12克，川断 15 克，赤芍 12 克，红花 12 克。

10 月 28 日：以上方调治，复查肝功能已全部正常。黄疸指数 7 单位以下，谷丙转氨酶 130 单位以下，麝浊 6 单位以下，麝絮（－），血浆白蛋白 3.8 克%，球蛋白 2.1 克%。患者自感乏力，纳食不香，大便不畅，苔净，脉沉滑。拟以健脾益气，养肝柔肝之剂以善其后。方药如下：

生芪15 克　党参 12 克　焦白术 10 克　藿香 10 克　草蔻 6 克　佛手 10 克　茵陈 15 克　瓜蒌 15 克　冬瓜皮 12 克大枣 10 枚　赤白芍各 12 克　泽兰 15 克　焦四仙 30 克　鸡内金 12 克　生牡蛎 15 克

患者出院后不久即恢复整日工作，随访至 1975 年底，4 年来除过重体力劳动外，其他活动如常，饮食正常，体重恢复至 65 公斤左右，除有时过累后食欲不振，晚间腹胀外，其他无不适，肝脾均未触及。肝功能检查除谷丙转氨酶偶有波动（在 110～170 单位之间）外，其他各项均属正常。后又随访至 1977 年底情况仍属良好。

【按语】　患者始于急性病毒性黄疸型肝炎，以后近期临床治愈，后因过劳受凉而又再次急性发作，出现急性肝坏死，神志呆钝、腹水、黄疸俱见，已有早期肝昏迷之势，病情危重。因其神识呆钝，全身色黄如橘皮色，口干思饮，大便不畅，舌质红，脉弦滑。四诊所见证属湿热蕴毒，毒热炽盛，热盛于湿，欲犯心包。因其正气尚未衰，元气未脱，邪虽盛而尚未陷，窍蒙神呆而尚未闭，犹可中西医结合积极抢救力挽危局。方以黄连解毒汤、五味消毒饮合方加减，并配以局方至宝丹芳香开窍。黄连解毒汤功能苦寒直折，泻火解毒，配合茵陈、酒军清利肝胆，荡涤肠胃之热，使邪从二便排出。银花、板蓝根、野菊花、蒲公英、地丁、草河车清热解毒，以上诸药泻三焦燎原之邪火，荡涤血分蕴郁之毒热。丹皮、赤芍凉血活血，其中黄连、半夏、瓜蒌为小陷胸汤，功能清热涤痰，宽胸开结，配以枳实破气消痰除痞，合局方至宝丹之芳香开窍，以防止肝风蠢动，痰热攻心。

服药一个半月余，病去大半，拟以清补兼施，补法又忌呆滞，而取健脾柔肝。再调服 3 个月左右，随着激素的减量，相应增加生芪、党参、白术、茯苓、黄精、川断、当归、白芍等健脾益气调补肝肾之剂。同时清热解毒之品相应减量或停用，至出院时中药已转为以健脾益气调肝养血为主。在治疗的全过程中，中西医密切配合，故收效尚佳。

关老医生体会：对于使用激素的病例，若欲减量或撤用时，中药仍可以起到配合的作用，可以根据病情和机体状况，采用不同的法则。本例以健脾益气，调补肝肾之参、芪、术、苓、归、芍、精、断为用。若气血虚者，则常重用生黄芪、丹参以气血双补；至于脾肾阳虚者，当以温补命门着手，可用附片、肉桂、仙茅、仙灵脾等。总的原则是补偿和调整在激素撤减过程中机体气血阴阳的失衡状况。

例二　陈某　女　10岁　外院会诊病例　住院日期：1970年5月10日　会诊日期：1970年6月5日

主诉：黄疸，全身浮肿8个月，出现腹水两个月。

现病史：患儿于一年多以前，因乏力、纳呆，检查肝功能异常，诊为急性病毒性肝炎，以后迁延未愈。8个月以前出现黄疸，全身浮肿，尿中红细胞满视野，近两个月来出现腹水，于1970年5月10日入院治疗。入院时检查，全身皮肤巩膜黄染，扁桃体二度肿大，心率100次/分，心尖部轻度收缩期杂音，腹部膨隆，腹围70厘米，腹壁静脉曲张，肝脾触诊不满意，有明显移动性浊音，下肢可凹性水肿。化验血清胆红质定量3.3毫克%，麝浊13单位，麝絮（+++），谷丙转氨酶300单位，白/球蛋白＝2.1/3.0，血氨130微克%，尿蛋白微量，红细胞满视野。西医诊断：肝炎后肝硬化，合并急性肾小球肾炎。6月2日（入院后第22天），患儿烦躁不安，哭叫不已，当时检查：膝腱反射亢进，踝阵挛及巴彬斯基征阳性，血氨上升为157微克%，诊断肝昏迷早期，西医主要处理：地塞米松每日1.5毫克，安体舒通每日 200 毫克。于 6 月 5 日请中医会诊，当时症见：面色橘黄，面部及下肢浮肿，腹胀如鼓，青筋暴露，时有躁汗自出，小便不利，尿红赤，大便日行数次有黏液。

舌象：舌苔薄黄稍腻。脉象：滑细数。

西医诊断：肝硬化腹水，早期肝昏迷，合并急性肾炎。

中医辨证：气虚血滞，湿热弥漫三焦，蒙闭清窍。

治法：清热利湿，芳香开窍，佐以调补气血。

方药：

茵陈30克　酒芩10克　木通3克　槐花炭6克　车前子12克　生芪15克　当归10克　赤白芍各12克　茯苓皮12克　焦白术10克　藿香10克　杏仁10克　橘红10克　冬瓜皮12克　香附10克

至宝丹每次半丸，每日 2 丸。

治疗经过：上方连服 5 剂。烦躁已止，大便自调。6 月 12 日出现腹腔感染，患儿腹痛，发烧，尿少，血查：白细胞 16 800/立方毫米，加用青、链霉素肌注。中药以前方合麻黄连翘赤小豆汤化裁，共进 20 剂，感染控制，停青、链霉素，地塞米松改为强地松，每日 10 毫克，停安体舒通改为氨苯蝶啶每日 300 毫克，其后中药仍按前方，有时加入水红花子 12 克，泽兰 12 克，木瓜 12 克，桂枝 3 克。

共住院 114 天，肝功能全部恢复正常，尿中红血球消失，改以脾肾双补法善后，追访至 1972 年 4 月肝功能正常，尿检（－），一般情况良好，已复学。

【按语】 患儿肝炎进展较快，发病半年后出现黄疸，伴发急性肾炎，二月前出现腹水，三天来烦躁不安，血氨上升，出现踝阵挛、巴彬斯基征等病理反射，以及肝昏迷早期征象。从中医观点来看，患儿周身橘黄，烦躁，两脉滑细数，苔黄，全身浮肿，腹胀如鼓，此乃湿热弥漫三焦之征。水道不利，故见尿短，湿热下注膀胱，故尿红赤；湿热浸于大肠，故大便有黏液；湿热瘀阻血分熏蒸肌腠，故周身发黄；湿热不得外泄，上扰神明，蒙闭清窍，故烦躁不安。由于湿邪久羁，脾为湿困，中气不运，以致脾虚气虚。气为血帅，气虚则血运郁滞，故见腹胀，浮肿，腹壁青筋暴露。治宜清热化湿，通利二便，益气行血，健脾芳化。方中茵陈、酒芩、车前子、木通、冬瓜皮、茯苓皮清热化湿利水，藿香、橘红、杏仁、香附疏调中焦，芳化开郁，中焦气机舒展，上下通调，三焦得运，则小便方可通利，湿热之邪方有出路，实为治疗之关键。方中生芪、白术补气健脾，当归、赤白芍养血行血，槐花炭清热止血，至宝丹开窍醒神。而后曾配合麻黄连翘赤小豆汤化裁，此方宣肺清热利湿，对急性肾炎及肝硬化腹水可收兼顾之效。

（二）慢性肝昏迷 多见于肝硬化，肝实质性破坏和肝功能损害，呈慢性发展过程，至后期肝功能衰竭，失去了代偿能力，出现了神经系统的证候，终末期可以全昏迷。关老医生认为，此类患者多因久病自虚，气血不足，阴阳俱损，肝阴不足，血不养肝，虚风内动；另外湿毒热邪潜伏血分，进一步发展并能鼓动虚风，邪正交争，以致时而意识昏蒙，烦躁易怒，视物不清，头晕健忘，疲乏嗜卧，脘胀满，纳食不香等，且多由忧郁忿怒或过劳而致痰迷窍闭，以致神昏等。治疗方法应以补虚扶正醒神开窍为主，佐以清利余邪。

例三 刘某 男 37岁 门诊日期：1975年5月

30 日

病史：患者因肝硬化于 1972 年行脾切除术，手术经过良好。术后逐渐发现失眠，甚至通宵不寐，严重时连续十几昼夜不得安睡，渐至夜间发作性舌謇，上唇麻木，两臂不能抬高，每次历时十几分钟，以后曾出现无意识动作，以及说胡话，白天则头晕头痛，记忆力极差，缺乏思考能力，急躁易怒，鼻衄，视物不清，大便干硬难解。经各种中西药物治疗，并用针灸、理疗、水针、耳针等措施达两年多，仍不能控制。1975 年 5 月 30 日来我院门诊，当时症见：右手及面部发麻，午后双上肢不能高抬，失眠，夜间盗汗，有时发作性意识模糊，平时口鼻干燥，大便 3～4 天一行。血查：谷丙转氨酶 180 单位，血氨 0.18 毫克％。

舌象：舌苔黄。脉象：沉弦。

西医诊断：慢性肝昏迷。

中医辨证：气血两虚，肝胆余热未清，湿痰蒙窍。

治法：调补气血，芳化痰湿，清肝开窍。

方药：

生芪 15 克　当归 10 克　赤白芍各 15 克　何首乌藤 30 克　茵陈 15 克　藿香 10 克　佩兰 10 克　杏仁 10 克　橘红 10 克　郁金 10 克　远志 10 克　菖蒲 10 克　川连 4.5 克　琥珀粉 1.2 克分冲　羚羊角粉 0.6 克分冲

治疗经过：以上方为主，后因睡眠不实而加用枣仁 15 克，百合 12 克，合欢皮 12 克，共服药百剂左右，睡眠渐渐好转，头痛头晕，急躁易怒等症基本消失，视物清楚，记忆力和思考力有所恢复，舌苔薄白，脉转沉滑，肝功能化验：谷丙转氨酶正常，血氨 0.14 毫克％，继而降至 0.1 毫克％，追访半年未再发作。

【按语】 肝脾久病，运化失司，痰湿内生，又经脾切除，气血大伤。气虚则肢麻不举，阴虚血亏则少寐盗汗，口鼻干燥，大便难行，其上唇麻木，为人中穴的气血虚少之故。而人中穴位居统一全身阴阳的任督脉交会之处，说明全身气血皆虚。"肝得血则能视"，血虚不能养肝，则视物模糊。烦急易怒、头痛、脉弦、苔黄，均属肝胆余热未清之故，复因痰随火升蒙闭清窍，故时发迷糊。关老医生从调养气血入手，以治其本，清肝宁心，化痰开窍治其标，标本兼顾。方中生芪、当归、白芍、枣仁、百合补气血，养心阴，佩兰有省头草之称，与藿香、菖蒲、郁金、远志、川连、橘红、杏仁等同用，芳香化浊，除痰解毒，清心开窍，配合羚羊角粉、琥珀清肝热，安神化瘀，使之阴血逐渐充实，痰热涤除，则夜寐始安，肝功能改善，发作性迷糊得以制止。

综上所述，对于肝昏迷的中医辨证治疗，因其为肝病的并发症状，所以总的治疗原则，仍以治疗原发病和患者的典体情况为依据，并应注意以下几点：

1. 应当注意预防肝昏迷的发生，并及时中西医结合积极治疗。由于肝昏迷病情险恶，死亡率高，所以应当早期预防。关老医生体会，肝病若遇黄疸持续不退，脉数疾，甚或高烧、目直、神钝、烦躁，即为肝昏迷前期的先兆，并应参考生化检查进行判断。若属于热盛则应重用清热解毒，此外尚可加羚羊角粉以清肝平逆。若属于湿浊蒙闭，则应加用芳香化浊之剂，如藿香、佩兰、杏仁、玫瑰花、绿萼梅等，若已出现早期肝昏迷的症状，则应中西医结合积极救治。从患者的整体情况出发，积极治疗诱发因素，采取控制感染、止血、支持疗法、激素的使用，滴注谷氨酸钠或钾等措施，同时也应当正确地评价中医中药的治疗作用，两者均不能偏执己见。

2. 在配合西药的治疗中，除了充分发挥中药清热解毒，凉血镇惊，开窍醒神的治疗作用外，同时在临床上仍可观察到，中药的清热解毒剂，具有一定的抑菌、杀菌、或减毒的作用。凉血止血药物，具有一定的促进凝血、止血作用，特别是对于西医使用激素后的配合用药，都值得进一步研究。

3. 对于肝昏迷的发生，除了一般所谓之痰湿、痰火、动风外，而湿热蕴毒，毒火攻心，是急性肝昏迷的主要因素。对于慢性肝昏迷患者，除了重视其本病补虚扶正以外，也要注意解毒，仍是积极的措施之一。

4. 开窍药的使用：中药开窍剂适用于闭证。对于痰热湿浊荧闭或毒火攻心，以致神昏窍闭，均可使用开窍药。痰热盛者，宜用安宫牛黄丸，取其清热解毒，开窍镇惊之效；痰湿蒙闭者，宜用局方至宝丹，取其芳香清心开窍之功，另如菖蒲、远志、莲子心等可入群药。对于肝昏迷，一般凉开剂使用的机会较多，温开剂使用的机会较少。若昏迷过深，面色苍白，自汗，脉细欲脱，或见大出血，阳气式微者，已见脱证，开窍药物应慎用或禁用，应当扶正固脱为要。

肝病诊治过程中的病证结合与中西医合参

所谓肝病的范围比较广泛，从现实的临床情况来说，包括西医所说的急性病毒性黄疸型、无黄疸型肝炎，迁延性慢性肝炎，肝硬化，以及上述疾病的伴发病或后遗症。例如：肝炎后热，肝炎后肝脂肪性变，肝炎合并糖尿病，肝昏迷，胆道感染等，内科消化系统的疾患，也是目前门诊的常见病、多发病之一。由于其发病率高，有的发病急，病情重，若不及时彻底治疗，易于迁延或反复发作，甚至急速恶化，造成死亡。由于中西医结合积极防治，大大提高了疗效，对于危重的病例的抢救，也摸索了一定的经验，降低了病死率。正确的治疗，来源于正确的诊断，而一个正确的诊断来源于详细而周密的调查研究和分析归纳。由于医学科学的发展和实际的需要，对于肝病的分析，目前也多采取辨病与辨证相结合的方式进行。在分析的过程中，关老医生认为应当四诊合参，整体而全面地调查研究，病证结合，中西合参，综合分析，具体体会如下：

（一）**详审四诊，抓住要点** 人是一个完整的有机体，肝病后可以引起全身性机体机能紊乱，而全身性机体机能紊乱又可诱发肝病，或使之加重。与肝病密切相关的脏腑为肝、胆、脾、胃、肾。肝与胆相表里，肝与肾相关联，肝与脾、胃同主消化机能。所以在四诊时应当抓住与肝密切相关的脏腑的病象，作为辨证的主要依据。

1. 望诊要点

（1）望神：是指精神、神志。面色润泽，精神爽朗，精神充沛，是肝病向愈的表现。目无光彩，面色晦暗，神志呆钝，精神萎靡不振，是肝病恶化的趋势。神志恍惚，视物不清，精神疲惫，呆钝，是阴血精气不足，正不抗邪，早期肝昏迷的征象。神昏谵语，是邪热内闭，肝风欲动之征，循衣摸床，两手撮空，两目呆视，是肝功能衰竭、精气将亡阴阳离决的先兆。

（2）望色：肝病多色青，脾病多色黄，肾病多黑色，色泽润泽为正色，色泽晦暗则病深重，病久气血两伤。面色苍白为脱血，面黄为湿、为热、为虚。面目色黄鲜明如橘皮为湿热，属阳黄。色晦暗为寒湿，属阴黄。面色淡黄，或萎黄为脾胃虚弱或气血不足。

（3）望形态：胖人阳气偏虚多湿，肝炎后肝脂肪性变患者多体胖，但乏力不耐劳。形瘦多阴血虚亏，内热较盛，明显消瘦，慢性肝炎、肝硬化癌变趋势患者多见。肝病日久，津血久耗，可见肌肤甲错。肝病毒火内攻，可见抽搐震挛。肢体浮肿，多见脾虚湿盛；腹胀肿大，四肢消瘦称单腹胀。若腹大青筋暴露，皮肤出现血痣为"血臌"，为肝硬化或急性、亚急性肝坏死的常见体征。体表有蜘蛛痣，肝掌或小红斑点，为湿毒热邪入血分，以致血热血瘀。

（4）望目：肝开窍于目，白睛发黄为黄疸；目睛红赤为肝热；目泡浮肿为阳气不足，脾虚水肿；羞明多泪，多属肝热；目情直视多属热盛伤阴。

（5）望口唇：脾开窍于口，其华在唇，唇色深红肿大多属实热；唇淡发白，多属虚寒；唇口糜烂，多属脾胃积热。

（6）望舌：对于肝病的辨证参考价值较大。

舌质：舌质淡为气血虚，或脾阳虚；舌质红为阴虚热盛；舌边红为肝胆热盛；舌心干红为胃热阴亏，多见于肝硬化。绛舌，多见于热盛入营血，如急性肝炎，热盛于湿，或湿热弥漫三焦者。舌红或舌绛见紫斑均为血热血瘀，多见于慢性肝炎、肝硬化，复感外邪，邪热入里。舌胖有齿痕为脾虚湿盛；舌有芒刺，为胃肠实热结滞。

舌苔：肝病以湿热为因，故多见腻苔。白黏腻苔为湿热蕴于气分，或湿热气聚，湿重于热。白厚干苔，为湿热内蕴，热伤津液而湿浊未化。苔黄为里有热。舌苔淡黄，津润而滑，属脾虚有热。苔黄厚而滑，多为脾胃湿热。微黄黏腻多是湿热结于气分。黄厚黏腻，多是湿热较重，黏滞不化。苔黄薄而干为里热津伤，苔黄厚燥，为肠胃津伤燥结。归纳起来，肝胆湿热，舌苔多见黄厚腻、舌质红；肝郁气滞，舌苔薄白、舌质偏淡；肝胃不和，舌苔多见白腻或黄厚、舌质正常或稍红；肝郁脾虚，舌苔薄白、舌质淡或边红；脾虚湿困，舌苔薄白或自腻、质淡，舌体胖；肝郁血滞，舌苔白腻或苔白、舌质紫或有瘀斑；脾肾两虚，舌苔薄白或灰白、舌质淡红或淡的；肝肾阴亏，舌苔薄自或无，舌质红；气血两亏，舌苔薄白、舌质淡。

2. 闻诊要点

闻声：以辨虚实寒热，肝病实热，毒火攻心，可有谵语，久病气血两虚者，多见语音低微。

嗅味：胃热宿食，口中可有腐秽酸臭味；肝硬化患者，可有特殊口嗅味，即称为肝臭。

3. 问诊要点：肝病患者，除与其他患者相同注意年龄、籍贯、婚姻、职业、家族史、既往病史，更要注意对其工作生活环境、性格、嗜好、习惯的了解。

对于问诊，古代医生在中医病因、病理学的基础上，总结出十问，并以歌诀论序，并不实用。目前从肝病的实际情况出发，一般多中西医融会交叉，从其主症的发生、特点、发展、治疗经过，顺序详问，而现在症则突出中医的特点，作为辨证立法的主要症状依据。综合肝病的常见的症状如黄疸发热、恶心、厌油腻、呕吐、食欲不振、脘闷、疲乏、胁痛、腹胀、浮肿、心烦、善怒、失眠、多梦、健忘、衄血、红色斑点、眩晕、腰腿酸痛，其他如二便、四肢、汗、口渴等都应当详细询问，作为辨证时的依据，对于这些症状，关老医生都有自己的体会，询问时也具有一定的特点，例如：

恶心：详问其恶心是否伴有厌油腻。伴有厌油腻为湿困中州；不厌油腻多为肝胃不和。恶心呕吐者多为热盛于湿；不吐者多为湿盛于热。呕吐酸水者为肝气犯胃；呕吐苦水者，多为肝胆气逆。呕吐酸腐食臭者，多为胃有停滞；食入即吐，多为胃热；朝食暮吐多为脾虚。若为高烧、神昏、谵语、烦躁而伴有恶心呕吐者，主要是湿毒热邪入里所致。

食欲：肝病多为食欲不振，急性期患者大部分均有食欲不振；慢性期患者约占 65.1%。不欲饮食，嗳腐吞酸，大便不畅，多为胃肠有滞热；无食欲但尚能食，食后脘胀，能吃不能化多为脾虚；虽无食欲，但多食善饥，多为脾虚胃热；食欲一般，但尚能进食，多为脾胃不和；纳食不香，食后尚能消化，多为胃弱；食不知味，为脾虚或胃中蕴湿。在肝病过程中，食欲转佳，多趋于好转，若食欲过于亢进，多为胃热炽盛；肝病过程中食欲渐减，多为胃气衰弱，肝病有发展。食欲不振，自觉口苦，多为肝郁而胃热盛；口中发甜为脾家有湿热；口中发酸多为肝胃不和；口中黏腻，多为湿热内蕴。

疲乏：肝主筋，为罢极之本，脾主肌肉。肝脾为病多见疲乏无力，急性期患者大部分有疲乏，慢性肝炎患者约占 80.5%。应当详细询问其疲乏的程度和耐受情况，若极度疲劳、嗜卧，虽然休息也不能解乏，在急性期多为正虚邪实，在慢性期多为气血两虚。四肢酸困，沉重，或体胖而不耐劳，动则易乏，均为脾虚湿困。疲乏尚能耐受，劳累后则疲乏加重，休息后则疲乏减轻，多为血虚。

失眠：一般在肝病后期多见此症，若在急性期见有失眠，应当询问病前是否有失眠病史，以估计素有心脾或心肾不足之证。若为烦躁不安，不能入睡，属于肝热；时睡时醒，多属心气虚；虽能入睡，梦乱纷纭，多属肾虚；夜寐不安，嗳气腹胀，多属脾胃不和，即所谓"胃不和，则卧不安"；若为少睡易醒，多属气血虚衰，神不守舍。

胁痛：肝病胁痛者居多，急性期患者多有胁痛，慢性期患者占 70.4% 。两胁窜痛，时痛时止，为肝郁气滞；痛居右胁，且有定处，胁下能触及痞块者，为肝郁血滞，胀疼为肝胆湿热瘀阻，或湿热未清；胁痛隐隐为肝阴不足或肝血不足。左胁痛而右胁不痛者，多为肝脾气结，脾气不升，肝气不降（详见肝病胁痛辨治）。

腹胀：上腹胀较为明显，食后加重，多为停食腹胀，下腹胀较为明显，矢气恶臭，便后胀减，多为积滞腹胀；时胀时止为气滞；腹胀满闷为湿困腹胀；空腹或午后及晚间胀甚，为虚胀；硬满胀甚腹大如瓮，为单腹胀（详见肝病腹胀辨治）。

心烦、善怒：心悸而烦，伴有失眠多梦，多为肝血不足，血不养心；烦躁善怒，多为肝气郁，肝火旺盛；虚烦忧郁，心中懊憹，憋闷，多为肝郁脾虚。

衄血：吐血、便血、皮肤有红点及瘀斑，多为湿热瘀阻，血络不通，溢于肌肤；气怒暴发，心中烦热，吐血热涌或鼻衄，色鲜红，多为肝火犯胃，或肝热上冲；

脘胀或痛，而且吐血，或鼻衄，齿衄，多为胃热上逆；胁下痞硬，面色黧黑，腹胀食少，而吐血黯红者，多为肝瘀气逆；反复吐血，血色暗淡，多为脾虚；高热烦躁，皮肤红斑（肌衄），为湿热或毒热入于营血；便血色黑如柏油，多为湿热伤于阴络，多见于急性肝炎，或肝硬化后期，湿毒热盛，伤及血络而致。

眩晕：多见慢性肝炎患者，眩晕爆发，头痛攻逆，多为肝火上扰；眩晕阵作，郁怒加重，多为阴虚阳亢；头晕目眩，甚则昏倒，神倦乏力，为气血两虚；眩晕耳鸣，逢劳加重，多为肾阴亏损。

汗：急性肝病初起，犹如外感，当问有汗无汗。自汗为阳虚、气虚；但头汗出多为湿热郁蒸；胃家热盛或阴虚阳亢也可出现手脚心汗出，汗出沾衣，色如黄柏汁，为湿热交蒸，蕴于血分，若额汗不止而喘息急促者，为阳气欲脱。

口渴：口渴欲饮为内里有热；烦渴引饮，多为肝病合并消渴；渴喜热饮，多为湿痰内阻；渴不欲饮者，多为湿热内蕴；渴而不欲饮水，饭后膈间不舒者，多为蓄水、阴亏，或湿遏热郁等；咽干而渴，欲饮但又不能多喝者，多为肾阴亏虚之候。

妇女经、带、胎、产：经带胎产与肝脾胃三脏功能密切相关，肝病后对于三者的功能影响也比较明显，所以对于妇女必须询问与其有关方面的情况。

月经：主要询问经期、经量、经色、经质。一般来说，周期提前，量多，色深红，质黏稠，多属血热；周期后错，量少，色淡红，质清稀，多为血虚；经前少腹疼痛，胀满拒按，为气滞血瘀；周期先后不定，经量多少不定，多属肝脾肾功能失调，月经稀发或闭经，多属气血虚衰；月经频至，量多，或崩漏，多属脾虚血热。妇女以血为本，肝病多在血，所以肝病患者若伴有月经紊乱，多属于病情缠绵难愈之候，应当积极调治。

带下：黄滞黏稠，腐臭量多，多属湿热，量多而稀，色白味腥，多属于虚寒。

胎产：详细询问病前，病后的胎产情况。肝病后一般应当避孕，因为妊娠对于肝病有极大的影响。所以应当向患者宣传避孕的常识。但是，在临床上也有个别的慢性肝炎的患者，肝功能异常，而在妊娠或分娩后肝功能反而恢复正常，其临床特点，应当详细询问，并严密观察，以免发生意外。

4. 切诊要点：切诊包括切脉和触诊。

（1）切脉：由于肝病的致病原因不同，以及患者体质的差异，所表现的脉象不同。脉弦多主肝病，气滞疼痛或痰饮；滑脉主痰饮停食，实热；沉脉主里证，有力为里实，无力为里虚。

根据肝病常见的证型，综合临床所见：肝胆湿热者多见滑数脉；热盛毒热攻心者脉洪大数；肝郁气滞者，多见弦脉或弦细脉；肝胃不和者，脉多见弦滑或沉弦；肝郁脾虚，脉多见沉弦细，或沉细无力；脾虚湿困者，脉多见沉细滑或细濡；肝郁血虚，脉多见弦滑或沉涩；脾肾两虚者或肝肾阴亏者，脉多见沉细无力；气血两虚者，脉多见沉细或沉细无力。

（2）触诊：主要是腹部触诊，即对肝脾肿大的检查。根据中医观点，肝脾肿大属于癥块、痞块的范围。关老医生认为是由于痰湿瘀血凝聚而致。肝肿大是肝病的主要体征之一，根据肝病组的调查，在 1125 例迁延性慢性肝炎患者中，肝肿大者 973 例，肝不肿大者 152

例。在 973 例肝肿大的患者中，有 798 例始终肝肿大，病情迁延不愈；175 例在发病时肝肿大，经过治疗以后肝已回缩，整个病情有好转；83 例在发病时，肝不大，后来逐渐出现肝肿大，整个病情也恶化。1125 例中脾未触及者 428 例。从整体情况分析，肝脾肿大者，较单纯肝肿大者，肝功能损害以及转归方面都为严重。另外，肝脾肿大组中蜘蛛痣、肝掌（朱砂掌）的发生率高于单纯肝肿大组，在 257 例有蜘蛛痣、肝掌的患者中，11 例为肝硬化。

（二）四诊合参，整体全面　有关肝病四诊要点已如上述，临证时，要做到辨证明确，就要根据中医理论，将四诊收集到的第一手资料，去粗取精，去伪存真，由此及彼，由表及里地进行思索，四诊合参，进行分析，充分了解邪正的状况，以及其消长变化，才能整体而全面地加以判断，并能从复杂的病象中找出主要矛盾，最后根据矛盾的主次，标本缓急，拟定治疗方案。

肝病的发生是以饮食不节（不洁），劳倦过度，情志不遂，郁闷过度为内因根据，外受湿热毒疫内外合邪而致。湿热蕴毒，化痰瘀血，由气入血，由脾（胃）入肝胆逐渐深入，迁延不愈，而后影响肝肾，以致肝脾肾等脏腑功能失调和气血失调，情况比较复杂。再加上机体的差异性，以及治疗因素的影响，显得更加复杂了。因此在辨证时，必须四诊合参，从患者的整体情况出发，才能防止主观片面，正确地加以判断，以确定证候分类，辨证用药和估计愈后。

1. 证候分类辨别：国内中医治疗肝病的证型归类，多不胜举，各有侧重，各具特点。所以，分型名目繁多，不易掌握。又因为肝病症状的变化较为复杂，所以又很难绝对地把证型固定下，一成不变地定型定方。在实践过程中关老医生也曾走过这样的弯路，最后疗效不佳，所以他主张在分析方法上，详细参酌四诊，结合病人的具体情况和疾病的不同阶段，分辨出基本证候分类，并在此基础上辨证论治随症加减。在一般急慢性肝炎患者的基本证候多见有肝胆湿热，肝郁气滞，肝胃不和，肝郁脾虚，脾虚湿困，肝郁血滞，脾肾两虚，肝肾阴亏等。重症肝炎患者多见有：湿热弥漫三焦，湿热蒙闭心包，毒热入营血，亡阴，亡阳等危候。以上各种证候，仅仅是肝炎过程中某一时期所表现的主要方面，临床上还可以兼夹其他变化，在一定条件下，其主要矛盾可以转化，并非固定不变。所以，对于证候分类的归纳，是掌握肝病共性和个性的手段之一，这样的分析方法是符合临床实际情况的，主要是根据肝病的病理实质，辨证归纳，而不被其暂时性的某些次要症状所迷惑。

2. 愈后判断：我院门诊所接触的病例，并非均为初发患者，包括各种类型、各期等不同情况的病例。所以必须根据四诊所见，初步估计其愈后，才能做到胸中有数。例如，在急性黄疸型肝炎患者中，阳黄较阴黄容易治疗而且愈后也较好，阳黄虽然日期稍长，但黄色鲜明，舌苔白者，湿热尚轻易治；黄色深褐，舌苔黑黄，或黄褐者，说明湿热已入阴血，难治，愈后也差；黄疸持续不退，舌光无苔，为湿热蕴毒，深伏血分，而且已属伤及阴血，是为危候。阴黄面色晦暗无泽，黄色深暗，舌苔白者，尚可治疗；面色晦暗而干黄，似有积粉灰尘，舌质黯红、有瘀斑，形体日渐消瘦者，难治，愈后也差；舌绛而干，无津液，口反渴者，多为恶性变的征象，愈后极差。在急性无黄疸型肝炎患者中，如果开始未见高烧，而后突然高烧，出现黄疸，舌质红、苔黄腻，肝肿大者，难治；肝回缩，黄疸持续不退者为危候；面色淡黄或黄白者难治；面色黑黄无泽，或晦暗无泽，舌质红者难治。迁延性慢性肝炎，面色黧黑，口唇紫黯，舌质绛无苔，毒邪深伏阴血，正气不足，肝肾两亏者难治，愈后较差。

肝硬化患者，水膨胀大，舌如羊肝，光滑无苔，或经常高烧，面色黑黄，目睛黑黄，持续不退，形体消瘦者，愈后极差或死不治；肝掌蜘蛛痣明显，手指末端紫红色，面部发红，鼻尖部发红者，愈后差；腹胀大，青筋暴露，形体消瘦，舌质淡，舌苔腻，脉见沉细无力者病情尚平稳，反而脉见洪大而数者，脉症不符，容易并发呕血，吐血，或便血，愈后极差。

（三）**病证结合，中西医合参**　肝病的治疗，主要是根据四诊所见辨证分析，同时参考现代医学的物理检查和化验检查，以判断病情的活动和稳定程度，也就是检验其疗效的客观标准。因此辨病辨证结合，中西医合参，就是目前惯用的肝病分析方法。例如：有时物理化验检查已确诊为肝炎，但病人无任何症状和脉舌可辨，有时在治疗过程中患者自觉症状好转，但是肝功能化验反而恶化；有些肝功能化验好转，但是自觉症状反而加重，又如肝功能中某些项目持续异常与病机之间的内在联系是什么？这些问题，都亟待我们去探索，并寻找相应的治法和方药。关老医生在实践中，根据中医的理论体系，结合自己对肝病的看法，参考现代医学知识，寻找一些借鉴和线索，当然这些粗浅的看法，尚存在着一定的片面性和主观性，仅供参考和进一步的探讨。

1. 对于黄疸指数，胆红质测定增高的看法：初发时，在急性肝炎或慢性肝炎活动期，多表示湿热毒邪较盛；在恢复阶段或慢性肝炎稳定期，多表示湿热未清，余邪未尽，内伏血分，或正虚无力推邪外出，以致湿热残留血分。

2. 对于血清谷丙转氨酶的看法：谷丙转氨酶增高，一般多表示湿热毒邪较重，其数值增高的程度与湿热的程度相平行。例如，肝病组曾分析了 350 例血清谷丙转氨酶在 500 单位以上的患者，多伴有头晕、全身乏力、肌肉酸疼、食欲不振等湿热较重的证候。另外，谷丙转氨酶的增高在肝炎各期的意义也稍有差别，如果在急性期，谷丙转氨酶增高，多表示湿热较重；迁延期多表示邪正相持，机体抵抗能力降低，已有正虚之势；慢性期多表示正气已衰而湿热未清，余邪未尽，且已有肝实质性损害。

3. 对于浊絮试验异常的看法：在急性肝炎阶段，一般多表示热盛于湿，而且入于血分，伤及肝阴肝血；慢性肝炎多表示，湿热毒邪，耗伤肝阴肝血或为肝郁脾虚。

4. 对于血清蛋白测定的看法。血清蛋白总量降低，多见于慢性肝炎，多表示：脾虚，气血双亏，或阴精大伤等。若见蛋白倒置，则多表示脾虚或肝肾不足。

5. 对于高血脂、血清胆固醇增高，多表示湿热生痰，瘀阻血络。

6. 对于澳抗阳性的看法：这是目前肝病治疗过程中的新课题，根据他现有的医疗经验，初步体会患者多有正虚或为脾肾两虚，或为肝郁血滞，而湿热毒邪未清。

7. 对于肝脾肿大或单纯肝、脾肿大的看法：在急性期多表示；气滞血瘀，痰湿瘀阻血络，凝结而成痞块。慢性肝炎，由于瘀血痰湿，凝结日久，或肝虚血滞，难以回缩。若肝脏逐渐缩小而脾脏持续增大，肝功能异常，则表示病传恶化。

8. 对于出血点、蜘蛛痣、肝掌的看法：急性肝炎多属湿热入血分。慢性肝炎多属肝肾阴虚，肝经血热，毒热深窜。

9. 对于症状不明显而肝功能异常的患者：关老医生体会，多属于隐匿型肝炎，临床症状不明显，有些是在健康检查的过程中发现。他体会对于这类"无症可辨"的患者，应当更加详细地询问其过去史和近来的身体状况，通过四诊"舍症从脉"，并参考化验检查结果，综合分析做出判断。

10. 对于在治疗过程中自觉症状好转，肝功能反而上升的患者，应当进一步详细辨证。如果药证相符，多表示疗程尚不足，应当善于守方，持续用药，往往随着症状的逐步好转，肝功能化验也会相应好转。在服药后如果症状相持，而且舌苔厚腻、尿黄赤，多表示使用扶正药物过多，而祛邪药物不足，邪无所去，即或是某些症状有所好转，也是不稳定的，往往出现反复。如果肝功能好转，临床症状反而加重，同样应当认真审视药证是否相符，如果药证相符，也是因为疗程不足，坚持守方后，症状也会随之而好转。同时也应当注意询问患者，是否有暂时性的影响因素，例如过于疲劳，情志郁怒，感冒，经期，过度营养和休息等。或者可能由于重视祛邪而忽视扶正，邪正矛盾未能妥善解决，例如余毒虽清，但肝胃不和或肝肾阴虚仍在，这种肝功能的好转也是暂时的，仍然可以出现波动。如果，肝功能逐渐好转，症状也逐步好转，才是真正的向愈趋势。

肝病调护宜忌简介

在肝病的治疗过程中，病人经常要询问对于生活、饮食等方面要注意哪些问题？而这些问题又往往被医生所忽略。因为肝病除急性病毒性肝炎外，病程相对较长。除了药物治疗以外，精神状态、生活起居、休息营养等，又是极其重要的辅助治疗。如果医生"只顾治病，不顾其人"，忽略了患者的主观能动作用，单纯强调药物，疗效不但不能提高也不会稳固。甚至过于偏嗜，或过于休息，顾此失彼，反而会影响疗效。开始，关老医生对于此类问题，仅从中医传统的一般宜忌略加指导，但是越来越感到这类问题的重要性。如果不加以指导或引起重视，即或是费尽心机，辨证用药，也不会收到预期的效果。有时还会影响医生的思维，医患均丧失信心。关老医生发现祖国医学中对于肝病调护宜忌等问题，尚有丰富的内容，值得进一步挖掘和研究，初步体会有以下几方面：

（一）**情绪舒畅，不能着急**　病毒性肝炎是常见的消化道传染病之一，目前尚无特殊的治疗方法。又因为症状多、病情复杂，易于迁延、反复，甚至恶化。因此，患病后一般思想顾虑较重。根据中医观点认为：情绪的变化，对于脏腑的功能均有直接影响。例如暴怒伤肝，忧思伤脾，惊恐伤肾，以及怒则气上，思则气结，恐则气下，惊则气乱等。所以，思虑、忧伤、恐惧等情志因素，对于肝、脾、肾的功能和全身气机的舒调影响较大。我院肝病组曾对门诊和病房中，长期服用中、西药治疗不愈的病毒性肝炎患者中，任选 200 例（以下简称 200 例）。经过与病人交谈，发现对于肝炎认识正确，而情绪良好者仅有 58 例，占总数的 29%。认识稍差，有一般顾虑者 102 人，占 51%。顾虑重重，情绪较坏者 40 人，占 20%。说明 71% 的患者有思想顾虑。由于病程长，久治不愈，患者的思想顾虑，不外乎对肝炎认识不足，怕恶化，怕肝硬化，怕肝功能波动，怕失去劳动力，怕群众不谅解（因为外观气色有时尚好，但肝功能异常，不能上班）。其他，尚有经济问题、生活问题等等。由于这些顾虑，严重地影响患者的休息。顾虑重重则精神疲惫，症状必然也增加，形成恶性循环。这种恶性循环又特别明显地表现在病情反复波动的患者身上，而且又可影响肝功能的波动。例如，对其 71 例肝功能波动患者的调查中，发现 64.9% 的患者是因情绪波动，25% 的患者因长期失眠而诱发。完全证实了情绪、忧思、忿怒，对于肝病是极其不利的。"既来之，则安之，自己完全不着急，让体内慢慢生长抵抗力和它作斗争直至最后战而胜之，这是对付慢性病的方法。就是急性病，也只好让医生处治，自己也无所用其着急，因为急是急不好的。对于病，要有坚强的斗争意志，但不要着急。"关老医生经常引用毛泽东同志的这段话劝说患者，应当保持革命乐观主义精神，医患互相配合，在战略上藐视它，在战术上重视它。这样就会使自己从疾病的束缚中解放出来，而不为某些症状的显没而惶惶不安，不为每次肝功能结果的变化而忧虑不宁。当然，由于肝脾不和、肝郁不疏，往往多虑善怒，也是肝病的症状之一，有时难以克制，总之应当保持情绪舒畅。《内经》中："使志安宁"和"精神内守，病安从来"的说法，值得肝病患者参考。

（二）**饮食有节，不可偏依** 饮食失节，本来就是肝病的致病因素。肝病为消化道传染病，病后又以消化道症状为主。所以，饮食的调节，适当增加营养是肝病的主要辅助疗法之一。一般多强调"三高（糖、蛋白、热）一低（脂肪）"，以保证营养的供应。中医也强调"药补不如食补"，所谓"补"的含意，应当是合理的调节饮食，增加营养的意思，并非过多、过量地摄入滋补的食品。俗话说"过犹不及"就是这个道理。我国古代就有"食医"的职称。《素问·脏气法时论》中也说："毒药攻邪，五谷为养，五果为助，五畜为益，五菜为充，气味合而服之，以补精气"。而且在治疗某些疾病时，也强调药物药力要适度，仅要求"衰其大半"，"不必尽剂"，而后配合饮食营养调理，增强体质，以除余邪，即所谓"饮食消息"。足以说明中医对"饮食疗法"的重视程度。在临床实践过程中，关老医生体会：肝病饮食调节的注意要点如下：

1. 既要随其所好，又要一定节制：患者因地域、习惯不同，有嗜酸、嗜甜、嗜辛辣、嗜咸的不同。病后饮食不振，不欲进食，营养缺乏。如若从其所好，即可增加食量，有利于营养的补给。中医认为"五味入口，各有所归"，也就是针对某脏腑具体起作用。因为"甘味入脾，辛味入肺，咸味入肾，酸味入肝，苦味入心"，入则有益。但是又不能太过。例如：少量酸味的食品，入肝胆助消化，但过食酸味反而收涩敛邪；甜味食品入脾助气，但是过食甘味，则胸膈中满。西医虽然强调高糖，有的患者片面的理解糖能保护肝脏，每进饮食必须加糖，结果舌苔厚腻，嗳腐反酸，口臭，腹胀，以致脾呆湿阻，消化不良，反而影响营养吸收。所以，食味的调节，可以从其所欲，但又不能过偏。

2. 注意定量，切勿暴饮暴食：肝病患者的饮食应当定食定量。中医认为"脾主运化，胃主受纳"，脾主升，胃主降，升清降浊，节奏调协，消化功能才能正常进行，所以要随其循环节奏，定时进餐。若间隔时间太久，则过饥而无欲；间隔时间太短，则中满而不消；间隔不定，偏爱零食，受纳无度，则升降失节，难以运化。胃为受纳和腐熟水谷之腑，受纳量因人而异，若纵其所好，暴饮暴食，超过胃的正常容量，致使运化失常，则饮食不香，恶臭食气，呕恶嗳腐，脘腹胀满，大便不调或泄泻。所以饮食要定量，肝病患者每岁不宜过饱，以达原食量七八成为宜，因为脾已受困，运化能力降低，仍按原量则难以胜任。若食后两小时仍感饱胀难受，显然已经过量应当减食，使之留有余地，以利充分消化吸收。

3. 根据病情和条件，适当调配：饮食的调节，主要应根据病情的需要而定，不能过分强调"三高一低"，若患者食欲极差，而强求"三高"，则食而不进，进而不消；若食欲尚可，又力争三高，虽能满足于当时，但是体重骤增，积肥生湿，后患无穷。所以，应当在保证营养供给和体质消耗的前提下，摄入营养丰富的清素食品和蔬菜、水果为宜。所谓"一低"，也不是绝对禁止肉食，一般不必严加限制，以味道可口，促进食欲，食而不腻，易于消化为原则，当然过食动物脂肪、肥猪肉，也是不必要的。一般情况下，瘦肉、鱼、虾、奶类、蛋类、豆制品等含蛋白质较为丰富，可以根据个人的生活习惯和消化能力适当服用。但是，对于肝功能

第二辑

严重衰竭，并已有肝昏迷趋势者，含蛋白质高的食物，也应加以限制。总之，要根据病情和经济条件，适当调配，注意色香味美，简单可口，经常更换品种，以促进食欲，保证营养。酒、茶之类，也非绝对禁例。少量的葡萄酒、啤酒有时尚可快胃助消化，活血通经络，有利于全身经脉、气血的疏通。适量的清茶，苦甘微寒，功能泻热、清神、消食下气、清火止渴、利二便。但是饮茶过量成癖或酗酒，以致过度兴奋，造成失眠、中毒，影响愈后。根据中医观点，酒可以助湿热，长期饮（白）酒，湿热内生，对肝病愈后影响极坏。我院肝病组所调查的 200 例中，有饮酒史者 76 人（38%），以往偶尔饮酒影响不大，而酒家则肝硬化发生明显增高，前者为 0.8%，后者为 6.6%，两者相较，统计学处理有显著意义，所以白酒应当忌服。

在指导肝病患者的食物品种选择时，必须根据其病情、症状、治疗用药，以及患者的体质、年龄、季节等情况，综合起来加以分析。并根据其经济情况和客观条件，加以调配。首先要对常服用食品、菜蔬、水果的性味大体有所了解，勿触犯其禁忌，即所谓"适其寒温，无悖病情"。例如：稻米性味甘平，粳米甘苦寒，高粱米甘凉，大麦甘微寒，玉米甘平，黄豆甘温，绿豆甘寒，青豆甘平，蚕豆甘平，赤小豆甘酸寒，白扁豆甘平。牛肉甘温，羊肉甘温，猪肉苦微寒，鸡肉甘微温，鸡蛋甘平，鸭肉甘寒，鲤鱼甘平，鲫鱼甘温，墨斗鱼酸平，黄花鱼甘平，带鱼甘温，虾甘温，蟹咸寒有小毒。枣甘温，李子苦酸微温，杏酸热，桃辛酸甘热，沙果甘酸温，桔子甘平，柑子甘寒，酸梅酸平，西瓜甘寒，甜瓜甘寒滑，苹果甘酸微寒，梨甘酸微寒，柿子甘酸微涩，葡萄甘平涩。花生甘温，萝卜辛甘凉，胡萝卜甘淡微温，菠菜甘寒，南瓜甘温；冬瓜甘微寒，黄瓜甘寒，丝瓜甘寒，藕甘平，葱甘辛温，大蒜辛甘温，白菜甘平，油菜辛温，茄子甘凉，扁豆荚甘酸温，竹笋甘寒，木耳咸寒，海带咸寒滑，紫草甘凉，豆腐甘凉等，选用时可根据其性味适当选用。

有时民间尚流传着某些食物之间的配伍禁忌，例如，猪肉忌梅子，鲤鱼忌鸡肉，羊肉忌荞麦，鸭肉忌李子，螃蟹忌柿子，绿豆忌榧子；以及食物与药物的禁忌：例如，鳖甲忌苋菜，荆芥忌圆鱼，麦冬忌鲫鱼，仙茅忌牛肉，黄连忌猪肉，菖蒲忌羊肉等。这些禁忌很多，都是古代和民间流传的说法，详细道理和科学性尚待进一步研究，在选择配伍时也可适当加以注忌。

对于肝病患者来说，在急性期，往往食欲不佳，故在选择食品时，以清淡素食和多吃水果为宜。慢性期而见有肝、脾、肾虚者，可以根据条件和可能调配食谱，间断服用。例如：肝虚明显者可服用炒藕，炒丝瓜，炒芹菜，炒胡萝卜，莲子粥，枸杞子粥，而忌辛辣、油腻，以助养血疏气；脾虚明显者，可服用牛肉炖胡萝卜，黄芪母鸡汤，红枣小米粥，忌生冷，以助脾益气；肾虚明显者，可服胡桃粥，栗子粥，牛肉炖山药，猪肉炖豆腐，忌生冷辛辣，以助填补下元，滋养肾气。

中医营养学是一门专门的学问，目前研究者尚少，用于肝病的营养疗法，报导者更少，上述看法仅供参考。

（三）**生活起居，要有规律** 肝病病程较长，除急性期，黄疸，肝功能严重损害，需要绝对卧床休息外，一般生活和服药均应自理。在目前情况下，单纯西药，单纯中药，或中西药有机组合治疗，都有一定的疗效或较好的疗效。所以，应当根据具体情况，耐心地进行规律的治疗，有时急于求成，欲速则不达。或者"有病乱投医"，反而事与愿违。临床上虽有"偏方治大病"之说，对于某些病经过实践证实，如果对症或确属有效的偏方，尚且可以试用。但是过多、过乱地服用，由于某些药物的毒性尚不了解，是否能增加肝脏的负担或引起中毒均不得而知。有时为了乱找药乱服药，忙于奔波，生活极不规律，影响休息，反而得不偿失。

由于情绪波动，思想顾虑，往往导致长期失眠。我院肝病组对71例肝功能反复波动的影响因素调查结果中表明，25%的患者因长期失眠而诱发，由于失眠则情绪更易激动，由于失眠而不能定时起床，打乱了生活规律，以致恶性循环。肝病最好忌服安眠药，打消顾虑自我调节，辨证服用中药以调理心神，使之得到足够的生理睡眠。睡眠充足，生活作息也会规律，中医认为心神得养，"人卧血归于肝"，肝血得养，则有利于肝病的恢复。

在肝病的急性期阶段，或肝功能有明显损害时，应当禁止性生活，即或是在慢性期和稳定阶段也应当有所节制。因为中医认为"房劳伤肾"。生育期已婚妇女，应当注意避孕。我院肝病组对200例影响肝炎归转因素的调查中，发现10例13次在肝炎过程中合并妊娠，总的愈后是不够理想的，往往因为合并妊娠而病情加重，如有1例原发隐性患者，分娩后引起显性发病，另外1例在分娩的前一天，骤发急性病毒性黄疸型肝炎，虽然顺利分娩，但是黄疸消失极慢，肝功能持续异常一年多，未能恢复正常。所以，肝病期间仍以避孕为好。

除了每天的生活要规律，作息定时以外，一年四季，也要"和于阴阳，调于四时"，注意适应地域气候的变化，避免感冒。因为肝病的发生，内虚是重要的依据。患病后，邪正交争，正气更加耗伤，机体抵抗力下降。患病期间或病愈后，都要"虚邪贼风，避之有时"。根据肝病组 200 例反复发作的肝炎患者中，因感冒而致肝功能波动者占 27.8%，所以，适时增减衣被，避免感冒，同样是自我调护的重要内容之一。

（四）**劳逸结合，善于调理**　患病后，由于摄入量减少，病毒的作用，肝功能损害，机体机能的紊乱，往往容易疲劳。在急性期或慢性肝炎活动期，或出现黄疸，肝功能损害较严重的阶段，应当绝对卧床休息，降低机体的消耗量，以利整体机能的恢复和保护肝脏。因为，疾病的发生和变化是错综复杂的，归纳起来，不外乎人体的内因根据和致病的外在因素两个方面，中医称之谓"正"和"邪"。"正"，是指机体各脏腑组织田官的功能活动，及其对外界环境的适应能力和对致病因素的抵抗能力；"邪"，是指一切致病的因素，而疾病的发生，就是"正邪相争"的反映，中医强调"正气"能起主导作用，故有"正气存内，邪不可干"和"邪之所凑，其气必虚"之说，在急性期和肝功能严重损害阶段，卧床休息是内存正气的必要条件之一，安静内守，使机体慢慢生长抵抗力。而急性期过后，或黄疸消退肝功能逐渐恢复，就要根据个人的体力情况，逐渐减少卧床时间，相应增加离床活动时间，日常生活自行料理，活动要逐步增加，开始以室内活动为主，逐步发展到户外活动，在体力尚差的情况下，可以卧床休息与活动互相交替。活动方式除料理个人生活必要的一般劳动外，提倡室外散步，时间可长可短，距离可远可近自行调节，以不感疲劳为原则，如活动后感觉明显疲劳，经卧床休息半小时后仍未恢复，下次可减少活动量。

从中医观点来看，过劳过逸都能使气血、筋骨、肌肉，失其生理常态，影响全身机能。故《内经》中说："不妄作劳"，"形劳而不倦，气从以顺"，适当的劳动或活动而不过劳，可以使人体气血顺畅，劳与逸是对立而又统一的关系。对于肝病患者，特别是有些慢性肝病患者，食欲尚可，由于认识不足，不敢活动，过于安逸休息，身体逐渐发胖，体重增加，由于"肥人多湿"，湿蕴热阻则肝病难以治愈，西医所说的肝炎后肝脂肪性变患者就属于此。况且，久卧不劳，并不是正常的休息方式，因为《素问·宣明五气论》中曾说："久视伤血，久卧伤气，久坐伤肉，久立伤骨，久行伤筋。"说明久卧、久坐，不但无益反而伤气伤肉，对机体有损而无益。所以，除急性期，有黄疸或肝功能严重损伤者外，都应当根据病情和体力情况，动静结合，劳逸结合，善于调理，使机体机能恢复与肝功能的恢复趋于平衡，否则是不稳固的，有很多的患者，在静卧的情况下，肝功能好转，但是稍事活动和上半日班，肝功能就突然恶化。

总之，生、老、病、死是自然规律，得病并不可怕，而是应当正确对待，"既来之，则安之"。情绪要舒畅，不要着急，饮食、生活起居要有规律和适当调配，不要偏嗜，以利机体抵抗力的恢复和帮助祛除余邪。并且要劳逸结合，充分调动人体的主观能动性，医患合作，必然能够顺利地战胜肝病。

杂病临证体验

"怪病责之于痰"的一些启示
—兼谈从痰辨证论治的初步看法
（附 病案 26 例）

临床上经常把异乎寻常的病证称之为"怪病"。在分析时又多"责之于痰"，在治疗上也多从"痰着手"。例如《寿世保元》中说："一切怪症，此皆痰实盛也"。《医学入门》中说："痰火所以生异症"。因此，"怪病责之于痰"或"怪病多从痰着手"这两句话，也就逐渐成为临床习惯用语了。何为怪病？怪在何处？何以从治痰入手等问题，实有深究之必要，结合实际病例谈谈初步看法：

（一）何为怪病？怪在何处？ 对于"怪病"笼统地讲，就是异乎寻常的病证。实际上是在当时的医疗水平和条件下，尚未认识或认识不足的病证，治疗上也比较困难，属于疑难病的范围。追溯《素问》在奇病论、大奇论等篇中，对于奇病确有相当多的记载，可谓之"怪病"说的来源。例如《素问·奇病论》中说："奇病"包括"重身，九月而暗"，"胁下满，气逆"的息积，下肢肿"环脐而痛"的伏梁，"尺脉数甚，筋急"的筋疢（病），"大寒头痛"的厥逆，"口甘"之脾瘅，"口苦"的胆瘅，"五有余，二不足"之厥，"生而病癫疾"之胎病，"庞然有如水状"之肾风等。对其病因病理、症状、诊断、治法、愈后等也有一些记载；在大奇论中又对某些异乎寻常的奇病脉象、症状也有所描述，并指出从脉象的变化来认识疾病的机转，并对可治与不可治的症状作了分析。对于心、肝、肾、胃、胆、胞、大肠、小肠、十二经等，由于精气不足而出现的各种脉象、愈后也作了说明。从这些内容初步归纳一下，可以看出在当时所列述的奇（怪）病范围还是很广的。几乎各脏腑、经络都有。①从病因上分析：有的是生理性的，例如妊娠9个月。较多的是病理性的，如外因之风邪、大寒、大热，内因之气郁、内虚、内寒、内侮，以及过食肥甘、伤食等。除了这些后天因素之外，尚有在胎内母受大惊的先天因素。②从病理上分析：有因气不周流，上下格绝所引起的经络阻隔，或气逆作喘，有因气化失常所引起的水气内停，浮肿，有因气滞血瘀所引起的痞积、癥瘕，有因大热所引起的身热如炭，内热灼津所引起的消渴，以及表里不一虚实夹杂和脉症不一（阴证出阳脉）的复杂病象。另外，还包括气暴上而不下，精气上逆的癫疾、惊厥等。③从症状上分析：就更加复杂多变，诸如失音、胁下满、中满、髀股骱部浮肿、腹痛、筋急、头痛（剧烈）、齿痛、口中甜、口苦、烦渴、喘息气逆、尿频、尿意不尽（癃）、尿闭、不能饮食、善惊、抽搐、偏枯、肠澼下血、暴厥等等，极为复杂，规律性不强。④从病程上分析：有急骤暴发，突然而作，或时作时休，以及病程较长的"二三年不愈"（息积、伏梁）或"多年不愈"（脑逆）者。⑤从四诊所见来分析：脉象之中有尺脉数，脉细如发，满大，小急，鹜暴，急沉，沉博，悬钩浮，如浮波，如散叶，如省客，如悬雍，如偃刀，如丸滑等等，甚为复杂，而且很难体会，面色有"白色黑色见"，形体有羸瘦、肿、形不瘦等。⑥从治法上分析：有的感到有余当泻，不足当补，表里抵触，补泻无法；有的禁针灸，有的不可药攻；有的用药与导引相结合，大部分未提治法，但是也有生理性自复者，如九月而喑，就不需要治疗，"当十月复"分娩之后即可以自愈。对于内热所引起的消渴曾提到"治之以兰，除陈气也"，在法则上也提出过舍脉从症的原则和针"胆募俞"的具体经验。看来治疗方法不多，比较困难。⑦愈后不够理想，有的"尚有生机"，有的"其死无疑"，"水火俱困必死"，有的对死亡的日期都进行了推论，如"草干而死"、"木叶落而死"、"三十日死"等等，愈后有好、有坏，大部分愈后较差。

　　通过上述分析，初步可以体会《素问》中所谓之"奇病"，是指当时尚未认识或认识不足的，不同于寻常的疑难病。在辨证论治上，不符合寻常规律，比较难以掌握。但是，随着医学的发展，有些逐渐被认识了，例如肠澼下血，相当于现代的痢疾，后世论述者极为丰富，而当时记载"肠澼下血，血温身热者死"，而后世治痢之法甚多，疗效相应提高，已被视为常见病，不足为奇了。其他如消渴病、癫痫、水肿病等等，也都有了专门的论述和经验。虽然如此，直到现在仍然还流传着"怪病责之于痰"的看法，说明仍有一部分病证尚未被认识，或未被掌握，不同于寻常规律。目前看来虽然称之为怪病，但也并不怪，因为从认识上和治法上，已经体会到是因"痰"为患，治疗上也可从"痰"着手。所以问题的焦点集中到"痰"字上。并且提出了从

"痰"辨证、从"痰"论治的医学观点。因此，有必要研究一下"痰"的病理生理和对人体的危害性，以及如何从痰论治的规律性。

（二）对于"痰"的看法　痰的含义可分为狭义和广义两种。狭义的痰，是指咳嗽时吐出的痰涎；广义的痰，泛指人体气血不和所引起的水液代谢失调的病理性产物。关于水液的代谢，《素问·经脉别论》中说"饮入于胃，游溢精气，上输于脾，脾气散精，上归于肺，通调水道，下输膀胱，水精四布，五经并行，合于四时五脏阴阳，揆度以为常也。"《素问·至真要大论》中说："太阴在泉……湿淫所胜……民病饮积心痛……。"《素问·气交变大论》中说："……雨湿流行，肾水受邪。甚则……饮发中满，食减"。可见人体津液之所以能够输布，全赖气化的正常运行，水道的通调。诸凡一切引起气化不利的因素影响了肺、脾、肾、三焦的功能，水津不能正常输布与五经并行，过剩的水液积留生湿、积饮、发饮凝结即为痰。李中梓在《医宗必读》中引述了上述原文之后说："……水精四布，五经并行，何痰之有？"然而在《素问》中并没有"痰"的记载，仅有"饮"。痰字始见于《神农本草经》巴豆条，称其能治"留饮痰澼（痰字古作淡，淡与澹通，是形容水摇动貌）"。《脉经》作淡饮，到了汉代张仲景的《金匮要略》开始有关痰饮的论述，并根据饮邪停留的部位与证候而分为痰饮、悬饮、溢饮、支饮，重点还是论饮，而痰饮中的痰，也是指狭义的痰。后世医家也多根据上述理论和实践进行了发挥，如《圣济总录》中说："三焦者，水谷之道路，气之所终始也，三焦调达，气脉平匀，则能宣通水液，行入于经，化而为血，灌溉周身。若三焦气塞，脉道壅闭，则水液停滞不得宣行，聚成痰饮。"另外，七情内郁也可以生痰，如《医学入门》中说："为痰为积本七情"。《济生方》中明确地指出气道不顺是痰饮之本，故说"人之气道贵于顺，顺则津液流通，决无痰饮之患。"张景岳则认为痰饮的生成是由于脾肾虚所致，他说"夫人之多痰，悉由中虚而然，盖痰即水也，其本在肾，其标在脾，在肾者，以水不归源，水泛为痰也；在脾者，以食饮不化，土不制水也。"更明确地指出了痰的实质即是水，而这种水是不能被利用的病理性"水"。

以上说的是生痰的内因，后世医家也提到外因风、寒、燥、火、湿等也可以生痰，例如《儒门事亲》中分为风痰、热痰、湿痰、酒痰、沫痰（食痰）。朱丹溪又将痰分为湿痰、风痰、内伤夹痰等类，这些论述逐渐突破了《金匮要略》中所说的痰饮范围，开始蕴育着广义"痰"的概念。直到李梴的《医学入门》提出"诸病所以生痰"的百病兼痰论和"百病非邪有余，则正气乏，治本化痰清气"之说，后来更有"百病都因痰作祟"的说法，因此，广义痰的概念也就逐渐形成了。

根据临床实践，关老医生体会：中医所谓之"痰"，首先应从广义去理解，狭义的痰（或痰涎）也包括在广义痰的范围之内。痰生成的原因也是多方面的。若因脾不健运，肾气不足，津液不能正常输布，肺气受阻，不能通调水道，则三焦气化失司，过剩的水液不能排出体外，水湿停留积聚，不能被利用，稀薄者称为饮，凝结稠浊者即为痰，即所谓津液有余（量的变化）而生痰。若因肝肾阴亏，津液不足，或热灼耗津，机体阴液之中水少津亏，汁稠重浊，气催不动，流行不畅，不易生化，也可以停蓄凝结而生痰，即所谓津液不足（质的变化）而生痰。正如赵献可在《医贯》中所说："盖痰者……原非人身之所有，非水泛为痰，则水沸为痰。"另外，各种因素所引起的气虚，气化不利，气不帅行，催动无力，津液流缓，怠堕沉积也可以生痰，如李中梓在《医宗必读》中说："脾土虚弱，清者难升，浊者难降，留中滞膈，淤而成痰。"

概括起来，可以认为：一切内、外因素所引起的人体气血失和，脏腑功能失调，三焦气化不利，为生痰之本，关键是气道不顺，而津液运行不畅，不能正常输布，水液有余或不足，不能发挥其正常功能，停蓄留湿，凝结稠浊，以致胶固成形即为痰。因此，痰的生成实属人体水液代谢紊乱的病理性产物。正如《外科明隐集》中说："痰之来由非一端，脾虚肺燥内结涎，气不胜湿经络滞，运行不周液即痰。"而气、血、津液是人体代谢的物质基础，痰形成以后，又"随气升降，无处不到（朱丹溪）"，所以说"百病都由痰作祟"。

（三）"痰"对人体的影响 痰是津液的病理形态。而津液，泛指体内的一切水液，是指由饮食精微所化生的营养物质，在脉中者，为组成血液的成分；在脉外者，遍布于组织间隙之中。"津"比较清稀，分布于肌肤之间以温润肌肤；"液"比较黏浊，分布于关节、脑髓、孔窍等处并濡养之。津液的生成、布散、环流和排泄，皆与三焦的气化功能有关。津液的代谢，是维持体内水液平衡的重要环节。"痰"生成之后对于人体的影响是很广泛的。甚至可以认为，痰对人体的影响也就是人体水液代谢紊乱的具体表现，涉及各个系统，正如

《外科明隐集》中所说"痰生百病形各色",《濒湖脉诀》中也说"痰生百病食生灾"。痰之为病涉及内、外、妇、儿各科,综合起来,可以归纳为以下几个方面:

1. 痰阻气机:津液的生成、布散、环流和排泄,有赖于肺、脾、肾、三焦的气化功能,痰生成之后则必然会阻碍气机,以致气机阻滞,气化失利。常见证候如下:

(1) 风痰:可见体胖,眩晕,恶心欲吐,四肢麻木,吐痰多,痰中有泡沫,喉中有痰鸣等。

(2) 热痰:可见痰黄稠有块,面赤,口干唇燥,心胸烦热,痰热互结,阻滞中焦气机则胃脘硬满,有压痛,舌苔黄腻(又称小结胸症)。

(3) 寒痰:外感风寒而致者,可见痰白而稀,畏寒背冷等,脾肾虚寒而致者,可见恶寒肢冷,神倦,纳呆等。

(4) 湿痰:脾不健运,聚湿生痰,湿痰上溃,可见痰多易咯,色白稀而黏,食纳不佳,身倦嗜卧,胸脘痞闷等。

(5) 燥痰:可见咳嗽喘息,痰黏难咯,偶带血丝,咽干而痒,小便短赤等。

(6) 气痰(梅核气):痰核留聚于咽喉,阻碍气机,如同窝肉,咯吐不出,咽之不下,胸膈痞闷、疼痛或伴发呕吐等。

(7) 痰火:肝火与郁痰凝结,无形之火与有形之痰煎熬胶结,阻于气道,贮积于肺,平时无明显症状,但可因外邪、饮食、内伤而引发。症见烦热胸痛,口干唇燥,或痰火上升,壅塞清窍,也可见有耳鸣,气机闭阻，则见耳聋等症。

2. 痰阻血络：痰湿郁阻血络，以致血脉不通。常见证候如下：

（1）胸痹心痛：脾虚痰阻，清阳不升，胸阳不振，阳虚痰渍，痰浊壅阻，阳气痹涩，以致心脉血行不畅，则可见胸痹心痛。

（2）黄疸：湿热凝结成痰，阻于血络，胆汁不能循其常道，溢于肌肤则发黄疸。

（3）剧烈头痛：痰浊内生，困阻中焦，清阳不能上升，痰浊反逆，清窍被蒙，络脉阻滞，气滞血瘀，则可见剧烈头痛。

（4）癥积痞块：痰凝阻络，气滞血瘀，凝痰与瘀血胶结形成癥积痞块，日益增大，触之坚硬，或居于体表，阻遏经络，或居于胸腹之中。

3. 痰阻经络：痰湿凝结阻于经络，流注关节等体表各处。常见证候如下：

（1）痰核：湿痰凝聚，大小不定，多少不一，不红不肿，不硬不痛，阻于经络，可生于体表各处，如瘰疬、瘿瘤。若夹痰火，痰热者为臁核，染毒焮发者可见有红、肿、热、痛。

（2）流痰：先天不足或久病肾虚，寒湿之邪乘隙而入，与痰浊凝聚，阻滞经络则见局部漫肿、疼痛，或溃腐流脓，日久尚可深窜筋骨。

（3）乳痰：又称乳核。肝郁脾虚，痰浊凝结，阻于肝肾二经，则见乳房中结核累累，扪之光滑肿硬，或瘀阻血络，痰血胶结，日益增大，坚硬如石，称为乳岩。

（4）痰包：痰火流注于舌下，见有舌下痰包，表面光滑、质软，外表色黄，局部麻木疼痛，逐渐肿大，可以妨碍说话及饮食。

（5）痰湿阻络：痰湿流注经络，壅阻气血，气血运行不畅，故见手臂及肢体麻木，流注关节，则局部肿胀积液，活动障碍。若为风痰中经、中络，可见突然晕倒，舌謇不语，半身不遂，或肢体麻木废用。

4．痰阻五脏：五脏六腑皆可以生痰，痰既生成之后，又可阻于五脏。常见证候如下：

（1）痰扰心

①痰气扰心：气郁则痰滞，痰气扰心可出现精神异常，哭笑无端，手舞足蹈，或肢体抖动，僵卧，闭目不语，甚至意识模糊，可见于"脏躁症"，或精神分裂症。

②痰扰心神：轻者可见惊悸，怔忡，健忘，痰食化火，上扰心神则不寐。痰气互结上逆，阻于心窍则发为癫症。

③痰火扰心：痰火上扰，心窍被蒙，多见神志失常，言语错乱，狂躁妄动，如癫狂等证。

④痰迷心窍：又称痰蒙心包，或痰阻心包，多见意识模糊，喉中有痰声，胸闷。痰热互结，蒙闭心窍，则见高热昏迷，痉厥，抽风等。

（2）痰犯肝：若因痰停胁肋，则胸胁间痛，喘咳痞闷。若因情志抑郁，肝郁化火，火热炼液成痰，火升痰动，侵犯于肝，则见烦躁，善怒，甚则惊悸，抽风。风气通于肝，风痰窜动也可以引发惊风或痫证。若因湿遏痰郁，与瘀血胶结则生痞块，日益增大，寄于胁下，古称"肥气"。

（3）痰阻脾：脾湿生痰，痰阻中焦，痰湿上泛则见恶心呕吐，痰热互结阻于中焦，则见胃脘硬满，有压痛，甚至胸背胀痛，头胀痛，眩晕，失眠，口干或苦，舌苔黄腻，脉滑数。食痰停滞，饮食不节，脾失健运，水饮不化，聚湿生痰，阻隔中焦，升降失司，以致心失濡养，心神不安，也可兼见不寐等症；疟疾久延，气血亏损，痰血瘀结于胁下，可以出现痞块，称为疟母。

（4）痰犯肺：即狭义的痰，阻于气道则咳嗽痰多，气道喘咳，外邪化热，痰蕴化火，肺阴耗伤，肺燥，痰浊上渍于肺，壅塞气道，不得宣降，呼吸急促，而作哮喘。脾虚湿阻，聚湿生痰，痰浊上渍于肺。壅阻气道，肺气失于主降而作咳嗽，即所谓"脾为生痰之源，肺为贮痰之器"。五志郁火，炼液成痰，火炽痰涌，痰随火升，则见面红气粗，目赤怒视，口渴多饮。痰火犯肺则声音洪亮多语。

（5）痰浊注肾：湿热或寒湿痰浊下注于肾则见尿浊呈乳白色，或伴有尿频数，或遗精、遗尿等症。

根据以上所举的证候，包括因病而生痰和因痰而致病者。虽然很不全面，但也足以说明"痰"对人体的影响是较为广泛的。实际上已经可以形成从"痰"辨证的系统，这些都是病因、病理、病位都比较明确的病证。但是，对于那些病位尚未肯定，病机尚不十分明确，或尚未明显表现出来的痰证，关老医生称之为隐伏的痰证，往往就被临床医家称之为"怪病"。

（四）从"痰"论治的体会　因痰而引起的症证是很广泛的。痰证又是"水病"，且能随气而行，无处不到，所以，可以与气、血为病相提并论，而成为独特的论治系统。除了病位明确、病机已详、症状典型者外，其他由于临床表现多种多样，奇奇怪怪，治疗也比较困难，但是，如果明确了痰的病理生理，重视从痰辨证和从痰论治，还是有一定规律可循的。

对于痰的治疗，除了针对狭义痰的治疗，而采用化痰、消痰、涤痰三大法则外，对于广义的治痰法则就应当包括针对一切致痰因素的治疗。更扩大一些说，对于因病而生痰，或因痰而生病的各种病因、病理、证候的防治，都可以包括在内，因此，在运用这些法则时，也要根据患者的具体情况区别对待。同时也要针对与发生痰证相关脏腑的功能进行调节。例如调理肺、脾、肾、三焦以及气血的功能等。除了一般惯用的宣肺化痰、清热化痰、润肺化痰、燥湿化痰、温化寒痰、息风化痰、软坚化痰、荡涤顽痰外，关老医生还认为应当审察和判断，痰在气分或是在血分。偏于在气分者，应当行气化痰，益气化痰，芳香化痰；偏于在血分者，应当活血化痰，补血化痰，养阴化痰，开窍化痰。总之，治痰的法则是比较广泛。为了便于掌握，从治痰的基本原则上，概括为以下四点，即：见痰休治痰，辨证求根源；治痰必治气，气顺则痰消；治痰要治血，血活则痰化；怪病责于痰，施治法多端。详述如下：

1. 见痰休治痰，辨证求根源：由于痰有狭义、广义之分，治痰之法也有狭义、广义之别。这里所指的是治疗广义之痰证而言。痰随气行，无处不到，而生百病。所以，临床上除了一般辨证法则外，注意从"痰"辨证是值得重视的。"痰"为人体水液代谢的病理产物，那些胶固有形，发于体表者易察，阻于血络形成痞块、瘕积者易见，但是，发于人体内部，阻于气机，犯于脏腑，或在显形以前的痰，就不易被觉察。临诊时应当综合其证候，收集四诊所见，从"痰"的病理实质上审证求因，并根据其证候特点从整体观念出发辨证而治"痰"。所谓"见痰休治痰"的意思即是说：首先应当明确痰可以生百病，百病皆可从"痰"辨证。对于痰证，不论其显形与隐伏，在治疗时要针对可以引起生痰的不同诱因加以矫治，并从多方面入手，或治疗已生之痰，或阻断生痰之源，具体情况具体分析，以求治其根源。

例一　周某　女　31 岁　门诊号 5613　初诊日期：1959 年 7 月 12 日

主诉：突发性晕倒，抽搐，口吐白沫，已一年余，近期来 2～3 天发作一次。

现病史：患者自 1958 年 6 月胃大部切除术后，出现发作性心慌，肢凉，自汗，四肢颤抖，继而突然晕倒，不省人事，口吐白沫，有时咬破唇舌，四肢抽搐，二便失禁，近半年来病情逐渐加重，每隔二三天发病一次，发作时多在上午 10～12 点。一次曾在候诊时突然发作，经针刺急救约 30 分钟后苏醒，一小时后恢复正常，经某医院神经科检查诊为癫痫大发作。来我院治疗时，自诉头晕，胁痛，腰酸，心悸，气短，颜面浮肿，有时胃脘不适，乏力，月经半年未行，睡眠尚好，二便正常。

舌象：舌苔白。脉象：两脉沉细。

西医诊断：癫痫大发作。

中医辨证：术后阴血双亏，肝郁不舒，肝风上扰，发为病症。

治法：滋阴养血，平肝汗阳。

方药：

旋覆花 10 克（包）　党参 10 克　木瓜 12 克　生赭石 10

克（包）　生地 15 克　香附 12 克　何首乌 12 克　牛膝 10 克　藕节 12 克　炒枣仁 12 克　枸杞 12 克　橘红 10 克　生石决 12 克　杏仁 10 克　菖蒲 10 克

治疗经过：按上方加减，服药 3 个月，诸症大减，仅发作一次，又继服数 10 剂，停药观察。1963 年 5 月 5 日随访，服中药治疗后，3 年多来未再发作，一般情况尚好。

例二　刘某　男　34 岁　门诊号 16262　初诊日期：1959 年 4 月 22 日

主诉：突发性抽搐、神昏，经常发作已 5 年之久。

现病史：患者自 1954 年开始出现发作性抽搐，神昏，每次发作开始时左上肢发抖，左眼睑抽动，继而神智不清，两手抽动，两目上吊，两腿伸直，两足内翻，面色发紫，牙关紧闭，喉中痰鸣，口吐白沫，有时咬破唇舌，小便失禁。1956 年以后发作逐渐频繁，有时可见小发作，仅表现为左上肢抽动。平时睡眠不安，头痛头晕，患者为乐队指挥，因病工作难以胜任，食欲尚可，二便正常。

既往史：有绦虫史。

舌象：苔薄白。脉象：弦滑。

西医诊断：癫痫。

中医辨证：阴虚肝旺，气血壅滞，痰火上升发为痫症。

治法：养阴清热，平肝潜阳，化痰通络。

方药：

生石决 30 克　天麦冬各 10 克　橘红 10 克　珍珠母 15 克　鲜石斛 15 克　瓜蒌 15 克　鲜生地 30 克　赤白芍 24 克　礞石 10 克　旋覆花 10 克（包）　丝瓜络 12 克　当归 12 克　代

赭石 10 克（包）　牛膝 10 克　菊花 12 克　清半夏 10 克　杏仁 10 克　丹皮 10 克　茯神 30 克　通草 3 克

治疗经过：药后自觉症状好转，发作减少，按上方加减共服 70 余剂。两个多月后，发作完全停止，恢复正常工作。

例三　曹某　男　35 岁　初诊日期：1969 年 10 月 16 日

主诉：右半身发作性抽搐已一年余。

现病史：患者于 1968 年 9 月，在一次听报告时，突然发现右半身发作性抽搐，此后每隔一个月或半个月，甚至一周发作一次。伴有头晕、头痛，右半身麻木无力，右手颤抖，走路不平稳，视力减退，记忆力差，失眠，肝区隐痛，食纳欠佳，消瘦。曾注射葡萄糖酸钙，服用三溴合剂无效，1969 年 3 月在某医院诊治，检查体重 49 公斤，两眼视力 0.1，脑电图示左枕波幅低于右枕½，左侧脑电活动有受抑现象。颅骨摄片左侧顶部颅骨板密度减低，气脑造影见左侧脑室轻度扩张，脑脊液检查基本正常。神经科诊断为局限性癫痫（贾克森癫痫），脑萎缩，内科会诊称合并低酸性胃炎，住院 8 个月，经西药治疗效果不明显。于 1969 年 10 月 16 日来我院门诊。

舌象：苔白。脉象：沉滑。

西医诊断：局限性癫痫。

中医辨证：肝肾阴虚，风痰阻络。

治法：补肾荣筋，柔肝息风，化痰定搐。

方药；

何首乌 15 克　旋覆花 10 克（包）　生赭石 10 克（包）全蝎 3 克　焦白术 10 克　生地 15 克　杭白芍 15 克　当归 10

克　川芎 6 克　钩藤 15 克　木瓜 12 克　滁菊花 12 克　珍珠
母 30 克

治疗经过：按上方加减，共治疗两个月。随症加减
的药物有：鸡内金 15 克，北沙参 16 克，祁蛇 12 克，
桑寄生 15 克，柴胡 12 克，五灵脂 4 克，玄参 30 克，
生牡蛎 30 克，桃仁 12 克，地龙 10 克，路路通 5 克。

至 1969 年 12 月中旬，临床症状明显好转，视力提
高到 0.6，体重增加到 55 公斤。至 1970 年 3 月门诊复
查，癫痫未发，恢复正常工作。

1972 年 4 月追访，癫病一直未再发作，但时有失
眠、健忘、右半身麻木等。

【按语】　癫痫一症，祖国医学中早有记载，其病
因可由先天所受胎病，以及后天情志所伤，饮食失调所
致。李梴《医学入门》中叙述的较为明晰，他说："癫
痫内伤者多，外感极少，蓄伤饮食积为痰火上迷心
窍"。又说："五志之火由七情而起，郁而成痰"。总之，
癫痫与七情郁闷，阴虚阳亢，痰火壅盛有关。关键在于
痰阻气机，壅闭经络，蒙闭清窍，特别是在发作时，乃
因"痰火上迷心窍"而致突然仆倒，口吐痰沫，嚎叫，
四肢抽搐。所以，本病是以痰为患，夹因风、火、惊
恐、情志不遂而诱发。但是，由于正气的盛衰和痰结的
深浅，发作的情况也不同。在治疗时，仍应从整体情况
出发，不要单纯治痰。例一，为癫痫大发作，由于胃切
除术后阴血大伤而诱发，平素肝郁不舒，痰气互结，以
致肝风上扰，发为痫症。例二，也为癫痫大发作，有时
出现小发作，患者工作常至深夜，劳累过度，阴血耗
伤，以致阴虚阳亢，故头晕失眠，每次发作前左上肢颤
抖，继而痰涎壅盛，昏不识人。有时仅有肢体抽动，系

因顽痰阻络，气血壅滞所致。例三，为脑萎缩，局限性癫痫。平时头晕眼花，步履不稳，发病时右半身短暂抽搐，而无意识障碍，且伴有右半身麻木、无力，右手颤抖，视力、记忆力减退等，证属肝肾阴虚，血虚，血不荣筋证候。所以三例同中有异。应当详细分辨其诱因、病机，辨证论治。关老医生认为三例的共同点为阴血不足，肝经失于润柔，肝阳上亢，以致风动痰壅，发为痫症。治疗上均以当归、白芍养血活血柔肝，旋覆花、代赭石、橘红、杏仁平肝降气化痰。而例一，病发于手术之后，一般认为刀刃手术，气血阴液大伤，故加党参、生地、枸杞子、何首乌益气养阴，香附、藕节、木瓜、牛膝行气活血，通络舒筋，炒枣仁养心宁神，菖蒲、生石决开窍定志。例二，由于工作紧张，又经常劳神熬夜，而且病程日久，见有肝肾阴虚，肝热上扰等证，故加珍珠母、生石决、茯神平肝潜阳安神，鲜生地、鲜石斛、天麦冬、牛膝、菊花养阴清热，半夏、瓜蒌、礞石加强化痰之力，丹皮、赤芍凉血活血，丝瓜络、通草通络；例三，则以血虚风痰阻络为特点，故加焦白术、生地、川芎健脾益阴，活血通络，全蝎、钩藤、木瓜平肝息风通络，菊花、珍珠母清热平肝，以后也曾加减使用过柴胡、五灵脂、桃仁、地龙、祁蛇、路路通等行气活血通络之品，以及沙参、玄参、生牡蛎等养阴软坚化痰之剂，完全根据证情的特点和变化，辨证论治。

例四　袁某　男　42岁　病历号590　初诊日期：1960年12月31日

主诉：口眼㖞斜已9天。

现病史：患者于12月22日受风感冒后，自觉左侧嘴角不适，次晨醒后即发现口眼㖞斜，左侧嘴角不能闭合，唾液自左侧口角外流，不能正常鼓气和吹气，舌左侧味觉稍差，饮食睡眠尚好。曾用硝酸士的宁、维生素B_{12}、穴位封闭、针刺治疗均未见好转，遂于 12 月 31 日来诊。

检查：面色稍黄，左口角下垂，人中偏向左侧，笑时更明显，左鼻唇沟较对侧为浅，右眼较左侧大，言语尚清楚。

舌象：苔薄白。脉象：沉弦细。

西医诊断：左侧面神经麻痹。

中医辨证：气血两虚，风痰阻络。

治法：养血活血，化痰通络。

方药：

杭白芍 10 克　当归 10 克　僵蚕 10 克　钩藤 10 克　蝉蜕 3 克　天麻 10 克　全蝎 10 克　生地 12 克　川芎 3 克　丝瓜络 10 克　路路通 10 克　橘红 10 克

服药后，症状逐渐好转，配合针灸治疗，共服药13 剂，临床痊愈。

【按语】　面神经麻痹多由面神经炎所致，且与受寒、受风冷刺激有关。关老医生认为，气血不足为发病之内因，外风乘虚而入，留于经脉，正不抗邪，不能鼓邪外出，气血不足，流行不畅。《外科明隐集》中说："运行不周液即痰"。意思是说气血运行不周滞塞闭涩经络，气虚不能运化，浊液相兼则凝结成痰。所以，风痰阻于经络，营卫不通，肌肤不用，则见口眼㖞斜、嘴角眼睑不能闭合等症。关老医生用牵正散加减，方中僵蚕、钩藤、蝉蜕、天麻、全蝎祛风化痰通络，橘红和胃化痰，生地、杭白芍滋阴养血，当归、川芎、丝瓜络、路路通养血活血通络，实有"若欲通之，必先充之"

之意，不但符合"治风先治血，血行风自灭"的说法，而且也补充了"治风需化痰，痰去风无恋"的临床体会。同时认为养阴血，充血脉，扶正固本是成败的关键，如果单纯祛风，反而化燥伤阴，气血不通，风邪反而留恋不易祛除。

例五　汪某　男　52岁　初诊日期：1974年9月21日

主诉：耳鸣已七八年。

现病史：患者七八年以来经常犯耳鸣，近3年加重，诊为"神经性耳鸣"。经治疗无效，1974年4月以来，症状加重。现症：每遇精神紧张，情绪波动，生气着急，甚至稍微跑动（如因赶乘公共汽车），均能引起耳鸣发作。发作时自觉头晕脑胀，必须立即静坐或睡眠，方可自行缓解。严重时，精神恍惚，两目发呆，说话音调有所改变，据家属讲，听起来有似鼻音，睡眠尚属正常，记忆力减退，纳食不香，饭后腹胀，大便初硬后溏，小便色黄。

舌象：薄白。脉象：沉弦。

西医诊断：神经性耳鸣。

中医辨证：气阴两虚，肝阳上越，痰阻清窍。

治法：养阴益气，平肝汗阳，活血化痰。

方药：

生芪15克　北沙参15克　五味子10克（打）　生甘草10克　旋覆花10克（包）　生赭石10克（包）　菖蒲10克　珍珠母30克　首乌藤30克　藕节12克　香附10克　杭菊10克　川芎5克

治疗经过：10月8日前方共服14剂，耳鸣减轻。晨起面部浮肿，前方加焦术12克，冬瓜子、皮各12

克，继服 14 剂。共服药 28 剂，耳鸣已除，虽有情绪变动或小跑，耳鸣也未发作。继服前方以巩固疗效。

【按语】 患者年过半百，耳鸣已七八年，发作与精神、情绪密切相关。发则头晕脑胀，神呆，平素健忘，食欲不振，面部微肿，系因用脑过度，劳伤心神，以致气阴两虚，气虚则血滞，阴虚则阳亢。《内经》中说："髓海不足则脑转耳鸣"。所以耳鸣为患以阴为本。阴虚则津液亏耗，气虚血滞，运行不畅，津液的生化、输布势必受阻，淤滞凝结而生痰，痰阻清窍则耳鸣频作。所以，从本病的发展情况来看，气阴两虚是其内因根据，开始为气虚行缓阻于清窍，加之肝阳上扰，发为耳鸣。日久津亏液涸，瘀滞凝痰，阻于清窍则耳鸣频作，顽固难愈。根据"见痰休治痰"的体会，而是以养阴益气为主，佐以平肝汗阳，活血化痰。方中生芪、沙参、五味子益气养阴，香附、藕节、川芎理气活血，首乌藤养血通络，使之气充液足，气血津液流通，则凝痰可化，瘀阻得解。其中重用生芪以气催血，乃仿王清任补阳还五汤之义，佐以旋覆花、赭石、杭菊、珍珠母平肝潜阳，摄镇上越之虚阳，甘草和中，菖蒲开窍行气，与五味子一开一阖，调整功能。气血通调，痰化窍开，不但耳鸣可止，其他症状也相应好转。

例六　俞某　女　30 岁　初诊日期：1968 年 4 月 9 日

家属代述病史及治疗经过：患者于 1967 年 8 月精神失常，经常哭笑无常，有时四肢颤抖，牙关紧闭，不眠、躁狂，严重时不认亲人，甚则动手打人，间或呆坐不语，曾诊为"癫病"。以后又往某精神病院住院三个半月，诊为"精神分裂症"。曾行电休克治疗 20 余次，及大量服用氯丙嗪、水化氯醛、副醛等，出现严重药疹。停药出院后，改服中药汤剂、安宫牛黄丸、礞石滚痰丸，以及针刺治疗，未见明显效果。1968年9月9日来我院门诊，当时症见：神志迷糊，不语少眠，腹胀，便干，面肿，闭经一年余。

舌象：舌苔薄黄。脉象：沉弦。

西医诊断。精神分裂症。

中医辨证：血虚肝旺，气郁痰结，蒙闭清窍。

治法：养血平肝，解郁开窍，活血化痰。

方药：

何首乌15克　旋覆花10克（包）　代赭石18克（包）滁菊花12克　生地15克　赤白芍各12克　当归12克　川芎6克　九菖蒲12克　香附10克　远志12克　珍珠母30克瓜蒌24克　藕节12克　焦四仙30克　琥珀面1.2克（分冲）

治疗经过：9月13日，服药3剂后精神稍好，大便干燥，苔薄白，脉沉弦，前方去琥珀，加蛇胆陈皮，每日一瓶，分服。

9月20目，药后诸症减轻，睡眠易醒，月经未行，方药如下：

红花12克　桃仁10克　杏仁10克　何首乌15克　旋覆花10克（包）　代赭石18克（包）　九菖蒲12克　生地15克　赤白芍各12克　当归12克　川芎6克　香附10克　瓜蒌15克　橘红10克　藕节15克　坤草12克　蛇胆陈皮一瓶（分吞）

10月4日，神识清楚，仍有面肿，腹胀，苔薄白，脉沉滑，前方去橘红、藕节，加酒胆草10克，大腹皮子各10克，继服。

11月6日，月经已行，腹胀渐好，睡眠不实，语音低怯，神清，有时喜怒不易控制，仍按前方继服。至1968年底，精神恢复正常，腹胀、浮肿消失，逾年结婚，婚后一年，顺利生育。至1972年2月25日，因第二次妊娠住院分娩，由于用催产药及产后数夜未眠，于产后12天旧病复发，开始极易兴奋，不眠、多言，小便频数，每隔5~10分钟即排尿一次（查尿无阳性发现），渐至通宵躁狂不安，难以控制，摔砸东西，打人，4月3日跑出室外，躺在地下，当日由家属搀扶来诊，舌苔薄白，脉沉滑。方药如下：

炒枣仁30克　珍珠母30克　何首乌15克　旋覆花10克（包）　代赭石18克（包）　九菖蒲12克　生地15克　赤白芍24克　当归12克　川芎6克　香附10克　瓜蒌15克橘红10克　藕节15克　坤草12克

4月6日，服药2剂已较安静，能入睡4小时，至4月10日，每日安睡8~9小时，烦躁减少，逐渐清醒，至4月15日神志恢复正常，遂改用丸药，以资巩固，方药如下：

酒胆草15克　远志肉30克　炒枣仁30克　珍珠母30克　何首乌30克　旋覆花30克（包）　代赭石30克（包）菖蒲30克　生地黄30克　赤白芍60克　当归30克　川芎30克　香附30克　草蔻15克　瓜蒌30克　橘红30克　藕节30克　坤草30克

共研细末，炼蜜为丸，朱砂为衣，每丸3克，每次服3丸，日服2次。

【按语】　精神分裂症的某些类型，属于祖国医学癫狂范围。其病因多与痰、热有关。《素问》中说"诸躁狂越，皆属于热"。本例患者由于情志不遂，郁闷伤肝，阴血暗耗，以致月经一年多不行；忧思伤脾，脾气不运，故腹胀、面肿；气郁化火，脾湿生痰，痰火内结，蒙闭心窍，神不守舍，精神离散，故癫狂妄行。治以养血和肝，解郁开窍，活血化痰为法，第一次发病服药两个多月症状渐愈，第二次发病26天后即开始服药，治疗10天狂躁症状渐愈。方中以四物汤、何首乌养血、滁菊花、珍珠母、旋覆花、代赭石、瓜蒌、蛇胆陈皮、香附、菖蒲平肝降气化痰，开郁利窍。远志、炒枣仁宁心安神。首次发病时，由于闭经13个月未行，故加用红花、桃仁、坤草以活血通经，经水得通，气血和平，脏腑功能得以调顺，从整体观念看来，对于原发病是极为有利的。以后服用丸药巩固疗效。由于突出了治痰之法，对于症状的改善获得了一定的效果。

例七　王某　女　34 岁　门诊号：366488　初诊日期：1963 年 8 月 27 日

主诉：精神恍惚，时而哭闹20多天。

现病史：8 月 1 日，曾因与同事口角，而后出现胸闷发憋，手脚发凉，精神恍惚，不时嚎啕大哭，20 多天来曾发作过 10 余次，发病时间长短不一，最短 10 多分钟，有时长达两个小时之久。自感与该同事难以相处，每次相遇即诱发，病后睡眠多梦，记忆力减退，食欲尚可，大便干燥，2 ~ 3 天一行，小便如常，月经正常。诊为癔病。

舌象：舌苔薄自。脉象：沉细。

西医诊断：癔病。

中医辨证：血虚肝旺，痰气交阻。

治法：养血平肝，解郁化痰。

方药：

生地 15 克　　生石决 24 克　　何首乌 30 克　　旋覆花 10 克

（包）　代赭石 10 克（包）　杭白芍 30 克　川芎 4.5 克　丹参

10 克　菊花 10 克　香附 10 克　杏仁 10 克　橘红 10 克　藕节

12 克　荷梗 12 克　磁珠丸（包煎）10 克

治疗经过：9 月 12 日，服上方后，发作次数减少，自 8 月 27 日到 9 月 12 日之间仅发作两次，近日来，时作恶心、呕吐，纳食不香。此乃脾虚胃弱，肝胃不和之候，上方去丹参、荷梗，加党参 10 克、焦白术 10 克、砂仁 3 克。

9 月 23 日，近十天来未再犯病，恶心、呕吐已除，纳食转佳，有时自感头发麻，情绪不佳，上方加玫瑰花 10 克。

继服上方 10 剂，精神好转，未再发作，改投丸药以巩固疗效。

例八　罗某　女　35 岁　门诊号：17780　初诊日期：1959 年 8 月 1 日

主诉：发作性全身抽搐已 7 天。

现病史：患者自上周开始出现全身发作性抽搐，四肢痉挛，牙关紧闭，呼吸困难，但神志尚清，不吐白沫，发作前烦躁，善怒，心悸，胸闷，语謇。每日约发作 4 或 5 次，经某医院诊为"癔病"。8 月 1 日来我院门诊，当时由两人搀扶，右手持杖，步履艰难，时有耳鸣，耳聋，性情烦急，睡眠多梦，食纳尚佳，二便正常。

既往史：于 17 岁时有类似发作情况，始于偏头痛之后，恶心欲吐，遂后发作抽搐，经服中药治疗获效。1956 年以来，又偶因情绪紧张、生气或过劳而发作。

舌象：无苔。脉象：沉弦。

西医诊断：癔病。

中医辨证：阴虚肝旺，血不养肝，痰气交阻。

治法：养血平肝，安神镇惊，行气化痰。

方药：

旋覆花 10 克（包）　代赭石 10 克（包）　生石决 15 克　鲜石斛 15 克　当归 15 克　生地 12 克　杭白芍 15 克　首乌藤 15 克　川芎 3 克　香附 10 克　菊花 10 克　木瓜 12 克　杏仁 10 克　橘红 10 克　辰砂面 1 克（分冲）

治疗经过：8 月 4 日，服上方两剂后，抽搐发作减少，牙关舒展，胸中堵闷见轻，睡眠仍差，月经迟至，上方去辰砂面，继服。

8 月 27 日，上方共服 16 剂，抽搐发作已止，食纳转佳，一般情况均恢复正常，已能上班工作，登台讲课，说话多时稍觉心乱气短。近日来，大便溏泄，日解 2～3 次。证见心脾两虚之象，上方酌加健脾之剂，方药如下：

党参 10 克　焦白术 10 克　茯苓 12 克　生地 12 克　杭白芍 12 克　当归 12 克　川芎 3 克　木瓜 10 克　陈皮 10 克　石斛 10 克　枇杷叶 10 克　远志 10 克　枣仁 10 克　何首乌 12 克　枸杞子 10 克　牛膝 10 克　香附 6 克

药后眠食均正常，精神转佳，按上方继服以巩固疗效，随访四年未再发作。

【按语】　癫病与《金匮要略》中所说的脏躁症相似，而且又多以甘麦大枣汤治疗。但是关老医生认为，单纯使用此方，难以全部解决问题。突出的体会就是应当从痰辨证。所谓甘麦大枣汤证，是指心脾两虚，阴液不足为患。由于心脾两虚，气机不利，营血暗耗，脏阴（津、血）不足，脏气不能自主而致躁急顿发，悲伤欲哭等。对于其病因病机的分析，实应引深一步。由于气郁津血不足，则气血运行不畅，津液不能输布流通，瘀滞凝结而生痰，肝郁化火，炼液也可生痰，所以痰气交阻，蒙闭心窍为本病的实质。而诱发的原因，多为情志不遂、惊、怒、恐、急、过劳伤神等。以上两例西医均诊断为癔病。例七，更为近似脏躁，如《金匮要略》所述："妇人脏躁，喜悲伤欲哭，象如神灵所作，数欠伸……"。关老医生在治疗时未用甘麦大枣汤，而是根据辨证，养血平肝治其本，解郁化痰治其标。方中何首乌、杭白芍、川芎、丹参、生地养血柔肝，生石决、旋覆花、代赭石、磁朱丸、菊花平肝潜阳、降逆化痰，香附、荷梗、杏仁、橘红、玫瑰花等舒肝解郁，理气化痰。

例八，发病时间不久，但是年轻时有类似病史，以后屡因情志不遂、过劳而诱发。近日来又发作，且以痉挛、抽搐、语謇为主症。实属阴血虚亏，肝风内动。《素问》中说："诸风掉眩，皆属于肝"，肝为藏血之脏，肝主筋，血虚筋失濡润，则筋急抽搐。用生地、当归、白芍、石斛、首乌藤、木瓜养血柔肝，缓急舒筋，旋覆花、代赭石、杏仁、橘红降气化痰，香附、川芎行气活血，生石决、菊花平肝潜阳，辰砂镇心安神。后因气短、便溏，见有脾虚之象，曾加用党参、焦白术、茯苓健脾补气，以断生痰之源。由于气血调和，痰化津还，症状消失，随访4年均未再发作。

例九　阿某　男　4岁　初诊日期：1969年5月

主诉：左下颌及左颈部发现肿物已半年。

现病史：患儿半年前发现左侧下颌部延及颈部多个淋巴结呈进行性肿大，质地较硬，以致颈部转动困难，曾做活体组织检查，诊断为"淋巴肉芽肿"，给予放射治疗，同时来我院就诊。现症：左侧颈部及下颌部淋巴结多个肿大，肿块高起弥漫连成一片，质硬，推之不动，局部皮肤颜色无变化，头部转侧不利，身无寒热，体质瘦弱，纳食欠佳，二便一般。

舌象：苔薄白。脉象：弦滑。

西医诊断：淋巴肉芽肿。

中医辨证：湿热隐于血分，痰阻血络，结聚成块。

治法：清热解毒，活血消肿。

方药：

板蓝根 30 克　马勃 4.5 克　薄荷 10 克　蒲公英 30 克
瓜蒌 15 克　玄参 15 克　苦梗 10 克　生地 12 克　赤芍 12 克
草河车 12 克　郁金 10 克　蜂房 3 克

治疗经过：以上方为主，随症加减，曾用过杏仁、生枇杷叶、海藻、昆布、鸡内金、银花等，服药一个多月，在配合放射治疗的情况下，肿块明显缩小，继续服药一个多月，局部基本平复。三年后信访结果，患儿一般情况良好，颈部肿物未再复发。

【按语】　本例患者系淋巴肉芽肿，临床表现是以左下颌及左颈部多个淋巴结进行性肿大、质硬为主。此病祖国医学多记载于"瘰疬"、"瘿瘤"等篇中。瘰疬一般指颈淋巴结核而言，瘿瘤一般指甲状腺肿大而言，其病因不外乎气、血、痰的瘀滞而成。肝气郁结，津液不能输布，凝聚成痰，气滞日久又能导致血瘀，气、痰与瘀血三者互相凝聚而成肿块。在治疗上以化痰软坚为主，并结合临床具体情况辨证论治。

患儿生于亚热带，平时湿热较重，隐于血分，经久不得宣散，化而为毒，湿郁复受热蒸而成痰，痰阻血络，结聚成块，故治以清热解毒，活血消痰为主。方中曾取板蓝根、蒲公英、银花、草河车等清热解毒，马勃、薄荷、蜂房解毒消肿，轻宣上焦之郁结，玄参滋阴降火，清热解毒，善治瘰疬等毒热郁结之痰。佐苦梗、瓜蒌、杏仁、生枇杷叶化痰通络，利胸膈以畅气机，昆布、海藻消痰散结，郁金解郁舒肝，生地、赤芍凉血活血。

关老医生称：治疗本病应当重视使其气运血活，痰消津还，方能毒解热清而后肿消，且免复发之虑。

2. 治痰必治气，气顺则痰消：痰的形成与肺、脾、肾、三焦气化功能有关，气又为血之帅，气行则血行，气血流畅则脾气散精，水道通调，五经并行，水精四布，痰无以生。如果痰已生成，又能随气无处不到，所以，治痰必须治气，正如朱丹溪所说"善治痰者，不治痰而治气，气顺则一身之津液亦随气而顺矣"。他所讲的气顺是指肝气，说明痰浊凝滞与肝气的舒畅与否有密切的关系。严用和也有类似的看法，他说："人之气道贵乎顺，顺则津液流通，决无痰饮之患"，他所指的气顺，一方面指三焦气机要通调，同时也指肝气要舒展，意义虽较朱氏所述者为广泛，但两者的看法是一致的，中心的意思是治气，使气机流通，则痰可随之而消散。关老医生在治痰时体会到：若欲使气道通顺，除了针对气滞（气结）以外，尚应包括对于气逆（气乱）、气虚（气陷）的调治，才是完整的治气概念。对于气机滞塞不通，可以根据"留者攻之"的原则行气解郁；对于气逆（气血逆乱）就应当根据"逸者行之"的原则调理气血，平肝降逆；对于气虚（气陷），则应根据"虚者补之"（"下者举之"）的原则补气升陷，使气充有力帅行，一身之津液才能随气而调顺，否则，单纯行气反而耗气伤正，不但气涩不能行，津液不能输布，痰凝聚结更加难以消散。所以，关老医生体会，对于治气也应当理解为广义的"治气"。根据患者的具体情况，气滞者，舒气以顺之；气逆者，调理以顺之；气虚者，补气以顺之；才能真正使气机通畅，津液四布，流行无阻，痰淤才能迅速消散。

例十　冯某　男　70岁　门诊号551347　初诊日期：1965年9月7日

主诉：呃逆不止已两昼夜。

现病史：患者素有血压高（血压190/90毫米汞柱）病史，心烦易怒，形体消瘦。近两天来突然频频呃逆，连续不止，彻夜不休，以致不能成眠，至今已持续两昼夜未停，胸满不舒，胃纳尚可，小便色黄，大便略干，日一行。

舌象：苔薄白。脉象：弦滑。

西医诊断：膈肌痉挛。

中医辨证：素体阴虚肝旺，复因气郁不舒，肝胃失和，胃气上逆，以致呃逆不止。

治法：平肝和胃，宽中行气。

方药：

旋覆花10克（包）　赭石10克（包）　杏仁10克　橘红10克　瓜蒌12克　酒芩10克　焦白术10克　当归12克　香附10克　赤白芍各12克　木瓜12克　砂仁4.5克　生瓦楞10克　藕节12克　生姜3克　柏子仁12克　刀豆子30克

治疗经过：1965年9月9日，服上方2剂后，呃逆基本消除，已能安睡，唯觉胸闷不畅，饮食二便均可，脉弦滑，苔稍白，再予和胃宽中之剂，善后调理。

方药如下：

瓜蒌 12 克　当归 12 克　香附 10 克　旋覆花 10 克（包）赭石 15 克（包）　生瓦楞 30 克　橘红 10 克　砂仁 4.5 克　赤白芍各 12 克　藕节 12 克　木瓜 12 克　刀豆子 30 克　焦术 10 克　生姜 3 克　保和丸 10 克（包煎）

继服 2 剂后，症状皆除，未再复发。

【按语】　膈肌痉挛多见呃逆症，凡偶发者多能自止，若持续连作呃声不断，中医称为"呃逆"。临床可有虚实之分，实证呃声响亮，脉象滑大，而虚证呃声低微，形气怯弱，脉象沉细无力。本例年已七旬，素有高血压病史，体虚形瘦，心烦易怒，大便干，脉见弦滑，属于血虚肝旺之体，气有余而阴不足，故见胸满不舒。又因肝气郁滞，上焦气道不顺，肝气横逆犯脾，胃失和降，上逆而为害。其所以呃逆频作不休者，因气滞痰阻，故方中用杏仁、橘红、瓜蒌宽胸顺气化痰，赤芍、当归、藕节、香附行气活血，使之气血痰阻活化畅利，则逆气方能平降。又因患者年迈，脾胃日衰，故于平肝和胃、宽中行气、活血化痰之中，配合焦白术、砂仁、生姜健脾和胃，培补后天之本，使之脾气得升，胃气得降，则呃逆自止。对于旋覆花、赭石的使用，关老医生可谓深得其妙，因此使用范围也较广，其他各例也多使用。旋覆花性味苦辛微温，入肺、脾、胃、大肠。功能消痰行水，降气止噫，多用于痰阻气逆，痰饮蓄结所引起咳喘多痰，或降气止噫源于脾胃虚寒或湿蕴者，正如《本经逢原》中说："旋覆花升而能降，肺与大肠药也，其功在于开结下气，行水消痰，治惊悸，祛痞坚，除寒热，散风湿，开胃气，止呃逆，除噫气……"。赭石性味苦寒，入肝、心经。功能镇逆平肝，止血。因其味苦性寒质重，入肝、心之血分，除血热而止血，重以镇逆。正如《医学衷中参西录》中说:"赭石能生血兼能凉血,其质重坠,又善镇逆气,降痰涎,止呕吐,通燥结,用之得当,能造奇效"。所以,其他有关痰气交阻为患者,多宜配合使用。

例十一　巩某　男　54 岁　初诊日期:1974 年 8 月 15 日

主诉:胃脘痛二年余。

现病史:患者于 1972 年 5 月出现间歇性胃脘部疼痛及烧灼感。经某院两次上消化道钡餐造影,确诊为"食道裂孔疝"。近一年来症状逐渐加重,1974 年 1 月作胃纤维内窥镜检查,示有浅表性胃炎与食道炎,经过内科治疗未见好转,曾动员手术治疗患者未同意,遂来我院门诊。现症:自感胃脘部及胸骨后疼痛明显,纳食不顺,若吃馒头或稍干燥的食物,则感刺痛难忍,且对食品之冷热十分敏感,只能吃温食,不能吃水果以及带刺激性的食物,经常伴有嗳气吞酸,烧心,右胁疼痛,后背痛,大便干燥,数日一解,小便黄。

既往史:1959 年曾患过肝炎及胆囊炎。

舌象:舌苔薄稍黄。脉象:沉弦。

西医诊断:食道裂孔疝,并发食道炎、胃炎。

中医辨证:肝郁气滞,脾胃不和,痰阻血络。

治法:舒肝理气,活血化痰,调和脾胃。

方药:

旋覆花 10 克(包)　生赭石 10 克(包)　藿香 10 克　杏仁 10 克　橘红 10 克　白芍 15 克　当归 10 克　香附 10 克　生瓦楞 30 克　刀豆子 30 克　炒萸连 3 克　焦白术 10 克　木瓜 10 克　藕节 12 克　沉香面 1.2 克　草河车 10 克

治疗经过:8 月 22 日,服前方 7 剂,胃痛减轻,大便干燥，前方加瓜蒌 30 克、火麻仁 15 克，继服。

其后继续来诊 5 次，方药无大变动，服药近 60 剂，病情大见好转，胃痛、吞酸、烧心等诸症状大部已消失，对于干硬食物与冷热温度已能适应，唯有时胃部稍感胀痛，不耐辛辣等刺激性食品，大便较干，经钡餐造影复查，称食道黏膜不粗，管壁光滑，无异常狭窄及充盈缺损，胃黏膜皱襞未见充盈缺损和龛影。

【按语】 此例患者因膈肌先天性缺损，发生食道裂孔疝，并发食道炎与胃炎，以后胃脘及胸骨后疼痛，甚至影响进食，虽经保守疗法，未见效果。关老医生认为：患者过去曾患肝炎与胆囊炎，此后右胁经常作痛，近二年来出现胃痛，是以肝郁气滞，肝气犯胃，肝胃不和，故见嗳气吞酸，迁延日久，以致脾运失健，气郁生痰，痰阻血络，故进食则刺痛，大便干燥系因脾气不运，阴亏血涸而致。治以疏肝理气，调和脾胃，活血化痰，使之肝脾调和，气机畅达，气顺则痰消，血活则痰化。方中旋覆花、赭石、香附、藿香、黄连、木瓜、沉香、焦白术等疏肝理气，健脾和胃，橘红、杏仁化痰、藕节、草河车、当归、白芍、麻仁、瓜蒌活血通络，养血润燥，生瓦楞、刀豆子和胃降逆。全方使脾升胃降，肝脾和调，气机畅达，气血津液流通，瘀阻得解，痰消气顺，症状得以缓解。

例十二 杨某 男 47 岁 门诊号 2010 初诊日期：1968 年 7 月 16 日

主诉：排便困难已 20 年。

现病史：20 年前患痢疾以后，大便开始不正常，经常腹泻，以后大便初硬后溏，排便困难每次约需一小时。曾经某院钡餐造影，称大肠黏膜肥厚。3 年前排便更加困难，有时蹲而复起、起而复蹲达 2~3 小时，大便呈条状，细如笔杆，有时大便外观带有黏液，但无脓血。患者由于排便困难痛苦不堪，曾先后住院检查治疗约达 20 余次。经直肠镜检查无特殊发现除外肿物，钡剂 X 线检查显示肠蠕动迟缓，诊断为肠道功能紊乱。曾服中药、黄连素保留灌肠、电疗、水疗、蜡疗、针灸等，效果不明显，腹部怕凉。现仍感大便困难，每次蹲厕约 2 小时方能解出。大便如笔管细，屡用甘油栓不效。

舌象：苔薄白、舌质红。脉象：沉细。

西医诊断：肠道功能紊乱。

中医辨证：气阴两伤，湿痰内阻，肠胃不和。

治法：益气养阴，疏肝和胃，理气化痰。

方药：

生黄芪 24 克　仙灵脾 15 克　桃杏仁各 10 克　鲜石斛 30 克　生杷叶 10 克　赤白芍各 15 克　生瓦楞 30 克　刀豆子 30 克　木瓜 12 克　生姜 3 克　香附 10 克　荷梗 10 克　川连 4.5 克　酒芩 10 克　加味保和丸 12 克（包煎）

治疗经过：8 月 10 日，连续服药一周来大便通畅，每次排便约 20 分钟左右，大便增粗如手指，稍干，有时腹部微痛，继以前方巩固疗效。

【按语】　患者痢疾病后，先是大便不调，后见腹泻，继而便难已 20 余年。钡剂示肠蠕动迟缓，可见肠腑传送无力，实由气虚痰阻而致，故屡用甘油栓无济于事。脉见沉细，舌质红，说明阴液已伤。大便时兼带有黏液属于湿滞未清。久泻气阴两伤之体，湿痰内阻，腑气不畅，故大便难下。根据其病机，关老医生考虑到对于此类患者决不可妄用攻下之法，若攻下则更伤气阴。

所以从理气化痰入手。药用生芪、仙灵脾、鲜石斛、白芍益气养阴，以扶助正气，气充则血通，血通则气顺，气顺则痰消，保和丸、生姜、川连、酒芩燥湿化浊消滞，使之补而不腻，消而无损，刀豆子温中行气，瓦楞子消痰散结，配合杏仁、枇杷叶、木瓜和胃开结，宽肠利气，香附、荷梗、赤芍、桃仁行气活血，使之气畅血调，痰阻得化，经络疏浚，腑气通畅，糟粕传化得行。服药虽外，但痼疾已见转机。

3. 治痰要活血，血活则痰化；治痰必治气的道理已如前述，而气血又相互为用，关系密切。气属阳，痰与血同属阴，易于胶结凝固。气血流畅则津液并行，无痰以生，气滞则血瘀痰结，气虚则血涩少而痰凝，血瘀气滞则络阻，津液不能行，血少脉道不充，遇缓流塞，津液不能布化畅通，淤积而生痰。所以，善治痰者，必先治气，同时也要治血。所谓治血，也应理解为广义的治血（详见血证辨治漫谈）。根据具体情况，见有血瘀者活血化瘀；血热者清热凉血；血寒者温通血脉；血虚者补血助气，并应根据需要配合治气、育阴等法则，以及相应的脏腑功能调节等等。

例十三　王某　男　51 岁　初诊日期：1972 年 11 月 26 日

主诉：心前区发作性疼痛 2 年余。

现病史：患者高血压病已 8 年余，平时血压波动于 140～170/90～110 毫米汞柱。1970 年以来偶感心前区闷痛，1970 年 9 月心电图可疑冠状动脉供血不足。X 线检查：主动脉普遍增宽，眼底检查轻度动脉硬化。1972 年 6 月 27 日心电图：ST 段-T、V_5 轻度下降，T 波 T、aVL、$V_1V_3V_5$ 低平，符合慢性冠状供血不足，来诊时症见胸闷，心前区痛，午后头痛头晕，右手麻木，大便稍稀。血压 152/110 毫米汞柱。

舌象：舌无苔。脉象；沉细。

西医诊断：高血压病。冠状动脉硬化性心脏病。心绞痛。

中医辨证：气阴两虚，心血不足，痰血凝结，阻塞经络。

治法：补气养血，化痰活络。

方药：

生芪 15 克　南北沙参各 15 克　炙甘草 10 克　五味子 12 克　天麦冬各 10 克　生地 12 克　白芍 15 克　当归 10 克　川芎 6 克　远志 10 克　瓜蒌 12 克　川贝 10 克　郁金 10 克　何首乌 12 克　红人参 4.5 克（另煎）

治疗经过：上方间断服 10 剂，12 月 10 日，自述胸闷及心前区疼痛减轻，有时头晕，舌脉同前，前方加丹参 15 克，继服。

12 月 17 日，上方服 7 剂后，血压平稳（148/98 毫米汞柱），心前区疼痛及胸闷感未再发作，舌无苔，脉沉细，仍按前方继服 14 剂。

1972 年 12 月 25 日，复查心电图，与 1972 年 6 月 27 日心电图比较：ST 段-T、V_5 恢复至等电位线，T 波一由低平转为直立。以后改服丸剂巩固疗效。方药如下：

红人参 12 克　生芪 30 克　五味子 30 克　仙茅 30 克　仙灵脾 30 克　焦白术 30 克　生熟地黄各 30 克　白芍 30 克　当归 30 克　远志 30 克　川芎 15 克　香附 30 克　红花 15 克　川断 30 克　天麦冬各 30 克

上药共研细末，炼蜜为丸，每丸 3 克，日服 2 次，每次 3 丸。随访至 1974 年 7 月，自觉症状消失，血压 130/90 毫米汞柱，心电图复查正常。

例十四　李某　男　55 岁　初诊日期：1975 年 2 月 1 日

主诉：阵发性心前区疼痛已 8 个多月。

现病史：患者于 1974 年 6 月份，发觉胸闷，伴有阵发性心前区疼痛，约数分钟自行缓解，至同年 9 月 12 日上午，于骑自行车途中，心前区疼痛发作，当时仍能坚持骑车回家，疼痛逐渐加重，难以忍受，面色苍白，大汗淋漓，神识昏瞀，立即送往某医院急诊，经检查心电图，诊为：冠心病，心绞痛，收入住院治疗，病情稳定后于 10 月 5 日出院，在家休养。近 2～3 月来，每日服用潘生丁、毛冬青及活血通脉的中药丸剂，但心前区疼痛仍未消除，大约每天发作七八次，每次持续五六分钟，有时疼痛较重，口含硝酸甘油片后方能缓解，1975 年 2 月 1 日由家属护送前来我院门诊。现症：阵发性心前区疼痛，伴有胸闷气憋，心悸，不敢活动，稍累则气短心悸，睡眠不宁，多梦，纳少不香，小便黄，大便正常。

检查：体形稍胖，痛苦面容，既往有高血压病史，血压 180/110 毫米汞柱，血胆固醇 274 毫克%。

舌象：舌质暗、无苔。脉象：沉弦。

西医诊断：冠心病，心绞痛，高血压病。

中医辨证：心气不足，肝郁血滞，痰湿阻络，胸痹不宣。

治法：调补心气，舒肝理气，化痰通络，活血宽中。

方药：

北沙参 15 克　五味子 10 克　生甘草 10 克　麦冬 15 克
旋覆花 10 克（包）　生赭石 15 克（包）　瓜蒌 30 克　薤白 10
克　生地 12 克　当归 10 克　川芎 6 克　郁金 6 克　藕节 15
克　红花 12 克　赤白芍各 15 克

治疗经过：1975 年 2 月 8 日，服上方 7 剂后，心
前区疼痛已见减轻，现在日犯三四次，且易缓解，睡眠
好转，食欲亦有所增加，二便正常。上方加泽兰 15 克，
继服 14 剂。

2 月 23 日，近日每天心绞痛发作最多不超过 3 次，
较易缓解，不必含用硝酸甘油。嘱其继服前方。

3 月 23 日，一个月来坚持服药，心前区痛一直未
大发作，自述仅于午后三点钟左右空腹时，稍感隐隐作
痛，能以忍受，不久即可消失。胸部憋闷已舒，有时腹
胀，右侧偏头痛。每日清晨散步，精神愉快，饮食二便
如常，脉沉缓，舌苔薄白、质淡。继服下方：

生芪 15 克　麦冬 12 克　五味子 10 克　打瓜蒌 15 克
旋覆花 10 克（包）　赭石 15 克（包）　当归 10 克　川芎 6 克
杭白芍 15 克　生地 12 克　红花 10 克　郁金 10 克　薤白 10
克　藕节 15 克　炒莱菔子 15 克　北沙参 15 克

5 月 18 日，病情稳定，头痛已除，心绞痛一直未
大发作，午后稍有腹胀，食睡二便均正常，脉沉细缓，
舌苔薄白质淡，前方去旋覆花、赭石、薤白、藕节，加
川朴 6 克，继服。

前后治疗 4 个半月，共服中药 100 余剂，患者自觉
症状大部消除，心前区已不痛，偶于阴天时稍感胸闷，
食睡二便正常，起居如常，血压 120/90 毫米汞柱。以
后改配丸药常服，以巩固疗效。方药如下：

生芪 30 克　北沙参 30 克　麦冬 30 克　五味子 30 克

当归 30 克　生地 30 克　杭白芍 60 克　川芎 24 克　瓜蒌 30 克　厚朴 15 克　红花 24 克　六一散 30 克　藕节 30 克　薤白 15 克　丹参 30 克　炙甘草 15 克　泽兰 30 克　藿香 15 克

上药共为细末，炼蜜为丸，每丸重 10 克，每次服 2 丸，一日 2 次。

【按语】　冠状动脉硬化性心脏病，心绞痛，在我国古代医学文献中早有类似的记载，如《灵枢·厥论》中说："真心痛，手足清至节，心痛甚，旦发夕死，夕发旦死"。关于其病因《素问·举痛论》中说；"经脉流行不止，环周不休，寒气入经而稽迟，泣而不行，客于脉外则血少，客于脉中则气不通，故杂然而痛。"已明确指出心绞痛的原因是气血运行不周，闭塞不通，不通则痛。《金匮要略》中称之为胸痹心痛，并有专篇论述，后世医家有的把心痛分为九种，诸如气、血、热、寒、饮食、虚、虫、疰等。关老医生认为冠心病心绞痛的病因病理大致分为以下四种，一是气虚血滞，二是血虚失养，三为心阳闭阻，四为痰浊阻络，然而四者不能截然分开，有时可以参杂并存，互为因果。辨证的要点就在于分清主次，明其标本，抓住关键，治疗时才能切中病机。心主血，为行血之脏，血的运行全靠心气的推动，心气虚则血行不畅而致血滞，可见有心悸，气短，自汗出，心区作痛，唇青舌紫，治疗当以生脉散为主，佐以行血之品。心气虚甚者，谓之心气亏损，症见动则心悸气短，脉律不整，三五不齐，则需重用参附。若血虚不能养心，气无所附，则见心区痛，面白无华，脉细弱，当用四物汤合黄芪为主治之。若胸中有寒气或痰饮，以致心阳不振，重则心阳亏损，症见四肢逆冷，浮肿，脉弱不调，心下痞满而痛，可参考《金匮》桂枝生姜枳实汤合生脉散加仙茅、仙灵脾治疗。至于痰浊阻络者常系多食荤腥厚味，形体虚胖，脉多弦滑。关老认为所谓痰乃泛指各脏腑代谢之废物未能及时排出而留于体内者，冠心病患者脂肪代谢障碍，以致血脂增高，相当中医所谓之痰，可用化痰行血通络之法，药如旋覆花、代赭石、橘红、杏仁、川芎等，伴有胸痛者，可配合瓜蒌薤白半夏汤治疗。旋覆花有清顽痰的功用，代赭石平肝镇逆，对于伴有高血压之病例，更为适宜，行血络的药以川芎的功用为最强，必要时可重用至 15～30 克，其他如丹参、红花、地龙、鸡血藤、王不留行、延胡索等药也可选用。

关老医生体会对于冠心病切不可统按"胸痹"施治，因为冠心病主要是血分病，而胸痹尾于气分病，多由于痰阻气结而致胸满气短，心窝部以上疼痛，故常以瓜蒌薤白白酒汤为主方，方中瓜蒌开胸中痰结，薤白辛温通阳，豁痰下气，皆属气分药，久用历耗气伤阴，若正气虚者更不相宜。故凡正气虚者，他常用生脉散合四物汤加减以养心阴，养血活血生脉，如不配合四物汤，则其疗效难发挥，即使近期有疗效，以后也不能巩固，黄芪补气配四物汤养血行血，则气血旺盛，血脉流畅，易于收效。

目前，在临床上对于本病的治疗，从活血化瘀的角度研究者较多，而从"痰"论治者尚未受到重视。正如前面所提到的，气虚血滞，血虚失养心阳闭阻，与痰浊阻络是相互关联的。由于体虚或过食肥甘，或七情内伤，气虚，气郁致使胸阳不能升发，心阳不振，气血流行不畅凝滞瘀结，脾阳不振，不能运湿，痰浊内生，痰浊与瘀血胶固，闭阻心脉，则血行更加受阻，以致胸阳不通，不通则痛，甚至影响全身的气血津液环流，阴阳不相顺接而出现昏厥。所以，对于本病的研究，也应多考虑从痰论治入手。由于痰血互相胶固，痰阻血难行，血凝痰难化，所以，治痰必治血，血活则痰化，治血（瘀）必治痰，痰化血易行，而治痰之法又要根据其生痰的根源具体处理。例十三，患者原有高血压病已8年，近二年多来出现心绞痛，心电图有异常改变，符合冠心病诊断。中医辨证属气阴两虚，阴血不足，难以养心，兼有痰血瘀结，脉络不通，故不但心区痛，且见肢麻头晕等血虚络阻证候，故用生芪、当归、白芍、川芎、郁金、何首乌养血活血，血充脉盈，气血流通，南北沙参、人参、生地、天麦冬、五味子养阴生脉，远志、川贝、瓜蒌化痰通络。后来又加用丹参、红花而且川芎加至15克以加强养血活血之功，为了巩固疗效也曾加用仙茅、仙灵脾、焦白术等补脾肾之剂，振兴脾阳，运化水湿，阻生痰之源，充分体现了治痰必治血的道理。例十四，病程已8个多月，发作剧烈，时间持续也较长，严重时濒于虚脱，虽经积极治疗，疼痛发作仍较频繁，不敢活动，卧床不起。察其证候，系因心气不足，血滞痰阻，以致胸痹不宣。故用生脉散养心气，四物汤合红花、赤芍、藕节、郁金养血活血，解郁通络，旋覆花、赭石、瓜蒌、薤白化痰开痹，以后曾加生芪、川朴乃益气助运，活血化瘀，前后治疗4个多月，心痛大好，活动自如，临床显效。

例十五　柴某　男　62岁　初诊日期：1960年6月1日

主诉：经常性头痛已20年。

现病史：患者自42岁开始经常出现头痛，阵发性加剧，当时因体质软弱，头痛发作更加频繁，愈发愈重，多次检查未发现器质性病变，血压在正常范围内，未能明确诊断，经多种治疗只能暂时缓解，1956年来到中国工作后，病势仍未减，1960年6月1日来我院门诊。现症：头痛常于午后发作，全头痛，有时夜间亦痛，特别在人多或室内有人吸烟时，头痛发作更重，发作时胸闷气憋，头晕重时不能工作，记忆力减退，睡眠较差，饮食尚可，平时大便干燥，两天一解。

舌象：苔白。脉象：沉弦。

西医诊断：神经性头痛。

中医辨证：阴虚肝旺，痰血瘀阻。

治法：滋阴平肝，活血化痰。

方药：

旋覆花 10 克（包）　生赭石 10 克（包）　生石决 15 克　川石斛 10 克　菊花 10 克　当归 12 克　杭白芍 15 克　大生地 12 克　川芎 3 克　何首乌 12 克　荷叶 3 克　香附 10 克　牛膝 10 克　磁朱丸 10 克

治疗经过：6月10日，服药后几天来头痛未犯，大便仍干燥，脉沉滑，舌苔稍白，上方去何首乌、磁朱丸，加珍珠母 15 克，火麻仁 12 克，郁李仁 12 克，焦三仙 15 克，另外每晚服麻仁滋脾丸 10 克。

6月13日，头痛一直未犯，精神良好，大便已润，上方去郁李仁、焦三仙，继服4剂。6月17日，头已不痛，大便正常，改投丸药早服清眩丸 10 克，晚服芎菊上清丸 10 克。

6月24日，头痛一直未作，昨晚因饮酒后，今晨觉头昏气闷，头痛欲作，嘱其常服以上丸药，每次用菊花 3 克，薄荷 3 克代茶饮。

例十六　梁某　男　46岁　初诊日期；1975年4月7日。

主诉：头痛已9年。

现病史：患者于1966年夏天开始头痛，以前额为重，初期间断性，每隔三五天发作一次，部位固定，发作时间没有规律，每次痛时均需止痛药，方能缓解。其后头痛发作逐渐频繁。近一年来连续发作，每天需服三四片止痛片。经某医院检查除血压高外，未发现其他器质性变化，诊断为高血压引起之血管性头痛。曾服中药，针灸及穴位注射苯巴比妥等药治疗。1972年以来曾经多个医院检查，有的诊断同前，有的诊断为神经性头痛，曾用过多种镇挣安眠药物及降压药收效不大，最近又服中药20余剂仍无效。遂于1975年4月7日来我院门诊。现症：前额头痛，有时头晕、目眩、心烦、头皮四肢偶有发麻，午后较重，睡眠较差，食欲欠佳，有时腰疫，二便正常。血压170/110毫米汞柱。

舌象：舌苔薄白。脉象：沉弦。

西医诊断：神经性头痛。

中医辨证：阴血亏虚，肝阳上亢，痰血瘀阻。

治法：养血柔肝，息风潜阳，活血化痰。

方药：

当归12克　川芎10克　白芍24克　生地15克　旋覆花10克　生赭石15克　珍珠母30克　生石膏30克　全蝎3克　勾藤12克　首乌藤30克　泽兰15克　香附10克　生甘草10克

治疗经过：服上药7剂后，头痛由持续性转为间断发作，止痛片减少为每天一片。前方去泽兰、香附，加菊花、木瓜、石斛、枸杞，连进30剂，药后头痛基本消失，止痛片已停服，血压已下降，保持在 140/100 毫米汞柱，其后方中加仙灵脾 12 克，继服一段时间，以巩固疗效。

【按语】 头痛为临床上常见的自觉症状。不论外感内伤均可引起头痛。祖国医学认为："头为清阳之府"，"诸阳之会"。人之诸阴脉皆至颈而还，而诸阳脉皆上至头面，故头面属阳。若阳顺于上而不逆，则无头痛之患。若阳逆于上而不顺，冲壅于头，头痛乃作。头部因其位高而属阳，故引起头痛的，病因中以风邪、火气最为常见。这是因为风邪善行而数变，巅顶之上惟风可到，以及火性炎上的缘故。

关老医生治疗头痛，在辨证时首先注意区分外感、内伤、虚证、实证，以及在气在血之别。外感实证头痛，起病急骤，病程较短，痛无休止，病在气分者为多，由于六淫之邪侵于三阳经所致，其痛在前额者属阳明，两额者属少阳。若头痛兼有项强者属太阳经。应当参照其兼证，辨证论治，一般以逐邪为主，或辛散解表，或清热散风，或芳化清暑，待其外邪驱解后，则头痛自愈。

内伤头痛病起多缓，病程较长，时作时止，属于虚证者多。若头痛发于上午者，病多在气分，属气虚，可予参芪之属补之，如补中益气汤。头痛发于午后者，其病多在血分，且有血瘀、血虚之分，如跌仆损伤而致瘀血停滞，络道不通，其头痛部位多固定不移，痛如锥刺，反复发作，舌质紫暗、或有瘀斑，脉沉而涩，如脑外伤后遗症之头痛多属于此。治疗当以活血通络为主，血虚头痛为久病体虚伤及阴血，病程较长，其痛时作时止，缠绵不愈。阴虚生内热，血虚肝失所养，阴阳失衡，虚阳上扰，冲逆于上则头痛不已，治当滋阴养血，平肝潜阳，有时尚有虚风内动，当佐以息风之剂。顽固性或病程较久的头痛，关老医生则认为多属于痰血瘀阻而致。其证候特点为头痛，头重，头昏，时好时发，胸闷，心悸，口干，口腻不欲饮水，有些病人面色晦暗或淡白无华，脉滑，苔白或腻。因为头为清阳之府，不容外邪干扰。若痰血胶结，瘀阻清宫，干扰清阳，气血不通，故头痛头昏，痰湿为阴邪，其性黏腻，故兼头重。痰湿阻于胸膈，则心悸胸闷或咳或恶心欲吐，痰湿时聚时散，故头痛时发时止，但若与瘀血胶结，则发作不休，痰血瘀阻，瘀而蕴热，故见烦躁口干等证。所以头痛虽为临床症状之一，但辨证实属复杂，特别内伤所引起的顽固性头痛，往往虚实夹杂，寒热交错，尤其不能忽视痰血瘀阻所致者，从而提示活血化痰法在治疗顽固性头痛病证中的有效作用。

　　例十五，由于用脑过度，久而伤及阴血，以致头痛日久不愈，其痛常于午后或夜间发作，时轻时重，此属阴血亏损之候。阴虚血亏之体，肝阳必有上越之势，头昏、目眩、胸闷气憋、失眠、健忘者皆因血不养肝，虚阳上扰神明，脑髓不足，痰血瘀阻气机之故。已无一般气虚或外感头痛可言，故治疗当以滋阴养血、平肝潜阳治其本，活血化瘀通络治其标。方中以四物汤养血，何首乌、石斛育阴，少佐香附一味专走气分，以舒理气机，旋覆花、赭石、生石决、珍珠母、磁朱丸平肝潜阳，降逆化痰，配合牛膝益肝肾并能导痰热瘀血下行，使之肝阳得以平逆，缓其虚阳上越之势，荷叶清头目而除烦。另外由于阴血不足致使肠胃燥结，故随证选用麻仁、杏仁、郁李仁、焦三仙以及麻仁滋脾之属以润下，使秽浊之气得以下降，清阳之气得以上升。升清降浊，气机条达，气血津液流通，痰血瘀阻得化。对头痛的治疗大有裨益。

例十六，头痛已 9 年，痛居前额而有定处，有时头晕，心烦，且以午后为重，证属阴血亏虚，肝阳上亢，痰血瘀阻。而目眩、头皮四肢发麻等证则为血虚生风，痰血阻络之候。故除用四物汤养血活血外，加入珍珠母、生石膏、全蝎、钩藤息风化痰，清热平肝，香附、泽兰、何首乌藤行气活血通络，生甘草调和诸药。服药后头痛由持续性转为间断发作，并减少服用止痛片。以后曾加用过木瓜、石斛、枸杞子、仙灵脾阴阳双补以调理阴阳巩固疗效。

例十七　万某　男　38 岁　简易病历　初诊日期：1968 年 7 月 1 日

主诉：外伤后头晕 7 个多月。

现病史：患者于 1967 年 12 月 28 日被汽车撞倒，昏迷达 3 个多小时，经某医院抢救脱险。此后自觉严重头晕，不敢翻身，时时恶心欲呕，一直卧床约 20 多天。住院两个多月，出院时头晕虽有减轻，已能起床活动，但头部不敢左右旋转，也不敢前倾后仰，稍事振动，则感头晕，记忆力明显减退，睡眠不宁，胃脘不舒，大便溏薄。

舌象：苔白。脉象：弦滑。

西医诊断：脑震荡后遗症。

中医辨证：血虚肝旺，阴虚阳亢，痰血瘀阻。

治法：养血活血，平肝潜阳，息风化痰。

方药：

何首乌 15 克　钩藤 15 克　滁菊花 12 克　生石膏 15 克

全蝎 15 克　旋覆花 10 克（包）　赭石 10 克（包）　生地 15 克
白芍 15 克　当归 12 克　川芎 4.5 克　川石斛 15 克　磁石
15 克　香附 10 克

治疗经过：服上方 10 剂后，头晕明显减轻，转动
头部已无明显不适，近期症状改善。

例十八　许某　男　22 岁　简易病历　初诊日期：
1962 年 11 月 7 日

主诉：头痛，影响阅读已八个月。

现病史：患者于 1962 年 3 月 6 日，因失足向后跌
倒，撞于石阶上，当时昏迷约 10 分钟，苏醒后，即入
某医院住院一个多月，头痛不能看书，服镇静药效果不
明显。诊断为脑震荡后遗症。出院后症状逐渐加重。于
11 月 7 日来我院门诊。当时症见：头疼，记忆力减退，
不能看书学习，思想不集中，睡眠不安，纳食不香。二
便正常。

舌象：舌苔黄。脉象：沉弦。

西医诊断：脑震荡后遗症。

中医辨证：血虚肝旺，痰血瘀阻清宫。

治法：养血平肝，活血化痰。

方药：

旋覆花 10 克（包）　赭石 10 克（包）　石斛 15 克　何首
乌 15 克　生地 15 克　杭白芍 30 克　当归 12 克　川芎 4.5 克
朱茯神 30 克　远志 10 克　佩兰 6 克　菖蒲 6 克　香附 10 克
生石决 24 克　枣仁 12 克　磁朱丸 10 克（包煎）　琥珀面、
辰砂面各 1 克分冲

治疗经过：服药同时配合针刺治疗，上方共服 17
剂，头痛明显减轻，已能阅读，睡眠转佳，但仍感精神
不足，记忆力尚差，偶有遗精现象，用以下丸药巩固

疗效。

生熟地各 15 克　茯苓 30 克　杭白芍 30 克　当归 15 克
川芎 10 克　远志 15 克　何首乌 30 克　旋覆花 12 克（包）
赭石 12 克（包）　珍珠母 15 克　九菖蒲 15 克　石斛 15 克
川贝 15 克　香附 15 克　炒枣仁 15 克　川断 15 克　菊花 15
克　知柏 15 克　川牛膝 15 克

上药共为细末，炼蜜为丸梧桐子大，辰砂为衣，每
次服 20 粒，日服 3 次。

例十九　伊某　男　39 岁　门诊号：81845　初诊
日期：1960 年 4 月 19 日

主诉：头痛，手指痉挛不能写字已 6 年。

现病史：患者于 1954 年因车祸受伤，当时曾昏迷
片刻，醒后有剧烈头疼，右手疼痛，几年来除时而头
痛、手痛外，右手经常抽搐，不能写字，握拳后不能放
松，手指伸直后不能握紧，左手也有类似症状。曾在某
医院检查诊为脑震荡后遗症，书痉症，经用各种西药治
疗无明显效果。1960 年来中国工作，症状仍同前。于
同年 4 月 19 日来我院门诊治疗。当时症见：右手时作
抽搐，不能执笔写字，有时疼痛，阴天更加重，饮食正
常，睡眠较差，经常头痛。

舌象：舌苔薄黄。脉象：弦滑。

西医诊断：脑震荡后遗症。

中医辨证：阴虚肝旺，痰血瘀阻经络。

治法：养阴平肝，活血化瘀通络。

方药：

旋覆花 10 克（包）　代赭石 10 克（包）　生石决 15 克
桑寄生 12 克　全当归 12 克　杭白芍 15 克　生地黄 12 克
川芎 3 克　木瓜 12 克　没药 3 克　香附 10 克　丝瓜络 10 克

石斛 12 克　钩藤 6 克

治疗经过：按上方加减共服药 10 剂，配合针灸治疗，症状逐渐好转。继以龙胆泻肝丸每日早服 10 克，舒肝丸晚服 1 丸，共计治疗一个月，症状明显好转，右手运动已正常，书写自如，头痛基本消失。

【按语】 脑震荡是脑部闭合性创伤后出现的中枢神经系统暂时性功能紊乱，经过卧床休息与适当治疗大都能够顺利恢复。少数病例后遗头晕，头痛，记忆力减退等自觉症状，经久不愈称为脑震荡后遗症。严重时影响工作和生活。而神经系统检查，无阳性体征发现。

关老医生体会，本病系因头部外伤，及惊、吓，以致气血逆乱，血脉受损，瘀血阻滞。所以在受伤的当时，可见神志消失，一醒后头痛剧烈，经过休息或调治，气血顺达，瘀去络通而愈。属于实证范围，治宜活血化瘀，安神定志。如若近期不愈，多为素体阴虚血亏，气血不足，头部受伤后，气血瘀阻，经络不通，阴亏津少，瘀滞凝痰，痰血交结，阻于清宫，日久肝肾阴虚，不能生髓补脑，肝阳上扰，以致头晕头痛，失眠健忘，由于痰血阻络，故可见手麻肢痉等症。所以，他在治疗脑震荡后遗症时，多采用滋阴养血，平肝潜阳，活血化痰为法，基本方药为：

何首乌 15 克　当归 10 克　川芎 10 克　生地 15 克　杭白芍 15 克　香附 10 克　旋覆花 10 克（包）　赭石 15 克（包）石斛 30 克　全蝎 6 克　钩藤 10 克　蜈蚣二条

方中四物汤加何首乌，石斛滋阴养血。旋覆花、赭石平肝潜阳，降逆化痰，钩藤、全蝎、蜈蚣息风止痉，香附舒肝理气，配合当归、川芎行气活血通络，并重用川芎（必要时可加至 15 克）。头痛重，脉弦滑而数，舌苔黄者，加菊花、龙胆草、黄芩、生石膏；外伤较重，有瘀血，脉见沉涩，舌质紫暗者，加红花、桃仁、丹参、乳没、地龙、赤芍、丹皮，或丝瓜络、王不留、路路通等通经活络之品；若肝肾阴虚见有眩晕、口干、舌红无苔、津少者，加沙参、麦冬、玄参、黑桑椹、女贞子、玉竹。眩晕、肢麻明显者，加僵蚕、地龙。惊恐较重者，加珍珠母、生龙牡、灵磁石、生石决；见有耳鸣、耳聋者，加远志、菖蒲、郁金、蝉蜕等。从以上所举三例的治疗过程，可以看出都是按照他的经验方药随症加减的。

例十六，伤后眩晕较重，以致头部不能转侧，说明阴血不足，髓海空虚，虚阳上扰所致。故重用何首乌、四物汤、石斛滋阴养血活血，配合旋覆花、赭石、滁菊、磁石、香附、生石膏等平肝潜镇，行气化痰之品。

例十七，除头痛外，思维不能集中，不能阅读，睡眠不安，均属阴虚阳亢，心肾不交之候。故在滋阴养血基础上，重用镇惊安神、交通心肾之品。如磁朱丸、琥珀粉、朱茯神、菖蒲、远志等。

例十八，则以手指痉挛，不能书写为特征。此乃伤后痰血瘀阻经络，郁久化热生风所致。故在养血平肝活血化痰的基础上，配合木瓜、寄生、钩藤、丝瓜络、没药等化瘀通络，息风止痉之品。通过以上三例可以看出关老医生治疗本病时，主要是以调理气血，活血化痰入手，认清虚实，重点滋阴养血，益肾补髓，以治其本，平肝潜阳，活血化痰，清热息风，以治其标，行气活血，舒通经络，使之气血津液运行畅通。

例二十　李某　男　4岁　初诊日期：1962年7月12日

主诉：高烧后左侧肢体活动障碍已一个月。

现病史：患儿于一个月前因患中毒性痢疾，高烧、昏迷，入某医院，经抢救后，高烧已退，痢疾渐愈。而后发现病儿左侧上下肢痿软不能活动，右上肢屈曲僵硬不能上举，手指拘急，握拳不能伸张，时有痉挛。神疲乏力，目光呆滞，反应迟钝，舌根强直，语言謇涩，说话不清。某医院诊为中毒性痢疾而致中毒性脑炎后遗症。经积极治疗无明显好转，遂来我院门诊。

舌象：苔薄白。脉象：沉滑稍数。

西医诊断：中毒性脑炎后遗症。

中医辨证：湿热灼阴，痰血瘀阻，筋脉失养。

治法：育阴清热，活血化痰，通络解痉。

方药：

生地10克　丹皮10克　石斛10克　全蝎3克　蜈蚣一条　僵蚕3克　钩藤4.5克　茯神12克　佩兰4.5克　木瓜10克　生石决18克　赤白芍各10克　忍冬藤15克　炒知柏10克　丝瓜络10克

治疗经过：上方进3剂后，左上肢开始能活动，右手痉挛已止，右拳已能张开，再进7剂后，左半身活动逐步好转，上肢能活动，下肢能迈步，神形渐复，已有向愈趋势。前后按上方加减共服20剂药，症状消失，恢复如常，临床痊愈。随访三年，一般情况良好，且已上小学。

【按语】　患儿为中毒性痢疾并发中毒性脑炎，后遗左半身痿软，右上肢屈曲僵硬不能上举，手指拘急，握拳不能伸张，时有痉挛，神疲乏力，目光呆滞，反应迟钝等神经系统症状。关老医生认为：本例原发中毒性痢疾，系因湿热为患，而且湿热俱盛，弥漫三焦，蒙闭心包，故见高烧神昏，虽经抢救中毒性痢疾已愈，但是由于热盛灼津炼液，湿盛黏滞胶固，湿热交阻而成痰，痰阻经络，筋脉失养，则出现上述证候，正如《素问·生气通天论》中说："湿热不攘，大筋软短，小筋弛长，软短为拘，弛长为痿。"由于湿热炽盛，津液大伤，水精不能四布，筋脉失于濡润，则为拘，为痿，舌根强直，语言蹇涩。所以，在治疗时以育阴清热，活血化痰，通络解痉为法。方中生地、白芍、木瓜、知母、石斛育阴缓急舒筋，黄柏、忍冬藤清热燥湿解毒通络，赤芍、丹皮、丝瓜络凉血活血通络，勾藤、全蝎、蜈蚣、僵蚕息风化痰通络，茯神、生石决宁心安神平肝潜镇，佩兰芳香醒脾，化湿助运，以防痰湿再生。纵观患儿的症状，既有弛长废痿，又有软短拘急的相互对立而矛盾证候，但都是由于湿热不攘所致，而其病理实质，是由于湿热与瘀血凝结，阻滞经络，湿热灼耗阴津，筋脉失于濡润，所以以育阴清热，生津增液，以溶结痰，濡润筋脉，气血流畅，水精四布，拘挛者急缓舒展，废痿者强力复用。

例二十一　李某　男　47岁　初诊日期：1972年5月19日

主诉：左半身完全瘫痪50多天。

现病史：患者于1972年3月29日早6点，起床后突然两上肢继而两下肢活动受限，当时血压160/100毫米汞柱，心电图正常。当天上午9时入某医院。诊为：①冠状动脉供血不足？②脑血管痉挛？查脑脊液正常。经用低分子右旋醣酐静脉滴入，口服维生素C、B₆、路丁以及头皮针治疗，在此期间曾阵发性出现左半身瘫痪，口眼歪斜，语言迟钝，发作日益频繁，每天发作四至五次，延至 4 月 1 日凌晨，患者左半身完全瘫痪，憋气，痰多，语言謇涩。后经确诊为脑血栓形成，于 5 月 19 日请中医会诊。当时症见：左半身瘫痪，胸闷憋气，痰多，语言謇涩，口眼歪斜，头胀发麻，饮食不佳，睡眠欠安，二便正常。

舌象：苔薄黄。脉象：沉弦。

西医诊断：脑血栓形成，左侧偏瘫。

中医辨证：肝风内动，痰血痹阻。

治法：平肝息风，活血化痰通络。

方药：

旋覆花 10 克（包） 生赭石 10 克（包） 生石膏 24 克（先煎） 钩藤 15 克 天麻 10 克 全蝎 4.5 克 蜈蚣 5 条 瓜蒌 15 克 杏仁 10 克 橘红 10 克 丹参 15 克 路路通 3 枚 香附 10 克 藕节 12 克 生地 12 克 赤白芍各 15 克 川芎 6 克 地龙 12 克

牛黄清心丸 2 丸分服。

治疗经过：上方加减共服一个月左右，此间曾随证选用过红花、土鳖虫、伸筋草、豨莶草、蛇胆陈皮末。至 7 月 5 日患者左下肢活动已基本恢复正常，吐痰减少，头麻胀感觉消失，睡眠见安。血压 140/90 毫米汞柱。仍感左上肢举受限，小指及无名指麻胀，容易激动，哭笑无常，大便稍干，小便正常。脉沉细弦，舌苔薄黄。仍循前法，酌加补气之品。方药如下：

生芪 15 克 钩藤 15 克 天麻 10 克 全蝎 4.5 克 蜈蚣五条 瓜蒌 30 克 橘红 10 克 当归 12 克 生地 12 克 红花 12 克 地龙 12 克 路路通 4 枚 藕节 12 克 土鳖虫 6 克（打） 伸筋草 12 克 豨莶草 30 克

上方共服药两个月左右，生芪用量从 15 克逐步增至 45 克，并配合服用人参再造丸、大活络丹。至 9 月 22 日复诊时患者除左手伸屈尚不自如，血压有时波动外，其他无何不适，脉沉细弦，舌苔正常。以后曾加入益肾养血之剂，如仙茅、仙灵脾、山萸肉、川断、牛膝、阿胶、乌蛇肉。间断服汤剂，至 1973 年 7 月 18 日改服丸剂调理善后。丸剂方药如下：

第
二
辑

生芪 60 克　人参 30 克　灵芝 60 克　天麻 30 克　钩藤 30 克　全蝎 12 克　蜈蚣 20 条　乌蛇肉 30 克　天竺黄 30 克　生熟地 60 克　当归 30 克　川芎 30 克　赤白芍 60 克　红花 30 克　泽兰 30 克　山萸肉 30 克　仙茅 30 克　仙灵脾 30 克　川断 30 克　豨莶草 30 克

上药共为细末，炼蜜为丸，每丸重 3 克，每服 3 丸，日服 2 次。

追访至 1975 年 11 月，患者已能步行数里，爬山，双手能举 30 多斤的重物，左侧上下肢功能、肢围、温度与右侧相同，仅感觉左半身有时发紧，肌力稍差。血压：120/80 毫米汞柱，饮食睡眠及二便正常，情绪稳定，记忆力恢复。脑电图及脑血流图两次复查均属正常。

【按语】　"脑血栓形成"的证候，属于祖国医学"中风"范围。中风有中经络和中脏腑之分。中经络者一般病较轻浅，以突然口眼歪斜，肌肤不仁为多见，也可见有言语失利，口角流涎，甚则半身不遂（亦称偏瘫）；中脏腑者则以神志方面改变为主，如突然昏倒，不省人事，病情深重，并有闭证与脱证之别。患者平素身体尚好，但有高血压史，左半身不遂虽已 50 天，仍痰多舌謇，无神志改变，脉弦苔黄，故证属肝风内动，痰血痹阻经络。故以息风化痰，活血通络为基本法则。所用的天麻、钩藤、全蝎、蜈蚣息风止痉;杏仁、橘红、瓜蒌、天竺黄、蛇胆陈皮清热化痰;红花、藕节、赤芍、川芎、丹参、泽兰、土鳖虫、当归活血;路路通、地龙、豨莶草、伸筋草、乌蛇肉、大活络丹通络。初期肝热较重,胸闷气憋,痰涎壅盛,则重用平肝清热之剂,故用旋覆花、赭石平肝,生石膏、牛黄清心丸清热。其后病情稳定,但见手指麻胀,脉弦,且见沉细之象,正气渐亏,故在遵循前法之基础上加用生芪以补益正气,气足方能催动血行,以助活血通络,促进肢体功能恢复,实宗补阳还五汤之方意。后期曾加用熟地、山萸肉、川断、牛膝、阿胶、仙茅、仙灵脾,补肾益精,调理阴阳,以理善后。

例二十二 王某 男 51岁 初诊日期:1965年7月2日

主诉:发作性语言不利,头昏两周。

现病史:1956年开始出现暂时性肢体不能动,不能说话,曾在某地医院诊断为脑血管痉挛,住院4个月。几年来先后发作约20多次。近两周来头昏汗出,舌强语謇,健忘,两手肿胀作痛,两膝关节疼痛,食纳睡眠一般,二便自调。

舌象:苔白。脉象:沉弦。

西医诊断:脑血管痉挛。

中医辨证:阴虚肝旺,痰湿阻络。

治法:养血平肝,化痰通络。

方药:

首乌藤30克 鸡血藤10克 旋覆花10克(包) 赭石10克(包) 杏仁10克 橘红10克 鲜石斛30克 生地12克 赤白芍各10克 杭菊花10克 川芎4.5克 当归10克 钩藤6克 木瓜12克 珍珠母15克 藕节10克 蛇胆陈皮

1.2 克

治疗经过:7 月 12 日服上方后症状同前。上方去勾藤、珍珠母,加生芪 15 克,路路通 3 枚,以益气通络。7 月 17 日,药后关节疼痛已消,汗出减少,言謇情况稍有进步。但是风痰未净,原方加蜈蚣 3 条,以镇惊息风。7 月 29 日,说话舌强大有好转,手指有时肿胀。方药如下:

生芪 10 克　蜈蚣三条　何首乌 30 克　旋覆花 10 克(包)　赭石 10 克(包)　杏仁 10 克　橘红 10 克　生地 12 克　赤芍 10 克　当归 12 克　丹参 12 克　防己 10 克　豨莶草 15 克　川芎 4.5 克

8 月 11 日,上方服 7 剂后手指肿胀已消,汗出减少,语言如常。仍以上方继服 20 剂后症状大部消失,回家休养。

【按语】　患者多次出现短暂性肢体运动不灵,言语障碍,诊为脑血管痉挛,反复发作。关老医生主要抓住当时头昏,舌强语謇,两手疼痛等症,认为属于祖国医学"中风"的范畴。患者素体阴虚肝旺,兼有湿痰内蕴,阻于络脉,故见舌语謇,手胀,肢体作痛。虚阳上扰故见头昏,因而治当以养血滋阴,平肝潜阳,化痰通络为法。方中以四物汤养血,石斛滋阴。代赭石、珍珠母、钩藤平肝潜阳,橘红、杏仁、旋覆花、蛇胆陈皮化痰降气,赤芍、藕节活血,首乌藤、鸡血藤、木瓜、豨莶草通经活络,养血舒筋而解痉,并用生黄芪补气扶正以期气推血行,加丹参、何首乌养血,防己祛湿消肿,药后诸症见消。

4. 怪病责于痰,施治法多端;由于痰生百病形各色,有的明显易辨,有的隐伏难察,又因痰稠浊而历缠绵,所以病程长治疗困难,故有"顽痰怪症"之称。但是,随着医学水平的发展,有些怪病逐渐被认识,或者采取中西合参病证结合的分析治疗方法也就不足为怪了。但是,从中医辨证论治的角度来看,除了根据常规的辨证方法外,对于某些疑难怪症实在应当从痰辨证,从痰论治。由于生痰的因素很多,所以抓住痰症的特点,施治的方法也就相应增多。因此,关老医生概括为"怪病责于痰,施治法多端"。这样,不但突出了"辨痰"的思路,也为疑难怪症的治疗提供了正确的途径。由于痰为水液的病理性产物,而水液环流又是人体主要的代谢系统之一。如果辨痰与治痰引起医家的重视,不但能够治愈某些疑难怪症,而且也会为中西医结合创立我国独特的新医药学派提供有价值的线索。

例二十三　王某　男　29 岁　初诊日期:1967 年 7 月 29 日

主诉:头晕头痛,说话不清,视物发花,下肢运动障碍已有二十余天。

现病史:患者于 1967 年 7 月 9 日下午开始自觉眩晕,后头部疼痛,两下肢发软,走路有时向右侧偏斜,两眼视物不灵活,看东西有双影一周后不能走路。经医院神经科检查诊为"脑干脱髓鞘疾患"。曾服强地松、维生素类药物效果不明显,于同年 7 月 29 日来我院门诊就诊。症见:头晕,头胀,耳鸣,脸面及右手发麻,震颤,目睛动转不灵活,左眼不能外展,双眼内收也弱,舌麻言謇,进食不顺利,右腿不能站立,行动困难,二便尚可。病前无发热及预防注射史,素无烟酒嗜好。

检查:膝腱反射亢进,右大于左,右侧划跖试验阳性。

舌象:苔白。脉象:沉细滑。

西医诊断:脑干脱髓鞘病。

中医辨证:阴虚阳亢,风痰阻络。

治法:祛风化痰通络,养血平肝。

方药:

生芪 15 克　僵蚕 4.5 克　全蝎 3 克　勾藤 30 克　玄参 12 克　知柏各 10 克　桔梗 7.5 克　蜈蚣 4 条　滁菊花 10 克　生地 15 克　川芎 4.5 克　赤白芍各 12 克　当归 12 克　丹参 15 克　刺蒺藜 10 克

另:蛇胆陈皮一瓶,日 2 次,每次半瓶。

治疗经过:11 月 16 日,服前方 14 剂后,上述症状均见减轻,头已不晕,行走已不歪斜,尚感无力,有时头胀,左侧头痛,复视仍在,右手麻木,脉沉细,舌苔白。服前药症见改善,但气血未充,络脉仍不和,拟宜充养气血,疏通络脉,上方去桔梗,改生芪为 30 克,加首乌藤 30 克,木瓜 12 克,继服。

12 月 18 日,头已不晕,视物清楚已无复视现象,言语清晰,走路不感困难,但手及口唇仍发麻,苔薄白,脉沉滑。上方首乌藤改首乌 15 克,继服。

2 月 21 日,麻木感已减轻,精神步履已如常,唯有时头部微胀,食睡二便均正常,苔净脉和,患者已恢复工作两月余,未诉其他不适,拟以丸剂调养,方药如下:

生芪 60 克　首乌 30 克　旋覆花 30 克(包)　赭石 30 克(包)　僵蚕 15 克　全蝎 10 克　蜈蚣 10 条　钩藤 30 克　生地 60 克　赤白芍各 30 克　当归 60 克　川芎 30 克　滁菊 30 克　生石决 30 克　蒺藜 30 克　菟丝子 30 克　女贞子 30 克　仙茅 30 克　琥珀 3 克　仙灵脾 30 克

上药共研细末,蜜丸朱衣,每丸重 10 克,日服 2 次,早晚各 1 丸,以巩固疗效。

【按语】　本例临床病象上看,既有锥体束损害,(如行动困难,腱反射亢进,出现病理反射),又有周围性颅神经麻痹(如眼球活动失灵,复视,语言不利,吞咽困难),西医诊断为脑干脱髓鞘疾患,病因目前尚未明确。根据中医观点来看,又与一般中风的规律不同,如若排除辨病与辨证相结合的分析方法,即可认为是怪病之一。但是,关老医生详细分析其证候,观察到患者发病时突然自觉眩晕,头痛,此乃感受风邪所致,由于正气不足,阴血不充,风邪入里,一时不得外解,化燥炼液为痰,风痰阻于经络,乃致肢体麻木,运动障碍。肝主筋,阴血不足,筋失濡养,故见肢颤,语謇,阴虚阳亢,肝气上逆,风痰上扰,乃致头胀,头晕,耳鸣,肝开窍于目,阴血不足,不能养目,故见目睛转动不利,两目视物模胡。所以治疗时以养血平肝,散风化痰通络为法。方中用四物汤加丹参养血活血,独取黄芪一味补气,气为血帅,气血两补,才能血脉充养。气足血充则运行通畅,再以蒺藜、菊花平肝散风,僵蚕、钩藤、全蝎、蜈蚣、蛇胆陈皮驱风镇痉化痰通络。因其风性轻扬,犯于头面部为重,故用桔梗一味载药上行,宣肺化痰,又用玄参、知柏养阴清肝经之火。由于患者阴血素虚,外邪乘虚而入,正气无力鼓邪外出,窜经入络,久羁不去,风从热化,炼液为痰,阴血虚亏则脉道不充,气血循行缓慢,受邪后易于瘀滞凝结而成瘀血,痰血胶固阻隔经络则为病。所以在治疗时,开始以祛风化痰通络为主,养血平肝为辅。由于重视了祛风化痰,和益气养血,气足则帅行,使之气血流畅,血足则脉道充盈,瘀去新生,气血运行,气顺则痰易化,血活则痰易消,扶正与祛邪兼施,突出了治痰的特点,故服药两周后症状有所减轻,转而以养气血为主,进一步疏通其经络,重点扶助正气,气血充盛,经络疏通,瘀血凝痰得以化散。虽属"怪病",但是从治痰入手而获近期疗效。

例二十四　狄某　男　2岁　门诊号210791　初诊日期:1962年1月27日

主诉:腹部胀大一年余。

现病史:患儿自生后即发育迟缓,不满足岁时,曾发作全身性抽搐数次。发作多在半夜或清晨,每次历时十多分钟,经喂糖水后即能好转。一岁时发现腹胀,经检查称肝肿大(于右锁骨中线肋缘下4~5横指),质较硬,即入某医院检查,诊断为肝糖原累积症。于1962年初,又住某儿童医院诊断同上,转来我院治疗。患儿平时喜卧多汗,经常腹泻,每天大便六七次,带有不消化食物,尿清色淡,至今因腿软不能站立。

患儿系第一胎足月顺产,产时顺利,牛奶喂养,其母怀胎时曾于局麻下切除舌下囊肿,父母非血族联姻,家庭无类似病史及糖尿病史。

体检:发育较差,神态呆钝,皮肤未见异常,表浅淋巴结无特殊肿大,囟门已闭,甲状腺无异常肿大,咽无充血,扁桃体稍肿大,牙六个 $\frac{1|1}{2|2}$ 颈软,心脏(-),腹部膨隆,腹壁表浅静脉张大明显可见,肝于右锁骨中线肋缘下8厘米,剑突下6.5厘米,左锁骨中线肋缘下5厘米触及,边缘圆钝,表面光滑,质较硬,脾未触及,绕脐腹围49厘米,四肢软弱,消瘦,不能站立,未引出病理反射。

化验检查:末梢血象红细胞430万/立方毫米,血红蛋白10克%,白细胞7 800/立方毫米,分类中性粒细胞55%,淋巴细胞41%,嗜酸性粒细胞4%,血小板129 000/立方毫米,出血时3分30秒,凝血时间1分,大便常规(-),尿常规检查(-),尿酮体(±),胸透(-),血康氏反应(-),血钙13毫克%,碱性磷酸酶7.5菩氏单位,酸性磷酸酶 0.5 菩氏单位。空腹血糖 50～70 毫克%,血胆固醇 180 毫克%,血非蛋白氮 30.3 毫克%,黄疸指数 3 单位,凡登白试验间接反应阳性,血清胆红质 0.3 毫克%,麝浊 4 单位,脑絮阴性,高田试验阴性,血清白蛋白 3.5 克%,球蛋白 3.1 克%,血清谷草转氨酶 74.6 单位,血清谷丙转氨酶 466 单位(正常值 21 单位),肾上腺素试验:空腹血糖 83.3 毫克%,注射后 15 分钟 80 毫克%,30 分钟 80 毫克%,60 分钟 71.4 毫克%,120 分钟 50 毫克%。

舌象:苔薄白。脉象:沉弦滑。

西医诊断:肝糖原积累症。

中医辨证:肝脾两虚,痰血,败毒凝聚成积。

治法:健脾补气,养血补肝,活血化痰,解毒散结。

方药:

生芪 10 克　当归 6 克　白芍 10 克　於术 4.5 克　扁豆 10 克　党参 10 克　地龙 3 克　赤芍 10 克　丹参 10 克　泽兰 12 克　乌梅 3 克　郁金 3 克　香附 6 克　僵蚕 6 克　紫草 4.5 克　鸡内金 10 克　王不留行 10 克　败酱草 15 克　炒稻芽 10 克

另以玉米须煎汤代茶饮。

治疗经过:服上方 50 多剂后,患儿精神好转,嗜睡减轻,每天能活动 8～10 小时,食欲增加,大便已成形,已能站立并能下地行走玩耍。脉见沉缓,舌淡无苔,体查肝脏肿大略见消退,右锁骨中线肋缘下 6 厘米触及,硬度见软,空腹血糖仍无明显改变。仍继以前方加减。方药如下:

生芪 10 克　於术 6 克　白芍 12 克　莲肉 10 克　扁豆 10 克　地龙 4.5 克　香附 6 克　木瓜 10 克　蒲公英 12 克　路路

通 12 克　生牡蛎 10 克　王不留行 10 克

上方又服 20 余剂后,症状继续减轻,嗜睡消失,饮食二便正常。1973 年再次通信随访,称身体健康,已上中学。

【按语】　糖原积累症是一种先天性碳水化合物代谢异常的疾病,临床上较为少见,系由于缺乏某些分解糖原的酶,以致各种单糖能转化为糖原,而糖原却不能再转化为葡萄糖为身体所利用,导致糖原在身体脏器内大量积累,尤以肝、肾、心、肌肉明显。由于糖原不能顺利分解为葡萄糖,故空腹血糖降低,引起低血糖反应,尤以清晨明显,临床上可以表现为头晕、肢颤、出汗,甚至抽搐、昏迷。本例患儿即具有低血糖的典型症状。由于血糖不足,身体能量代谢必须利用蛋白质和脂肪,故可以引起整个机体代谢紊乱,以致发育迟缓,肌肉无力,不能行走,尿酮体阳性等现象。目前西医尚无特殊治疗方法。

从其临床证候来看,与一般"虚损"或痞块癥积不同,与古代病名之"息积""伏梁",除了腹部有形积块以外,症状也不完全相同,《素问》中将"息积""伏梁"列为奇病,而本病较其更为奇。所以从中医观点来看,也可视为怪病之一。关老医生也是首次遇到,而且目前仅治疗此一例。由于怪病多从痰入手,所以,他从患儿的查体情况进行辨证,并且从"痰"论治。

患儿由于先天不足,故自生后即发育迟缓,神态呆钝,先天不足,后天失养,脾运失健,水谷之精微生化亏乏,气血不足。肝为藏血之脏,血亏则无以涵养,以致虚风内动,症见抽搐,肝血虚则疏泄失职,气血运行不畅,血虚气滞,瘀滞壅塞,凝聚而成积块。脾运失职,水湿不化,凝聚而生痰,蕴久生毒,痰血与败毒胶固,难以化散,而且日益增大,以致腹大如鼓,痰血阻络故见腹壁青筋暴露。
脾虚无力散精四布,故四肢无主,肌肉松软,嗜卧,腿软不
能站立,脾湿困阻,则便溏便数。综合起来辨证属于肝脾
两虚,痰血败毒凝聚。通过认真分析,可以从治痰入手。
方中生芪、当归、白芍、丹参、乌梅益气养阴血,柔肝缓急,
使之肝守藏血理气之职;党参、於术、扁豆、炒稻芽、鸡内
金健脾益气,消导和胃,以助后天之本,使之脾尽运化散
精之能,水湿得运以断生痰之源;香附、郁金、泽兰、王不
留行、赤芍、地龙行气活血,使之气血流畅,痰血化散,瘀
去生新,败酱草、紫草解毒活血以消内蓄之败毒,僵蚕解
毒息风。另用玉米须煎汤代茶,清热利湿。全方健脾补
气,养血补肝,活血化痰,解毒散结,攻补兼施,以补为主,
扶正祛邪以扶正为先。方中虽无杏仁、橘红等狭义化痰
之品,而是补血养肝,健脾补气,调理气血,活血化痰,气
顺则痰易消,血活则痰易化,不但能使已经瘀结的痰血,
消除化散,而且阻断生痰之源,治痰之妙寓意较深。药后
症状改善,抽搐止,体力增,在原方基础上,稍事加减,曾
用过生牡蛎以养阴软坚,路路通以活血通络,木瓜利湿缓
肝、壮筋骨,蒲公英解毒等。症状体征有所改善,曾随访
十年以上,患儿身体健康,已上中学。

例二十五　李某　女　24岁　简易病历　初诊日
期:1964年9月24日

主诉:进食后胃脘呛堵已4年。

现病史:患者4年前发现胃脘痛闷,纳食不下而发呛
作堵,经某医院确诊为贲门痉挛,建议手术治疗,本人未
同意,遂来我院门诊治疗。诉进食则堵呛,胃脘不舒,每
于进干食则发噎较重,进稀食尚可。常有嗳气,泛酸,恶
心,呕吐,并伴有阵发性剧痛,片刻即可自行缓解,继而脘

腹胀闷。大便干,小便利,月经提前。既往有胃病史。

检查:钡餐造影 X 线显示:食道末端贲门部明显狭窄,边缘粗糙,狭窄部位以上,因钡剂不能通过而呈现宽窄不均匀之钡餐阴影。

舌象:舌苔薄白。脉象:沉弦。

西医诊断:贲门痉挛。

中医辨证:气滞血瘀,痰血凝结,肝胃不和。

治法:平肝和胃,活血化痰。

方药:

生瓦楞30克　刀豆子30克　赤白芍各30克　当归12克木瓜12克　藕节12克　旋覆花10克(包)　代赭石10克(包)杏仁10克　橘红10克　红花10克　香附10克　玫瑰花10克　砂仁4.5克　生姜4.5克

10月3日复诊:服上方八剂后,自觉进食堵呛已好转,嗳气、吞酸、恶心、呕吐等症均有所减轻,仍宗前方,去红花、玫瑰花。加鸡内金15克,党参、焦白术、半夏各10克,川连炭3克。

继服上方数10剂后,患者自觉症状已不明显,饮食、二便均如常人。于1965年4月3日在原医院检查,经钡餐造影 X 线显示:食管末端贲门部狭窄程度已明显增宽,边缘光滑,其上端未见因钡剂不能通过而出现的宽窄不均之阴影。

例二十六　刘某　女　23岁　简易病历　初诊日期:1970年1月17日

主诉:食后作噎已3个月。

现病史:患者于3个月前感觉吞咽困难,食后则发噎,进行性加重。近一个多月以来,自感胸骨后堵闷、灼痛,继而不能吃馒头、米饭等稍硬食物,食则噎堵难下,甚至呕吐,仅能进流食。于1970年1月4日至本市某医院治疗,经X线摄片发现,食道中段外围有一核桃大小肿物,初步诊为结核,经用抗结核药物治疗无效,后又诊为"食道外良性肿物"。造议开胸探查,进行手术治疗,患者未同意,乃来我院就诊。当时症状如前,精神、体力尚好,二便、月经均正常。

检查:X线摄片示食道中段左前斜位有约4×5厘米大小之圆形肿物表面光滑,食管呈2×5厘米半月形压迹,钡剂通过呈线状,食管上端轻度扩张。

舌象:苔薄白、舌质淡。脉:弦滑。

西医诊断:食道外良性肿物。

中医辨证:气滞血瘀,痰血凝结客于上焦。

治法:行气活血,化痰散结。

方药:

代赭石30克　生瓦楞30克　刀豆子30克　泽兰30克
板蓝根15克　当归12克　　瓜蒌12克　　旋覆花10克(包)　杏仁10克　橘红10克　　香附10克　　佛手10克　　赤白芍各10克
山慈菇10克　焦白术10克

1970年1月21日复诊:服上药3剂后,自觉症状稍有减轻,仍感胸骨后灼痛。前方去山慈菇、佛手,加藕节、南红花、生牡蛎各16克,延胡索10克。当归、赤芍、白芍、泽兰改为15克,瓜蒌改为30克。

服上方12剂后,进食作噎明显减轻,已能吃馒头、面条等食物,胸骨后疼痛减轻,于1970年2月2日复查,X线摄片所见:食管已增宽为0.8~1.0厘米,食道外肿物见小,咽喉部稍感灼痛,仍依前方加减化裁。继服药3个多月,至1970年5月6日患者自觉症状已全部消失,不但可以吃馒头、米饭,也可吃烙饼等较硬的食物,其他如常,有时稍感无力,容易起急,拟下方以巩固疗效。

瓜蒌30克 地丁30克 党参15克 丹参15克 赤白芍各15克 代赭石15克(包) 葛根12克 旋覆花10克(包) 杏仁10克 橘红10克 酒胆草10克 香附10克 五味子10克 当归10克 生甘草10克

经追访,患者一直继服用上方,前症未犯,精神、体力均如常人,于1971年1月11日再次复查,从X线摄片中可以明显看出,食道外肿物已模胡不清,食道已基本上恢复正常宽度(约1.2厘米)。

【按语】 贲门痉挛和食道外良性肿物这两个病,都是通过现代医学的物理检查而确诊的。根据临床见症,属于祖国医学"噎膈"病的范畴。所谓"噎"者指吞咽困难,梗噎不顺而言,为病之初起,其势较轻。而"膈"则往往属于病之后期,其势较重。故"噎膈"病还包括了现代医学所诊断的"膈肌痉挛"以及"食道恶性肿瘤"和"胃癌"等疾患。

祖国医学对"噎膈"病的病理早有论述,如张景岳所说:"噎膈一证,必以忧愁思虑,积劳积郁或、酒色过度损伤而成,盖忧思过度则气结,气结则施化不行,酒色过度则伤阴,阴伤则精血枯涸,气不行则噎膈病于上,精血枯涸则燥结病于下。"察其病机与以上两例又不完全相同,故可视为怪病。关老医生根据其整体情况进行分析,两者均以食物作噎,梗塞难下为其临床主要表现。祖国医学认为此属"气滞血瘀"之证,关老医生体会这类病多是"发病于气而受病于血"(尤其是有肿物生成者)。所谓发病于气,是指病之初起大部分由七情所伤,其中伤于气者居多。诸如恚怒伤肝,肝郁气滞,结于胸膈,故症见胸脘堵闷,呃逆不舒,甚则气噎。此时常随精神抑郁而加重，随心情舒畅而减轻，或内服一些舒肝理气和胃降逆之剂而奏效。祖国医学认为，"气为血帅，血为气母，气行则血行，气滞则血凝，"若病情迁延日久，必由气结而致血瘀。症见饮水可入，谷食难下，下亦转出，且伴胸骨后疼痛。又根据"凡痛有定处者为血痛；痛无定处者为气痛"的认识指出：此疼痛部位于胸骨之后，固定不移，说明瘀血已成无疑。

综观以上两例之脉症，实属气滞血瘀之候，此时单以行气甚至破气之法已无济于事。必当"行气活血"，而以"活血化瘀"为重点。因此在用药方面两例均以赤芍、红花、泽兰、延胡索、当归、丹参、益母草、藕节、地龙等活血化瘀之品随症加减。另用香附、郁金、枳壳、苏梗旨在理气、行气，以助其行血化瘀之力。关老医生善用旋覆花、代赭石医治此类疾病，认为二药相伍具有平肝镇逆止呕引药下行之功，且有镇痛的作用。凡属上中焦之病均可选用，尤以气凝痰血客于膈上而致病者用之更妙。若配合杭白芍、木瓜之类酸敛养血柔肝之品，止痛的效果更为理想。

另外，关老医生认为"噎膈"病与"痰"有关，前人曾指出，噎膈一证每由湿痰死血阻塞胃口，阳结于上，阴涸于下。所以在治疗某些疑难怪病时，往往注重治痰。特别是遇有气滞、血瘀者必致痰血互相凝结，客于上焦，轻则梗塞不通，（如例二十四），重则聚而成块（如例二十五）。在用药上以杏仁、橘红、瓜蒌、旋覆花、半夏等为主。成结块者加用生牡蛎、山慈菇等化瘀软坚之品。杏仁、橘红二药相伍具有理气化痰、润肠、开胃的作用，另外板蓝根、地丁等清热解毒药，对于肿毒的软化和消散也起了一定的作用。关老医生在实践中尚体会到刀豆子、瓦楞子，不但具有和胃制酸的作用，而且能够扩张食道平滑肌的作用，与其他降逆和胃、行气化痰的药物配合，对于食物作噎、逆膈难下等症确有一定的疗效。

对于某些"发热"病例的治疗体会

（附 病案13例）

"发热"是临床症状之一，引起"发热"的因素较多，相应的病理生理变化也比较复杂。根据病史及客观检查，有的可以做出明确的诊断，有的暂时尚难确诊，西医常冠以"发热待查"。有时虽然已明确诊断，但是由于耐药菌株或病毒感染，单纯西药又难以控制，通过中西医结合治疗或单纯使用中药，有时疗效尚好。

祖国医学认为："发热"是机体阴阳失衡的病理表现。早在《素问》中就有"阳胜则热，阴胜则寒"，"阳盛则外热……阴虚生内热"的看法，以及"寒极生热，热极生寒"的对立统一及互相转化的论点，说明了中医对"发热"的病理实质，以及其变化的整体性和相对性的看法。

关老医生在临证时，基本上遵照中医的常法，通过四诊分析其病因、病位、病情，进而按照八纲、卫气营血，以及脏腑、气血辨证等法则，进行归纳，从整体观念出发，正确地处理"扶正"与"祛邪"的辩证关系，调整阴阳盛衰，使之恢复相对的平衡，以期热退病除。通过实践，特别是对于某些原因不明或顽固性发热病例的治疗，积累了一些经验，初步看法如下：

（一）内里无伏热，不易受外感 外邪之中，风、暑、燥、火为阳邪，易于导致"阳盛"，寒与湿虽属阴邪，但是仍可以热化而致"阳盛"，同样能够引起"发热"。从发病学的观点，中医强调"邪之所凑，其气必虚"，内因为发病的根据。以发热为主症的热病证候，往往是有"内热"蕴育为根据。内里有伏热，若与阳邪相合则热益炽盛；阴邪侵袭则多易从热化。所以，一般单纯的外感热病，稍用表散之剂或服用姜糖水取汗而愈，容易治疗。如果治疗无效，热势难退，就应当考虑到内有伏热之故，即所谓表热未解，里热已见的表里同病。从气血辨证的观点分析，热在表属于气分，热入里属于在血分，由于气血相关，治气不忘治血，治血不忘治气。所以，关老医生在治疗风热外感病证时，多于辛凉解表剂中加用凉血活血之品，如赤芍、丹皮、鲜生地等，非但无引热入里之弊，反而能够提高疗效。

例一 王某 男 15岁 门诊号：504692 初诊

日期：1965年4月25日

主诉：咽痛3天，高烧一天。

现病史：3天来咽痛，某医院诊为急性咽炎，服用抗生素无效，于昨晚11时许，突然高烧，体温达40℃。咽干而痛，口渴饮水不多，咳嗽吐白色黏痰，面部烘热，头晕、头痛，溲赤便秘。

检查：患者呈急性病容，体温39.8℃，面红目赤，颌下淋巴结肿大如杏核者3个，有压痛，可以推动，咽峡部红肿，扁桃体中度肿大，心率126次/分，律齐，无明显病理性杂音。两肺呼吸音稍粗，未闻啰音。

检查：胸透：肺部未见异常。血查：白细胞13 600/立方毫米，中性粒细胞89%，嗜酸性粒细胞

3％，淋巴细胞8％。

舌象：舌苔薄白、舌质红。脉象：浮数。尺肤热。

西医诊断：急性咽炎。

中医辨证：风温客肺，热盛灼阴。

治法：辛凉解表，清热解毒。

方药：

薄荷10克　黄芩15克　连翘12克　天冬12克　生地12克　玄参12克　牛蒡子10克　板蓝根12克　苦梗10克　杏仁10克　赤芍15克　鲜茅芦根各30克　银花15克

治疗经过：4月26日，服上方一剂后，汗出身凉，体温36℃，心率70次/分，咽痛大减，当夜安睡，胃纳好转，轻咳少痰，面红目赤已消，咽峡部稍红，扁桃体仍见肿大，脉弦数，舌苔薄白、舌质稍红。方药如下：

桑叶皮各6克　杭菊花10克　黄芩15克　连翘12克　生地12克　玄参15克　牛蒡子10克　板蓝根12克　苦梗10克　蝉蜕3.5克　僵蚕6克　赤芍15克　鲜芦茅根各30克

4月27日，体温正常（36.3℃），头晕、咽干已愈，饮食二便如常，咽稍红，扁桃体及颌下淋巴结肿大均已消退，心肺（－），查血：白细胞9 100/立方毫米。按上方减为半量，再服一剂而收功。

【按语】　本例属于风温为病，风为阳邪，温也为阳邪，两阳相合，故见高热，溲黄便秘，咽部红肿疼痛，脉见浮数。里热虽盛而表邪未解，故用黄芩、银花、连翘、板蓝根清热解毒，天冬、生地、玄参、茅芦根凉血养阴，牛蒡子、苦梗、杏仁清咽利肺，赤芍凉血活血，薄荷解表宣散表里双解，一剂热退。二诊时，因见扁桃体仍肿大，故加蝉蜕、僵蚕以疏风消肿，化痰散结，再剂而病愈。一般认为"表证不能用里药"以防引热入里。关老医生体会，其所指的表证，必须是纯属表证，所指的里药多是苦寒泻下之剂，如果表邪未解，反而过用苦寒泻下之剂，势必引邪入里，造成陷证或坏证。但是，兼有里证，在解表的基础上兼清里热，表里双解，效果直捷。

例二　常某　男　32岁　门诊号444981　初诊日期：1965年4月4日

主诉：恶寒发热两天。

现病史：两天前开始恶寒发热，体温38.5℃，夜间加重，头晕，咽痛，曾服羚翘解毒丸、牛黄解毒丸，虽略有汗出，而热势不退。今日发烧更甚，故来诊治。现仍感恶寒发热，头晕、头痛，咽部疼痛，口干口渴，但不欲多饮水，鼻塞流清涕，心烦急，周身倦怠无力，两侧下肢痠痛，烂于行动，食纳不佳，大便两日未解，小便短赤且有灼热感。

检查：患者呈急性热病面容，体温39.2℃，血压130/100毫米汞柱。咽峡部红肿充血，双侧扁桃体中度肿大，两侧颌下淋巴结肿大有压痛。心率100次/分，心肺（－），腹部平软，肝脾未触及。

检查：查血：白细胞16 600/立方毫米，中性粒细胞79%，淋巴细胞21%。

舌象：舌苔黄、舌质红。脉象：弦数有力，右脉大于左脉。

西医诊断：急性上呼吸道感染。

中医辨证：风热束表，气分热盛。

治法：辛凉解表，清热护阴。

方药：

薄荷 10 克　牛蒡子 10 克　桑叶皮各 10 克　银花 15 克　杏仁泥 10 克　焦栀子 10 克　连翘 10 克　板蓝根 10 克　生石膏 24 克　黄芩 10 克　鲜茅芦根各 30 克　天花粉 10 克

治疗经过：4 月 5 日，服前方一剂后，恶寒已减，发热渐退，晨起体温为 35.9℃，下午体温稍高。仍有鼻塞流涕、咽痛、口渴，大便已解，但较干燥，小便仍黄赤，脉稍数，舌苔薄黄、舌质红。复查血象白细胞 15 800/立方毫米，证属表邪渐解，里热未清，继以清肺利咽，凉血解毒之剂，前方去桑叶皮、薄荷，加玄参 10 克，天冬 10 克，赤芍 10 克，丹皮 10 克，再服 3 剂体温正常，诸症消失。复查白细胞 8 600/立方毫米。

【按语】　本例中医诊为春温，属于"冬伤于寒，春必病温"的伏气温病。患者恶寒发热，鼻塞流涕为感受时邪。心烦，舌质红，发热夜间加重，脉见弦数，此乃伏邪先受，今又新感，引动在里伏热，因而早期即见里热伤阴之势。用银花、连翘、黄芩、栀子、板蓝根、生石膏、鲜茅芦根清阳明、三焦之气热，薄荷、桑叶解其表邪，牛蒡子、桑皮、杏仁、天花粉利咽清肺养阴。一剂后恶寒已解，里热未清，脉仍见数，白细胞仍高，故去桑叶皮、薄荷疏散之品，另加玄参、天冬、赤芍、丹皮凉血护阴而收功。患者开始即服羚翘解毒丸、牛黄解毒丸，虽见汗出而热不解，一方面是由于病重药轻，更由于伏邪在里，若不从气分透其伏热，则其病难愈。

（二）发烧久缠绵，多因湿热连　湿为阴邪，热为阳邪，湿热互结，胶粘难离，所以缠绵日久，热势不退，辨证时应当分清湿热孰轻孰重，或热重于湿，或湿重于热，一般情况下，热易清而湿难化，如果不先化湿，或不重视化湿，而热也难以清解。在治疗上，既不能过汗，汗出而热仍不解，又不能过下，下之则邪陷而伤正，又不能过用苦寒清热，过用苦寒，反使湿邪凝滞。所以，对于外感湿热证应当使用清宣，芳化或燥湿的方法，使之湿去而热无所依。并根据病情配合清解、淡渗、舒郁等法则，才能药到、病除。

例三　张某　男　5 岁　门诊号：528452　初诊日期：1965 年 7 月 10 日

主诉：持续高烧十余日。

现病史：（家长代诉）6 月 29 日晚，发现患儿精神不振，哭叫，全身发热，坐卧不安，饮食不进，急去某院诊治，体温 39.7℃，查白细胞 13 700/立方毫米，诊为外感。曾用青霉素连续注射六天而发热不退。7 月 4 日来我院急诊，当时体温 38.8℃，白细胞 12 100/立方毫米，身热无汗，大便数日未解，小便短赤，苔白厚，咽红，脉滑数，经服表里双解之剂及紫雪，而体温仍在 38℃以上，继又用辛凉解表剂、紫雪，仍未奏效。现症：高热持续不退已 11 天，上午体温 38℃以下，夜间 10 点左右高达 40℃，不恶寒，无汗，时而烦躁谵语，时而嗜睡，精神萎靡，口干，口腔黏膜糜烂，饮食不进，大便溏而色黑，小便黄少。

舌象：舌质红，中心部见黄燥苔，咽红。脉象：弦数。尺肤热甚。

西医诊断：发烧待查。

中医辨证：暑温发热，气营两燔。

治法：清营透热，凉血护阴。

方药：

鲜佩兰 10 克　生石膏 15 克　僵蚕 6 克　蝉蜕 3 克　玄

参 6 克　知柏各 10 克　次生地 10 克　苦桔梗 6 克　赤芍 10 克　丹皮 10 克　银花 15 克　天花粉 10 克　鲜茅根 15 克　灯心 1.5 克　酒黄芩 6 克

7 月 12 日，服上方一剂后，汗出热退，今日体温 36.7℃，精神好转，食纳转佳，二便如常，复查白细胞 9 600/立方毫米。脉滑，苔白，再拟清热养阴、和解之法以善其后。方药如下：

生石膏 15 克　青蒿 10 克　地骨皮 10 克　常山 3 克　银柴胡 3 克　僵蚕 3 克　鲜石斛 15 克　生地 6 克　赤芍 10 克　银花 15 克　天花粉 12 克　焦槟榔 10 克　鳖甲 6 克　鲜茅根 15 克　酒黄芩 6 克

服上方 2 剂，经随访药后脉挣身凉，其他无不适。

【按语】　本例持续高热已 11 天，伴有烦躁嗜睡。时值炎夏，流行性乙型脑炎实堪虑及，但由于未作进一步检查，诊断一时未能明确。曾经中西药物治疗，发热不退，最后体温 40℃。中医辨证属于暑温，气营两燔。舌红苔燥，口腔黏膜糜烂，可见不仅气分热盛，营分热亦盛，由于"暑必挟湿"，患儿见有大便溏、色黑，说明夹有湿邪，而且热重于湿。所以治疗时用鲜佩兰芳香化浊、蝉衣、苦梗轻宣通达，以化暑湿而透邪热，生石膏、知母、黄芩、黄柏、银花清三焦气分之毒热，丹皮、茅根、生地、玄参、天花粉凉血养阴，清营分之热，佐以赤芍活血，不致邪滞营分，僵蚕祛风清热，又能镇痉，配合灯心可解心经之热。由于重视了芳化清宣，使之湿邪得化、热邪得清，所以药后热退。由于热重灼阴，继而清热养阴和解而收功。

例四　温某　男　23 岁　炼钢工人　外院会诊病例　住院号 10180　住院日期：1962 年 6 月 19 日　会

诊日期：1962年7月6日

主诉：高热持续不退十余日。

现病史：6月18日突感恶寒发热，鼻塞不通，时流清涕，咽喉肿痛。19日仍坚持工作，下班时感觉头晕加重，曾昏倒一次。急送医院，体温39.9℃，血压75/60毫米汞柱，心肺未见异常，肝脾不大。查血：白细胞6 400/立方毫米，中性粒细胞69%，淋巴细胞30%，单核细胞1%。按高烧待查收住院治疗。先后曾用大量专霉素、土霉素、金霉素、链霉素、四环素及中药紫雪等未效，体温持续在39℃左右，十余日不退。住院期间无阳性体征发现。血、尿、便细菌培养无致病菌生长，西医诊断未明确。于7月6日情中医会诊。当时症见：但发热不恶寒，午后热重，身有汗出，神疲，面垢赤，说话无力，口渴思冷饮，头晕头痛，心烦不宁，四肢沉困，纳呆，尿赤，大便稀软，日行一次。

舌象：苔黄厚而腻、质较红。脉象：两脉洪数，右大于左。

西医诊断：高烧待查。

中医辨证：外感暑湿，邪热入营。

治法：芳香化浊，祛暑利湿，清营凉血。

方药：

藿香6克　佩兰10克　生石膏15克　炒僵蚕3克　次生地10克　天花粉15克　银花15克　赤芍10克　丹皮10克　黄芩10克　茵陈12克　鲜荷叶15克　益元散（包）12克

治疗经过：服上药一剂后体温即降到38℃左右，继服2剂，体温恢复正常，诸症皆除，经调养痊愈出院。

【按语】　本例也是夏日热病，十余天不解，初感时畏寒发热，鼻塞不通，时流清涕，咽喉肿痛乃感受暑湿外邪，未能及时宣透清解，复因工作环影为高温车间，湿邪迅速化热，会诊时，症见但热不寒，午后热重，口渴心烦，舌红说明表证虽解，但营热仍盛，因其苔黄厚而腻，面垢而赤，四肢沉困，大便稀软，可见湿邪缠绵未解，故治当芳化利湿，清暑凉血。方用生石膏、银花、黄芩、茵陈、益元散清暑利湿，藿香、佩兰、荷叶芳香化浊，升清解暑，生地、丹皮、天花粉、赤芍养阴凉血活血，佐以僵蚕散风热。以上两例都曾用过紫雪，而热仍未解，说明对于湿热证，即使出现神昏，使用紫雪、安宫牛黄丸也难以取效，必须清热之中兼有化湿开窍为宜。

另外以上两例均属暑温范围，由于暑必挟湿，暑湿交感，暑为阳邪、热邪，易于伤气、伤阴，湿为阴邪，容易困脾损阳。若热重于湿则阴耗见著，若湿重于热则脾困日昭，湿热缠绵难以化散，而在治疗时，既不能过用利湿，利湿则伤阴耗液，又不宜过于养阴，养阴则易于恋邪，所以，芳香主化之中又要益阴生津，使之湿祛而不伤阴，益阴而不恋邪。

（三）**表虚兼少阳，和解理应当**　外感热病之中，汗之而退者历见，汪之而退者易知，均适用于体质尚健者。对于体质较弱的表虚证，不能妄用汗清等法，而需用调和营卫的法则。典型方剂为桂枝汤，《难经》中说"心者血，肺者气，血为营，气为卫，相随上下，谓之营卫，通行经络，营周于外"。所以调和营卫的临床实际意义就是调和气血，通过调和气血，增强体质以祛除外邪。表虚症在临床上容易被忽略，"太少合病"更容易被忽略。所谓"太少合病"即太阳病未罢，又兼见胸胁苦满，口苦咽干，心烦，喜呕等少阳病症。由于正气虚弱正不抗邪，外邪虽未离表，但已逐步深入，所以治疗时既不能用汗法，汗之则正气愈伤；又不能用清法，邪未入里，热势不著，苦寒直折易于伤正。而是应当用和解、调和营卫的方法。气血营卫得以调和，正气振奋则外邪自祛。此类发热证候，理论上并不难佟，但是在临床上容易被忽略，以致拖延日久未能治愈，或者屡用汗法、清法，容易造成坏证。

例五　郑某　男　47 岁　病历号 611157　初诊日期：1966 年 4 月 4 日

主诉：恶寒发热，怕风自汗已半月余。

现病史：半月来恶寒发热，身出虚汗，曾在某医院检查诊断为急性支气管炎，多次服用中西药未效。现症：恶寒发热，怕风自汗，口鼻出气发热，口干、口苦，但不思饮，胸满、咳嗽微喘，吐白痰，右胁串痛，脐腹隐痛，食纳减少，大便溏，小便黄，尿道有灼热感。

检查：患者呻吟不已，体弱难支，腋下体温 38.2℃。胸透：肺部未见异常。

舌象：舌苔白。脉象：浮数。

西医诊断：急性上呼吸道感染。

中医辨证：邪居少阳，营卫不和。

治法：和解少阳，调和营卫。

方药：

柴胡 3 克　桂枝 3 克　杭白芍 10 克　酒芩 12 克　生龙牡各 12 克　浮小麦 12 克　陈皮 10 克

治疗经过：4 月 5 日，药后发热渐退，今日体温 37.8℃，恶风自汗减轻，余症同前，脉滑数，舌苔薄白。按上方加减方药如下：

柴胡 3 克　桂枝 3.5 克　杭白芍 10 克　鲜石斛 15 克　藿香 10 克　酒黄芩 12 克　生龙牡各 12 克　浮小麦 12 克　陈皮 10 克

4 月 7 日，发热已退，体温 36.8℃，恶风自汗已除，尚有咳嗽，咯白色黏痰，右胁轻度作痛，纳呆，便稀溲黄，脉稍数，舌苔白。表邪已解，余热未清，肺阴被灼。治宜清解余热，宣肺通络，佐以养阴以善其后。服药 4 剂而愈。方药如下：

锦灯笼 10 克　杏仁 10 克　荆芥 3 克　瓜蒌 12 克　玄参 12 克　知柏 10 克　桔梗 6 克　次生地 12 克　赤芍 12 克　麦冬 12 克　天花粉 12 克

【按语】　本例西医诊断为急性支气管炎，发热已历时半月余，恶风自汗，可知其表未解而营卫不和，属于桂枝汤证，另见口苦口干，胸满，胁痛，为少阳经证，此乃由于营卫虚弱，兼感时邪，以致"太少合病"。表证未罢又传少阳，故不能一汗而解。患者虽见咳嗽微喘，关老医生并不着眼于治咳，而是取桂枝、白芍、柴胡、黄芩和解少阳，调和营卫，生龙牡、浮小麦敛汗益阴，陈皮和胃。一剂热减，再剂曾加鲜石斛生津，藿香芳化而热退，恶风自汗亦除。后遗咳嗽有痰等症，改用瓜蒌、杏仁、桔梗、赤芍、天花粉、玄参、生地、知柏、锦灯笼等，主肺通络养阴之剂，热退病除。

（四）阴虚里热燔，养阴清热兼　外感热证易于耗阴，阴虚之体易受外感。前者属于"因病而虚"，后者属于"因虚而病"，其结果均为正虚而邪实。如果邪未离表而阴津亏乏，无法作汗达邪；如果邪热已入里，伤及阴液，阴阳失衡，正不抗邪，非但热邪久羁不移，反而更加耗伤阴津。在治疗时，若再用汗法则劫阴耗津邪不离去，若单用清法则苦寒伤正无济于事。所以，扶正与祛邪兼顾，养阴与清宣兼施，才能奏效。前述表虚发热，是由于营卫虚弱兼受外感而致，通过调和营卫而解肌退热。阴虚之体是由于津液亏耗而致热邪不退，所以，通过养阴以调补津液之不足，最后解除肌表之热。这种养阴清热的方法，不是调和营卫，而是调和津液，其作用机制都是通过增强体质最后祛除外邪，是值得重视的退热方法之一。

例六 刘某 女 7岁 病例号385453 初诊日期：1963年11月28日

主诉：发烧已一周。

现病史：患儿于一周前受凉发热，体温38℃以上，按重感冒治疗，经用解热剂及青霉素、金霉素、四环素等多种抗生素后，发热不退，又增加用中药亦未奏效，遂来我院就诊。当时症见：发热无汗，时作咳嗽，口苦不渴，不思饮水，精神萎顿，纳少眠差，时诉腹痛，小便正常，大便偶溏。过去史：一年前体检时即发现肝大，检查肝功能正常。

检查：体温38.3℃（腋下），面黄体瘦，咽不红，扁桃体不肿大，心肺（－），肝在右肋缘下1.5厘米，质软，无明显触痛，脾未触及。血查：白细胞15,100/立方毫米。

舌象：舌净少苔、舌质红赤。脉象：浮数无力。

西医诊断：感冒。

中医辨证：素体阴虚，肺胃蕴热，兼感外邪。

治法：清热解肌，养阴润燥。

方药：

青蒿10克　地骨皮10克　玄参12克　知柏各10克　僵蚕3克　板蓝根12克　苦桔梗6克　鲜生地30克　丹皮10克　鲜茅根15克　银花15克　天花粉15克　灯心0.5克

治疗经过：11月29日，进前方一剂后，微有汗出，体温稍降，今晨体温36.8℃，精神较佳，食纳见好，仍有咳嗽，吐少量白色黏痰，脉细稍数，舌尖微红。血查：白细胞5 900/立方毫米，仍按上方加杏仁、瓜蒌、麦冬各10克以润肺止咳化痰，继服两剂，诸症皆愈。

【按语】　本例发热已一周，无汗，舌红少苔，脉浮数而无力，乃系阴虚之体，时当11月下旬，复感风寒致病。正气不足，邪留肌腠。虽用解热发汗以及多种抗菌药物，其热不解。阴虚之体，汗源亏乏，无以为汗不能驱邪外出，阴虚又生内热，内热与外邪搏结，实难散解，唯有养阴护津，解肌泄热，方能透邪外出。用青蒿、地骨皮、丹皮、银花、茅根解肌退热，生地、知柏、玄参、天花粉养阴清热，僵蚕、板蓝根散风解毒，苦桔梗利咽宣肺，灯心引邪外出而清心。

例七　陈某　男　8岁　门诊号529864　初诊日期：1965年8月3日

主诉：午后发热已8天。

现病史：患儿八天来，午后发热（38℃左右），至夜间汗出热解。次日如故，经检查无明显阳性体征，血查：白细胞18 000/立方毫米。使用青霉素及其他退烧药治疗未效。现症：每日午睡后开始体温增高，汗多，喜冷饮，身体困倦，大小便正常。检查：体温38.3℃，精神不振，体瘦面黄。白细胞24 900/立方毫米。

舌象：舌质稍红、中心薄白。脉象：浮数。

西医诊断：发烧待查。

中医辨证：阴分伏热，兼感时邪，表证未解，邪热入营。

治法：清热解肌，凉血养阴。

方药：

炒僵蚕 3.5 克　玄参 12 克　知柏 10 克　苦桔梗 6 克　天花粉 10 克　生石膏 15 克　次生地 12 克　赤芍 10 克　丹皮 10 克　银花 15 克　酒黄芩 10 克　连翘 10 克　青蒿 10 克　地骨皮 10 克　鲜茅根 15 克　灯心 1.5 克

治疗经过：8 月 9 日，服上方 4 剂后，体温稍有下降，波动于 37.2～38℃ 之间，汗出减少，其他如故。苔薄白，脉滑数，此乃表邪渐解，营热未清，仍需清营分伏热。方药如下：

生石膏 12 克　连翘 12 克　秦艽 6 克　鳖甲 6 克　青蒿 10 克　常山 3 克　僵蚕 3.5 克　知柏各 10 克　生地 10 克　杭白芍 10 克　银花 15 克　酒黄芩 10 克　鲜石斛 15 克　灯心 1.5 克　地骨皮 10 克

8 月 14 日，服上方 3 剂后，体温降至 37.2℃，出汗较多。上方去灯心加浮小麦 30 克。继服 3 剂后，体温正常（36.7℃），食欲和精神均见好转，汗出减少，复查白细胞 13 600/立方毫米，脉滑稍数，病势已减而营热未除，仍按前法。方药如下：

生石膏 12 克　连翘 12 克　秦艽 6 克　鳖甲 6 克　青蒿 6 克　沙参 12 克　生牡蛎 12 克　知柏各 10 克　生地 10 克　杭白芍 10 克　银花 15 克　酒黄芩 10 克　鲜石斛 15 克　地骨皮 10 克　浮小麦 15 克

8 月 21 日，一周来体温正常，偶而汗出，二便正常，舌苔薄白，脉滑，今日查白细胞 10 100/立方毫米。

仍以前方去沙参加生芪 10 克，稍予益气固表之剂，继服 3 剂，以善其后。

【按语】 本例午后发热已八天，舌红脉数，汗多喜凉饮，时值八月，乃因感暑病温，热蕴营分，脉见浮象，可知表证未罢，因此治疗仍须以清气营，解肌透热，引邪外出为主，而不可苦寒直折，或单纯表散。病之初起，即从午后发烧开始，而不恶寒，热势缠绵，实有阴分伏热。此证难求速效，唯守其方，使邪热逐步外透，营热方得渐清。用药规律与例六相近，但是热势较重，所以加用白虎汤的主要药，以清气热。后来曾加用过常山，此药《本经》中记载能"主伤寒寒热"，关老医生每多配伍用于顽固发热不退的病例而屡效。

例八　赵某　男　27 岁　外院会诊病例　会诊日期：1965 年 8 月 25 日

主诉：发烧 5 天。

现病史：1965 年 8 月 20 日下午，突然恶寒发热（体温 39℃），头痛咽痛，鼻塞声重，流涕，经治疗后，第二天上午体温正常，下午复感寒战发热，即服解热剂，汗出而热仍未解。继而出现恶心呕吐，在两小时内吐出暗红色液体及血块约 400 毫升，急诊住院。

既往史：患者于 1958 年发现脾脏肿大，无黄疸，黑便史，平素偶有鼻衄及牙龈溢血，无疟疾或黑热病史。

检查：体温 39.2℃，血压 110/60 毫米汞柱，面色苍白，精神萎靡，皮肤无黄染、蜘蛛痣及出血点。咽不红，心肺未见异常。腹平软，右侧腹壁可见静脉曲张，肝在剑突下触及 2 厘米，中等硬度，有结节感。脾大平脐，中等硬度，无压痛，腹水征不明显，下肢不肿。胸透（－），查血红蛋白 11.4 克％，红细胞 340 万／立方毫米，白细胞 4 000／立方毫米，中性粒细胞 71％，血小板 40 000／立方毫米。肝功能检查：麝浊 3 单位，黄疸指数 3 单位，谷丙转氨酶正常，血培养阴性，骨髓穿刺未检出黑热病小体及疟原虫。

入院后经用止血剂、输血、输液等治疗，出血停止，血色素与红细胞有所上升，但发烧不退，体温在 38～39℃ 之间，经用青、链、四环、土霉素等多种抗生素，以及银翘散、安宫牛黄散等中药辛凉解表，清热解毒，开窍醒神之剂，并服小柴胡汤和解之剂均未见效，住院期间曾一度出现腹水。8 月 25 日请中医会诊，当时证见：体瘦面黄，精神不支，发烧 38.9℃，心烦不宁，夜间盗汗，胸腹胀闷不舒，纳呆，大便稍干，小溲色黄。

舌象：苔黄、质红。脉象：脉弦滑沉取无力。

西医诊断：肝硬化、脾功能亢进门脉高压症，食道静脉曲张出血，合并上呼吸道感染。

中医辨证：肝郁血滞，湿热不清，兼受外感，又因失血，以致阴血大伤，郁热燔灼，正气不支。

治法：清热解肌，养阴凉血。

方药：

秦艽 10 克　鳖甲 10 克　青蒿 10 克　地骨皮 10 克　银柴胡 3.5 克　生地 24 克　常山 3 克　丹皮 12 克　银花 30 克　赤白芍各 15 克　寻骨风 12 克　天花粉 15 克　黄芩 15 克　灯心 1.5 克　鲜茅根 15 克　浮小麦 15 克

治疗经过：8 月 29 日，服上方 3 剂后，体温开始下降，但仍有波动。5 剂后体温正常，精神转佳，食纳增进，盗汗已止，夜卧安和。继服上方 7 剂，近一周内体温一直正常，能下地活动，二便调，舌无苔，脉象沉细。证属热病后正虚体弱，肝郁血滞。再以补气养血，化瘀软坚为法，以治其本病。方药如下：

生芪 24 克　当归 10 克　赤白芍各 12 克　香附 10 克　生地 12 克　生牡蛎 15 克　丹皮 12 克　茵陈 15 克　泽兰 12 克　阿胶珠 10 克

【按语】　本例原有肝硬化、脾功能亢进，时而衄血，平素即有肝郁血滞，湿热不清，血热伤阴。初秋感邪，恶寒发热，值此暑气未消，秋燥又起，况且又过用表散之剂，以致营阴亏耗，血热益炽，因而发生呕血，其症至危，所幸抢救及时，出血停止，但发热不退。用银翘散辛凉解表不应，用安宫牛黄清心开窍无济，又用小柴胡解其半表半里之邪也无效。究其病机，主要是没有抓住血热耗阴之本，复因失血后阴血大伤。由于阴血内虚，邪羁气营，必须养阴清营，解肌透邪方可奏效。故关老医生重用生地、天花粉养阴生津，并配合丹皮、茅根、灯心凉血清营，而丹皮功能清透血中伏火而除烦热，茅根、灯心降心火利小便，青蒿、鳖甲、秦艽、地骨皮、银柴胡、银花、黄芩透阴分伏热以解肌，赤白芍、浮小麦养阴凉血，活血敛阴。其中青蒿芳香且能化暑湿，鳖甲滋阴汗阳，善搜阴分热邪，秦艽善治湿热深蕴而致潮热，苦辛平微寒，辛散苦泄，性质平和，能利二便，导湿热外出，以和血解热，地骨皮合银花清热解毒凉血，善清气分邪热，黄芩清热利湿，酒炙后上引，而凉心泻肺火，常山与寻骨风能除无名之热，天花粉、白芍生津补血、益肝脾之阴，收散乱之脾气，赤芍活血行血以助鳖甲解郁软坚化滞，浮小麦敛汗，全方养阴解肌而除热。热退后，又用补气养血，化瘀软坚之法治其本病。

例九 刘某 男 17岁 门诊号565375 初诊日期：1965年10月21日

主诉：发热3个多月。

现病史：患者于7月中旬劳动后，淋浴感寒而致发热（体温39℃），诊为"感冒"，经服用阿司匹林，注射青霉素未效。经胸透称两肺门发现有钙化点，疑有肺结核，用雷米封治疗两周，发热仍未退，后改用合霉素仍无效，而后住院治疗。住院期间，每日下午体温波动于38.5℃上下。体检及X线检查无异常发现。查血色素11.1克%，白细胞5 500～12 200/立方毫米，嗜酸性粒细胞36%～40%，最高一次69%，嗜酸性粒细胞直接计数1 814/立方毫米，血涂片疟原虫（－），血沉26毫米/第一小时，大便直接涂片镜检寄生虫卵（－），盐水浮聚法找虫卵（－）。肝功能检查，谷丙转氨酶，第一次205单位，第二次300单位。麝浊2～6单位，血清布氏杆菌凝集试验1:40（＋），黑热病补体结合试验（－），血培养无细菌生长。胆汁引流基本正常，培养无细菌生长。肝脏超声波检查：较密Ⅱ级微波。仍未能明确诊断。

住院一个月，曾服用四环素、维生素C，注射链霉素以及其他治疗，发热仍未退。于10月21日来我院门诊。当时症见：每天下午4点至夜间2点发热（体温在38.5℃），烧前先有恶寒，继而身热，无汗，伴有头晕，咽干，胸部偶觉隐痛，随后汗出热退，饮食尚可，二便一般。

舌象：舌苔白厚，舌质红。脉象：细稍数，略显浮象。

西医诊断：发烧待查。

中医辨证：阴虚发热，营卫不和。

治法：养阴清热，调和营卫。

方药：

青蒿 10 克　鳖甲 10 克　秦艽 6 克　地骨皮 12 克　玄参 12 克　鲜生地 12 克　银花 15 克　天花粉 15 克　丹皮 10 克　赤白芍各 10 克　僵蚕 6 克　鲜石斛 30 克　灯心 1.5 克　桂枝 3 克　甘草 6 克　鲜茅根 30 克　银柴胡 3 克

治疗经过：10 月 25 日，服上方 4 剂后，热势稍减，下午体温 38.9℃，胸部时痛，脉滑稍数，舌苔白，仍宗前法，上方去桂枝加常山 3.5 克，改银柴胡为 3.5 克，继服 6 剂。

11 月 1 日，药后曾有两天体温正常，昨日又达 38℃，苔白较厚，脉细数，患者日晡发热，属于阳明气机不畅，积热不清，上方加焦槟榔 10 克，蝉蜕 3.5 克，继服 6 剂。

11 月 8 日，烧未大作，昨日体温 37 5℃，右侧耳痛，流黄水（素有中耳炎），别无不适，脉沉细稍数，舌苔白，上方再服 4 剂。

11 月 12 日，近日发烧未作，饮食睡眠正常，二便调。病已近愈，未再来诊。

【按语】　本例午后发热已 3 个多月。末梢血象嗜酸性粒细胞增高，血沉轻度增快，谷丙转氨酶轻度增高，说明肝脏有轻度损害，病因未明，由于嗜酸性粒细胞增高，曾疑为寄生虫病所致，但未获证据，呼吸道症状不明显，也未见皮肤病损，西医诊断难以明确。虽曾试用过抗感染、抗结核等治疗效果不明显。关老医生根据夜热早凉，咽干，舌红，脉细数，辨证属于阴虚血分蕴热，故取青蒿鳖甲汤（青蒿、鳖甲、丹皮、生地、知母）、清骨散（青蒿鳖甲汤加银柴胡、秦艽、胡黄连、甘草）之意加玄参、天花粉、石斛、茅根、地骨皮等养阴除热之品，以清阴分伏热，由于患者来诊时值深秋，且有恶寒发热汗出，脉见浮象，结合其发病前曾因淋浴感受寒邪，故合桂枝汤以调和营卫。全方仍本解肌透邪，清营养阴除热而设。药后热势虽减，但不稳定，二诊时脉浮已去而见滑象，乃去桂枝之辛温，加常山以祛寒热痰结，药后体温逐步下降，后又以日晡发热，舌苔见白厚，此乃阳明气机不畅，积热未清，故稍加焦槟榔以导滞，蝉蜕宣达气机，内外调和，热势渐清。

例十　赵某　男　32 岁　外院会诊病例　外院住院号：38430　会诊日期：1963 年 7 月 8 日

主诉：发热已 8 天。

现病史：患者于 1963 年 2 月以来，自感疲乏无力，面黄消瘦，小便短赤，偶尔胁痛，低烧。经医院检查，肝未触及，脾在肋下 9 厘米。血色素 12.3 克％，红细胞 423 万/立方毫米，白细胞 2 200/立方毫米，血小板 55 000/立方毫米，谷丙转氨酶 31.2 单位（正常值 21 单位），麝浊 8 单位，脑絮＋＋＋，钡餐造影有食道静脉曲张，诊为肝硬化，脾功能亢进。于 4 月 5 日住院，6 月 11 日作脾切除及脾肾静脉吻合术，经过顺利，术后即开始发烧，经抗感染及少量多次输血后，于术后第 9 天体温降至正常，已能下地活动，复查白细胞 5 700/立方毫米，血小板 255 000/立方毫米。术后第 20 天（7月 1 日）突然寒战高烧，体温达 39.7℃ ~ 40.5℃ 之间，呈弛张热型，伴有左侧季肋部轻度疼痛及叩打痛。血查：白细胞 13 000 ~ 14 700/立方毫米，中性粒细胞 85% ~ 94%，胸透（-），血片查疟原虫（-），曾用大量氯霉素、红霉素、四环素以及解热剂和物理降温，体温虽有下降，但仍不能控制，患者仍感阵阵寒热，体温在 38.5℃左右，8 天来持续不退。7 月 8 日请中医会诊。当时证见：阵阵寒热，时而寒战不已，继则躁热口渴，而后自汗出，热势稍退，数日来一直如此，且感口干，耳鸣，胁痛，大便正常，小便微黄，面色淡黄。

舌象：舌苔薄白、舌质淡红。脉象：弦滑稍数，沉取无力。

西医诊断：脾切除术后发热。

中医辨证：术后气阴两伤，肝胆湿热未清，以致阴虚血热，营卫失和。

治法：养阴清热，凉血解肌。

方药：

生地 30 克　丹皮 10 克　秦艽 10 克　鳖甲 10 克　银柴胡 3.5 克　青蒿 12 克　常山 6 克　玄参 6 克　地骨皮 10 克赤白芍各 15 克　银花 30 克　佩兰 10 克　天花粉 18 克　茵陈 15 克　六一散 12 克（包煎）　知柏各 3.5 克

7 月 12 日，配合西药抗感染治疗，服中药 3 剂后，昨日寒热已退，自汗已止，口渴已减，精神逐渐恢复，尚感疲乏无力，腹部不适，饮食睡眠尚可，尿微黄，舌苔稍白，脉沉细无力，再拟补气养血，滋阴扶脾以调理善后。方药如下：

生芪 30 克　茯苓 24 克　於白术 10 克　生地 12 克　当归 10 克　山药 15 克　杭白芍 30 克　陈皮 10 克　茵陈 30 克青蒿 10 克　地骨皮 10 克　石斛 15 克　丹皮 10 克　香附 10 克　益元散 12 克（包）　酒黄芩 10 克

【按语】 本例为肝硬化、脾机能亢进，脾切除术后，气阴两伤。气虚则外寒，阴虚生内热，故见阵阵寒热，午后为重。此与少阳证之寒热往来不同。由于原有肝胆湿热，余邪未尽，因而在养阴清热解肌透邪的基础上，加用茵陈、六一散、佩兰等芳化湿热。热解之后，转入补气健脾，养血柔肝，化湿透热。一面扶其正气，同时清除余邪。

例十一　任某　男　47岁　病例号：1070　初诊日期；1961年8月9日

主诉：周期性寒热发作已近一年。

现病史：患者于1960年9月开始出现隔日寒热发作一次，某医院检查证实为间日疟，经服用奎宁等多种抗疟药物，一时发作停止，但停药不久则复发。今年一月份以来，每于月初发作。虽经治疗未能制止。发热程度尚有逐渐增高趋势，最高一次体温达41℃。经某医院检查：肝脾肿大，血涂片镜检发现疟原虫。就诊时适值疟疾发作期，昨日下午，先寒战继而发热，体温最高38.5℃，伴有头痛，周身酸楚，口苦咽干，至晚8时汗出热解，平日眠食、二便均正常。

舌象：舌苔薄白、根部稍腻、舌边尖红。脉象：弦滑略数。

西医诊断：疟疾。

中医辨证：疟疾日久，湿热蕴结血分，灼伤阴血。

治法：清热利湿，凉血养阴，佐以截疟。

方药：

秦艽6.5克　鳖甲10克　生地15克　杭白芍15克　茯苓10克　常山3克　银柴胡4.5克　槟榔10克　石斛12克　天花粉12克　野菊花10克　丹皮10克　茵陈12克　小蓟

12克

治疗经过：服药次日未再发寒热，共进上方4剂。至8月31日复诊时正值疟疾发作前期，疲乏无力，面色㿠白，口干微苦，苔薄、舌尖红，两脉沉缓，证见气阴不足之象，方药如下：

生芪10克　白术10克　生地12克　杭白芍15克　天花粉15克　秦艽10克　龟甲12克　石斛12克　龙骨12克　银柴胡6克　小蓟15克　丹皮10克　败酱草15克　槟榔10克　常山3克　草果3克

上方连服10剂，当月寒热未作，食纳正常，9月7日来诊，嘱仍以上方每月初服用10剂，连续已4～5个月。随诊观察至1963年12月疟疾未再发作。

【按语】　祖国医学认为：疟疾症见寒热间作，汗出，热解，经过一定的间歇期，寒热复作。属于少阳经广。当邪入少阳与正气相争则发病，邪气伏藏则发作休止。关老医生体会：凡初发病者，症见往来寒热，脉弦滑等少阳经证，此为湿热蕴于肝胆，结于少阳。由于肝为藏血之脏，因此在治疗中必当顾及血分，除和解少阳、利湿化痰外，还应当加入凉血活血之品，可选用清脾饮（柴胡、黄芩、草果仁、厚朴、青皮、茯苓、白术、半夏、甘草）和截疟七宝饮（常山、草果、槟榔、陈皮、厚朴、青皮、甘草）加减化裁，酌加赤白芍、丹皮、生地、白茅根等。

本例发病已一年之久，久疟必伤及阴血，以致正不抗邪，邪聚则病发，投药后，邪稍散而寒热止，但因余邪未清，积聚经月，邪势嚣张故又复发。治当扶正祛邪并用。方中秦艽、生地、鳖甲、银柴胡滋阴退热，丹皮、杭白芍、石斛、天花粉凉血滋养阴血。其中秦艽对湿热蕴郁所引起的骨蒸潮热有良效，佐以茵陈、茯苓、小蓟、野菊花利湿清热解毒，槟榔攻下破积，常山破痰截疟。使之阴血充沛，方能引药达于周身，搜剔伏邪加以驱除。

复诊时见有气阴两伤，故以生芪、白术补气，龟甲滋阴，且龟甲善治久疟后期阴血不足，又加草果以宣透伏邪，败酱草清泻毒热结滞，每月初投服 10 剂，终于达到疟止体复之效。

（五）邪实正欲脱，扶正宜先觉　在热病的极期，易于出现气阴灼耗，或热邪深窜，逆传心包，或亡阴、亡阳正气欲脱等危候。虽然见有体温增高等热证标象，但是，正气欲脱已上升为主要矛盾。如果单纯着眼于退热措施，势必造成热不解而身已亡的恶果。所以，必须从整体观念出发，以扶正为主，兼清热邪，才能邪去正安，热退病除。当此之际，往往顾虑热邪内存，使用固脱的药物是否敛邪留寇，以致举棋不定。但是，实践证明，在其欲脱而尚未虚脱时，如果不能收敛心气，生脉固脱，而消极地等到脱症已经发生，再用回阳救逆，益气固脱等药时，实有"亡羊补牢"之感。尤其是对于毒热炽盛所造成的这类证候，辨证用药就更加困难，不如捷足先登，抢在脱证发生之前，根据病理实质治其本，以扶正为主，才是上策。在措施上，要正确地处理扶正与祛邪的辩证关系，才能最有效地发挥中医对于危重热病证候的治疗特点。

例十二　闫某　男　16 岁　外院会诊病例　住院日期：1970 年儿月 2 日

主诉：进行性呼吸困难 3 小时。

现病史：患者八九天前曾患感冒（无发烧），于昨天下午 5 时感到咽痛，吞咽困难，但尚能进食，夜间 1 时出现呼吸困难，发憋，声音嘶哑，穿衣时全身无力，举臂困难。

检查：患者半坐位，唇色发暗，轻微鼻扇，会厌水肿出血，活动差，左侧梨状窝有白色物片，无充血，两肺呼吸音弱，有明显痰鸣。当时诊断：喉头水肿，白喉，吸入性肺炎。收耳鼻喉科病房住院。次日 5 时病人呼吸困难，行气管切开术，7 时出现进行性瘫痪，呼吸肌受到影响，请神经内科会诊，当时血压 120/80 毫米汞柱。嗜睡，心律齐，两肺呼吸弱，无啰音，四肢无力，咽反射、咳嗽反射及咽下运动均已消失。四肢腱反射消失，病理反射未引出。诊断为感染性多发性神经炎。11 月 3 日体温 38℃，阵发性发憋，多痰，呼吸浅表，烦躁。11 月 4 日（入院第三天）患者突然出现无欲状，反应迟钝，出虚汗。请内科会诊，考虑与全身中毒有关。血查：白细胞 32 000/立方毫米。曾用氯霉素、卡那霉素、大剂量青霉素静脉滴注。早 6 时血压 30 ～ 40/？毫米汞柱，给异丙基肾上腺素、洛贝林、可拉明，并进行心脏按摩，人工呼吸，正负压给氧。中午 12 时出现浅昏迷，指甲青紫，血压 70/60 毫米汞柱，体温 39.5℃，继续给升压药，使用人工呼吸机，神志逐渐清醒。

11 月 5 日（入院第 4 天）病人进入铁肺（正压 90，负压 50，温度 28℃ 左右），下午 3 时解柏油便一次。经过抢救于 11 月 10 日自动呼吸，血压恢复正常，但仍有柏油样便。11 月 14 日由铁肺搬出，无呼吸困难，右手能写字。11 月 19 日（入院后 18 天）患者又开始发烧，呼吸急促，多汗，柏油样便。X 线摄片诊断右上肺不张、肺炎。心电图显示广泛心肌缺氧。痰培养为白色葡萄状革兰阳性球菌，耐药性强。白细胞25 000／立方毫米，曾给予庆大霉素、输血、苯甲酸诺龙、654-2、氨茶碱治疗。晚上再次入铁肺，经上述处理高烧不退。遂请中医会诊，共同参加抢救。当时见证：高烧（体温39.8℃），神志不清，气喘短促，大汗如油，四肢发凉，小溲短，大便黑。

舌象：舌质红、无苔。脉象：数而无力。

西医诊断：感染性多发性神经炎。肺部感染。

中医辨证：肺热不清，逆传心包，正气欲脱。

治法：益气固脱，清热养阴，宣肺开窍。

方药：

西洋参 6 克　　麦冬 24 克　　五味子 12 克　　生甘草 10 克　炙麻黄 0.9 克　　杏仁 10 克　　生石膏 30 克　　银花 30 克　　板蓝根 30 克　　生地 10 克　　玄参 15 克　　天花粉 15 克　　知柏各 10 克　瓜蒌 10 克　　川贝 10 克　　青蒿 10 克　　浮小麦 30 克

安宫牛黄丸 1 丸，分吞。

治疗经过：10 月 20 日，服上方一剂后，体温恢复正常，自汗已止，精神转佳，痰已减少，大便色黄，有蛔虫数条。舌无苔，脉稍数。按前方去安宫牛黄丸，加羚羊角粉 0.9 克分吞。

10 月 21 日，服药后体温正常，精神好转，病情有转机，食纳转佳，但不能说话，痰多胸闷，脉见滑数。上方羚羊角粉改为 0.6 克分冲，加海浮石 10 克，桔梗10 克，蛇胆陈皮二管，分冲，共进 14 剂。

1971 年 1 月 5 日（入院第 63 天），说话已恢复正常，吞咽正常，上肢活动如常，下肢活动差。四肢肌肉萎缩。脉沉缓，舌无苔。证属气血两虚，脾肾不足。治以补气养血，健脾补肾。方药如下：

生芪24克　当归15克　生熟地各12克　白芍15克　何首乌15克　黄精15克　仙茅15克　仙灵脾15克　狗脊12克　牛膝12克　钩藤15克　全蝎3克　地龙15克　土鳖虫3克

按上方化裁共服药21剂，精神饮食，四肢运动均恢复正常。四肢肌肉较病前稍细，出院后，在门诊继续观察，以后完全恢复正常。恢复本职工作。随访两年以上，一般情况良好。

【按语】　患者为感染性多发性神经炎，出现进行性瘫痪，呼吸肌受到影响。由于呼吸功能障碍，以致合并肺部感染，见有高烧，浅昏迷，休克，柏油样便等症。病情实属危重，经积极抢救，高烧未退，当时虽有肺热存在，但是已见神志不清，气喘短促，大汗如油，四肢发凉等热扰神明，正气欲脱的危候。所以用生脉散益气阴，生脉固脱，扶正为主，合麻杏石甘汤，宣肺清热，但是麻黄仅用0.9克，取其主透开皮毛之效，而五味子则用10克，取其敛肺滋肾，生津敛汗以收耗散之气，二者有收有开，且以收为主。配合银花、黄柏、板蓝根清热解毒，生地、玄参、天花粉、知母养阴清热，瓜蒌、川贝母清热润肺，宽胸化痰，青蒿辅助宣达透热，浮小麦敛汗。另用安宫牛黄丸清热解毒，开窍安神。由于重视了益气养阴，收敛固脱的扶正措施，配合清热宣肺开窍，正确地处理了"扶正"与"祛邪"的辩证关系。从整体上看，首先是保护生机，提高机体的抗病能力，以争取时间，并配合阴阳盛衰的纠正，才有可能达到热退病除的目的。否则见热治热，见郁开宣，或者是单纯凭借西医诊断，从病论治，势必贻误时机，事与愿违。所以，当此危笃之际，更应当紧紧地掌握住中医的基本理论，从整体观念出发，辨证论治。也就是在分析上辨病与辨证相结合，在中医立法用药上，绝不能脱离中医的理论体系与实践经验，不被表面现象所迷惑，才是有识之见。

例十三　某男　38 岁　住院日期：1970 年 12 月 19 日

主诉：高烧，四肢发凉，烦躁两天。

现病史：患者近两个月来食欲不振，腹泻，恶心，厌油。体检：肝在锁骨中线肋下 0.5 厘米，有轻触痛。血查：谷丙转氨酶 250 单位。当时诊为急性无黄疸型肝炎。于 1970 年 12 月 19 日住某医院治疗。入院后第 25 天，突然高烧，体温达 40.3℃，烦躁，面赤。一小时后体温骤降，四肢厥冷，血压测不到。当即静脉点滴阿拉明，血压维持在 80～100/50～70 毫米汞柱。三小时后，体温复升至 39℃，查白细胞 39 200/立方毫米。尿蛋白阳性，并见有红细胞及管型。发烧当日即用庆大霉素 4 万，每日 2 次，青霉素静点 800 万单位/日。第三天血培养，结果为大肠杆菌。患者血压用升压药维持在 90/70 毫米汞柱上下，但不稳定，心电图多数导联出现 S-T 段轻度下降，T 波平坦或倒置。1 月 21 日请中医会诊。症见：仍有高热（39.8℃），肢凉，烦躁不安，并有幻视。自诉口干咽痛，心慌、胸闷，西药继用抗感染、升压药及少量强心药。

舌象：舌质绛无苔。脉象：细数无力。

西医诊断：大肠杆菌败血症，中毒性休克。

中医辨证：气阴两伤，毒热入营，热深厥深。

治法：强心护阴，清营解毒。

方药：

西洋参 15 克（另煎兑服）　五味子 10 克　玄参 15 克生地 15 克　丹皮 15 克　天花粉 15 克　知柏各 10 克　银花 30 克麦冬 30 克　赤芍 15 克　远志 12 克　鲜茅根 60 克　川贝 12克　犀角 1.5 克

兑服　羚羊角粉 1.5 克兑服

治疗经过：1 月 24 日，服上方 3 剂后，体温渐趋正常。但是血压于解大便后，又下降至 60～70/40 毫米汞柱。口唇出现大量疱疹，舌尖及上腭多发性小溃疡，说明毒热已见外透之象。继守前方。1 月 25 日，开始逐渐减少升压药。1 月 27 日停升压药物观察，血压一直稳定在 90～110/70～80 毫米汞柱之间。抢救期间，为了控制大肠杆菌败血症，曾给予大剂量青霉素、卡那霉素、多粘菌素 B、红霉素、痢特灵及制霉菌素等。

1 月 29 日，继服前方，病情稳定，此后曾有一次体温上升至 38℃，复查白细胞 15 000/立方毫米。西药加春雷霉素静脉注射一日一克。血压正常，一般情况好转，遂改以清热解毒为主。方药如下：

银花 30 克　连翘 15 克　蒲公英 18 克　川连 3 克　当归12 克　柴胡 18 克　生姜 6 克　法半夏 12 克　炒谷初芽各 18克　酒芩 10 克　荆芥穗 12 克　赤小豆 30 克

2 月 5 日，患者病情稳定，血压 100/60 毫米汞柱，心率 80 次/分，体温午后 37.8℃。停用全部西药。偶有低烧，盗汗，纳差，舌苔薄黄，脉平和。治以养阴和营，清解余毒。方药如下：

生地 12 克　玄参 12 克　丹皮 12 克　青蒿 12 克　地骨皮 12 克　炒知柏各 10 克　陈皮 10 克　炒谷稻芽各 15 克　银

花 30 克　败酱草 30 克　天花粉 12 克　生甘草 6 克　赤白芍各 12 克　醋柴胡 6 克　蒲公英 15 克

2 月 8 日，上方服 3 剂后，体温一直正常，大肠杆菌败血症、中毒性休克基本得以控制。以后改服治疗肝炎方药。于 2 月 21 日临床基本痊愈出院。

【按语】　本例为大肠杆菌败血症而致中毒性休克，高热 40.3℃，继而血压下降，四肢厥冷，且有幻视，病情严重。此乃心气素亏，以致邪热逆传心包之故。证见高烧，口干咽痛，脉细数，舌绛少苔实为邪已入营，气阴两伤。由于毒热炽盛，阻闭于内，不得透达，以致四肢逆冷，此乃热深厥深，阳极似阴之象。总之，实为病邪嚣张而正气衰微，正不抗邪，若不积极扶正，则正气暴脱。关老医生抓住主要矛盾，以强心护阴，清营解毒为法。方以生脉散、清营汤化裁。重用西洋参、麦冬，合五味子以养心气，收敛耗散之精气，银花、犀角、羚羊角粉、白茅根、丹皮、生地、知柏、赤芍清营解毒，凉血散瘀，玄参、天花粉以加强养阴生津之力，川贝、远志调补心气，化痰散结，以防痰热阻闭心包。盖热邪既已逆传心包，在热盛阴伤的情况下，势必炼液为痰，因而痰热阻闭包络，神志被蒙，已为必然趋向，用以预防痰闭，实为有识之见。药后第三天唇部出现大量疱疹，舌腭均发生小溃疡，说明毒热已渐外透。至第八天，正气已复，血压稳定。遂改以清热解毒为主，最后以养阴和营，清解余邪而收功。此例在抢救的全过程中，中西医密切配合，使患者转危为安。

咳喘证治的临床体会
——兼谈狭义治痰之法
（附 病案3例）

对于狭义痰的治疗体会，则多限于咳喘诸证。咳喘是呼吸系统疾病的常见症状。中医认为肺主气，职司吸清呼浊，吐故纳新，不论外感内伤，影响气道，肺失宣发清肃之令，气道不利，肺气上逆，则作咳。若升降出纳失常，胸闷膨满，气息迫促，甚则张口抬肩则作喘。一般喘多兼咳，而咳则不一定兼喘。痰为肺之浊物，脾运不健，肺气不主，饮食水谷不化精微、津液而成痰浊，稀者为饮，稠者为痰。痰随气升，气因痰阻，痰气相搏，咳喘则愈发愈重。咳嗽一证固属肺的证候，但古人认为与五脏六腑均有关系，故有"五脏六腑皆令人咳，非独肺也"之说，但是其中以肺、脾、肾三脏关系最为密切。根据治疗咳喘的经验，基本法则大致可以归纳如下：

（一）**解表法** 肺合皮毛，肺卫之气不固，而致六淫之邪从皮毛或口鼻而入，伤于肺络发生咳嗽，此阶段以表证为主。多见于上感、急性气管炎等。法当主解表邪，则咳即愈。属于外感风寒者，治以辛温解表，常用的药物如苏叶、麻黄、荆芥；外感风热者，治以辛凉解表，常用药物如桑叶、菊花、银花、连翘、薄荷等。

（二）**宣肺法** 肺主宣发一身之气，若肺气不宣，痰浊自生，蕴湿化热，咳喘即起。

若咳嗽兼有外邪者应宣肺，以利病邪的宣散，无外邪则有利于肺气的宣达通畅，使痰涎容易排出。最忌滥

用止咳、镇咳、敛肺之品，以致"闭门留寇"。常用的
药物如：麻黄、桑叶、桔梗、荆芥等，其中以麻黄为最
常用，本品虽辛温发汗，平喘利尿，但用于治咳，则取
其轻扬发散，宣通肺气的功用，且可鼓邪外出，但用量
不宜过多，一般以 1.5~3 克即可。有热者，配合生石
膏（如麻杏石甘汤）；喘重者配白果、苏子（如定喘
汤）。

（三）**清热法** 外感之邪经久不宣，必入里化热，
而见口渴，痰黄黏稠难咯，当予清热。常用清肺热的药
物如：生石膏、知母、黄芩、浙贝、桑白皮，地骨皮。
有的需要配合清热解毒药物如：草河车、蒲公英、银
花、连翘、鱼腥草等。

（四）**养阴法** 肺既蕴热，久必伤及肺阴，且阴虚
邪火愈炽，二者可互为因果，因此临床治疗往往清热、
养阴兼顾。常用的药物如：沙参、麦冬、玄参、生地、
天花粉、石斛等。

（五）**活血法** 治疗咳喘，一般多从气分考虑者
多，关老医生体会：外邪袭于肺络，肺失宣达，气机不
畅，势必引起血脉凝滞不通，久咳久喘者肺部多有瘀
血，故方中加用活血之品常可提高疗效。常用药物如赤
芍、藕节等。肺热者常与凉血之品如生地、丹皮、白茅
根、茜草、丹参、草河车等。

另外，在痰涎阻塞肺络的情况下，若单用行气祛痰
之品势必难以推动，加上活血药可使血活气动，再配以
宣肺的药物，可以达到气血畅行，肺络宣达，外邪随之
而出，痰浊随之而泄，邪去正复，咳喘自愈。

（六）**化痰法** 痰涎阻于气道，是引起咳嗽的重要
因素，因此消除痰浊为本病治疗的关键。痰由湿化，而

湿由脾胃运化失职所生，脾为生痰之源，肺为贮痰之器。痰有湿痰和燥痰之分。

1. 湿（寒）痰：多因禀赋体弱，阳气不足，脾不健运，水湿停聚，稀者为饮，稠者为痰，化湿痰常用药物如橘红、半夏、茯苓等。

2. 燥（热）痰：多由肺胃蕴热，或因寒邪入里化热，也可由其他脏之火而灼肺，以致肺阴不足，蒸液成痰，其痰黄黏，缠喉难出，化热痰常用的药物如瓜蒌、浮海石、黛蛤散、桑白皮、知母、贝母等。

（七）利咽法　咽喉乃气道之门户，肺之关口，外邪除由皮毛侵入外，也可从口鼻通过咽喉直接吸入于肺，凡临床见咽喉红肿作痛，或发干作痒，痒则咳作者他常选用草河车、板蓝根、射干、锦灯笼、青果、苦梗、僵蚕、蝉衣等药以清利咽喉，解毒消肿，其中草河车、锦灯笼清热消炎作用较好，常为首选之品。

（八）肃降法　肺位至高之处，统一身之气，行清肃之令，若肺受邪侵，气道不利，或下元虚衰，肾不纳气，清气不布，浊气难吐，呼吸受阻，喘咳并见。因于外邪者他常用杏仁、麻黄、橘红、前胡以肃肺，因于正虚肺气不敛，肾虚不纳者，他常用白果、苏子、五味子、诃子肉以敛肺降气，配合麻黄则一升一降，一开一合，使肺气既能宣又能降，则喘可渐平，若肾虚引起者，当配以益肾之品。

上述八法是关老医生在临床上，对于一般肺与呼吸道炎症所致咳嗽治疗常用的法则和药物。至于因各脏腑或气血病变所引起的咳喘，则应从整体观点出发，辨证论治，否则见咳止咳，见标忘本，则违背了中医治病必求其本的基本原则。

若根据病因、病理来分析，关老医生则习惯于把咳嗽简要分为外感和内伤两大类。

（一）外感证类　常见有以下两种情况：

1. **风寒袭肺**：秋冬季节，风寒之邪袭肺，致使肺气不宣，咳嗽频作，证见畏寒身痛，四肢酸楚，不发烧，鼻流清涕，口不渴，咳嗽吐稀白痰，脉浮紧，舌苔薄白，法宜疏风解表，宣肺化痰，以杏苏散加减。他的经验方药如下：

杏仁10克　苏叶6克　荆芥6克　薄荷4.5克　麻黄1.5克　前胡10克　桔梗6克　赤芍10克　生甘草6克

加减：痰多稀白者，加半夏、橘红；兼有食滞者，加炒莱菔子、焦三仙。

2. **温毒蕴肺**　肺阴素虚之体，或原有伏热，或风寒束肺郁而化热，兼感外邪以致肺气闭塞，肺热内盛，蕴热成毒，证见发烧、口渴、咯痰黄黏，溲黄便结，脉浮数，苔黄质红，法宜清热主肺，化痰利咽，佐以养阴活血。他的经验方药如下：

银花15克　连翘12克　草河车12克　天花粉10克　瓜蒌15克　桑叶皮各10克　玄参10克　赤芍10克　知柏各10克　生地12克　丹皮10克　前胡10克　麻黄1.5克　杏仁10克

加减：肺胃热甚者，加生石膏30克，黄芩10克；咽喉疼痛者，加锦灯笼、板蓝根、射干、蝉蜕、僵蚕；口干渴者，加沙参、麦冬、石斛、天花粉；热痰壅盛黏稠不易吐者，加海浮石、黛蛤散、天竺黄、竹沥水、蛇胆陈皮。

（二）内伤证类　常见有以下三种情况：

1. **肺虚**：以肺阴不足为多见，证见干咳无痰，口渴咽痛，或痰中带血，脉沉数，舌红，治宜育阴润肺，清宣肺络。方药如下：

沙参15克　生地12克　天麦冬各10克　天花粉12克　石斛15克　知柏各10克　苦梗6克　赤芍10克　草河车12克　玄参10克　杏仁10克　麻黄1.5克

加减：肺气虚者，加阿胶、百合，甚则加生芪、党参；心气不足者，加远志、川贝（二药相伍有调补心气化痰的作用）；阴虚肺热出现午后低烧两颧红赤者，加青蒿、鳖甲、地骨皮、银柴胡、杭白芍、生熟地；出虚汗加生龙牡、浮小麦；痰中带血者，加荷叶炭、藕节、白茅根、仙鹤草、川军炭。

2. 脾虚：脾失健运，湿痰壅盛，证见身重乏力，胸闷泛恶，食少纳呆，大便溏泄，咳喘痰多色白，湿盛痰多清稀，湿从热化则痰稠，脉滑，舌苔白腻舌体胖，边有齿痕。治宜健脾燥湿，活血宣肺化痰。方药如下：

党参12克　焦白术10克　生甘草10克　茯苓10克　藕节12克　苦梗6克　赤芍10克　麻黄1.5克　半夏10克　橘红10克　白果10克（打）

加减：喘促不安者，加地龙10克；大便溏泻者，加诃子、苍术、芡实。

3. 肾虚：下元虚衰，肾不纳气，证见喘促抬肩，惟以吸气为快，动则喘甚，气不得续，甚则汗出肢冷，舌质淡、少苔，脉沉细弱，治宜固肾纳气。方药如下：

山药15克　丹皮10克　生熟地各15克　泽泻10克　茯苓12克　山萸肉10克　藕节12克　诃子10克　五味子10克　苏子4.5克　白果10克　麻黄3克

加减：肾虚腰痛者，加川断、杜仲、牛膝、桑寄生。

例一　巩某　男　6岁　初诊日期：1975年8月21日

主诉：发烧、咳嗽已6天。

现病史：患儿于6天前感冒发烧，咽痛，咳嗽，体温波动在38℃～41℃之间，经某医院急诊，肌注青霉素，口服四环素，发烧时服退热片后则烧退，过3～4小时体温又升高，后又经服中药治疗（处方：银花、连翘、蒲公英、板蓝根、锦灯笼、麦冬、杏仁、川贝母百等），共4剂，并用紫雪散6克，每次随汤药服1.5克，烧仍未退，咳嗽不止，遂于8月21日前来我院门诊。现症：咳嗽吐少量白黏痰，食欲不振，大便干燥，两天未解，小便正常，咽不痛，昨夜体温39℃。

检查：体温38℃，患儿神疲少力，目赤稍肿，左侧扁桃体微红肿。听诊：左肺下野及肩甲下区可闻干性啰音。偶有细小湿性啰音。X线胸透：两侧肺部纹理紊乱，而下部尤显，并散布有小片状阴影，左侧肺门阴影增重。血查：白细胞3 100/立方毫米，中性粒细胞46%，淋巴细胞54%。

舌象：舌苔薄白、质红。脉象：滑数。

西医诊断：急性支气管周围炎。

中医辨证：肺胃蕴热，兼感时邪，肺气不宣。

治法：清热宣肺，活血化痰，养阴导滞。

方药：

草河车12克　熟军12克　桑叶皮各10克　生石膏24克　杏仁10克　炒知柏各10克　全瓜蒌15克　玄参12克　生地12克　银花12克　赤芍12克　丹皮10克　天花粉10克　麻黄1.5克　麦冬12克　生甘草6克

8月23日：上方服2剂，发烧已退，今晨体温

36.5℃，咳嗽减轻，食欲好转，大便日解 3 次，有黏液，小便正常，精神转佳。脉象沉滑、舌苔正常。血查：白细胞 4 600／立方毫米，嗜中性粒细胞 45%，淋巴细胞 55%。8 月 23 日，上方去熟军加前胡 3 克，继服 2 剂而愈。胸透：心肺膈未见异常。

【按语】　患儿咳嗽发烧 6 天，诊为急性支气管周围炎。中医辨证属于肺胃蕴热，兼感时邪，以致肺气不宣，发烧不退，咽喉红肿，咳嗽少痰，大便干燥。一般认为西药解热剂作用是发汗退热。服后则汗出热退，由于内热较盛，过后体温又上升。由于汗出过多致使营阴被夺，热势更盛。故用麻杏石甘汤加味，取其清解主肺，凉血活血养阴为主，佐以导滞之品以彻里热。肠胃蕴热，大便秘结，腑气不畅，则肺气更不能宣达，故在用麻黄、桑叶、杏仁等宣肺，银花、桑皮、生石膏、草河车、炒知柏清热的基础上，配合熟军、瓜蒌疏通肠胃积滞，腑气得通，肺气易主。通下宣上，表里双解。由于燥热，汗出耗阴，故用生地、赤芍、丹皮凉血活血，天花粉、麦冬、玄参养阴润肺，使之肺阴得复，营血乃和，余热不致恋肺。

例二　张某　女　32 岁　初诊日期：1975 年 7 月 30 日

主诉：咳嗽吐痰 5 个多月。

现病史：患者咳嗽反复不愈已 5 个月，经检查肺部正常。来我院门诊时，症见咳嗽频繁，咯痰发黏，色灰暗，咽痒不适，手足心发热，口干思饮，睡眠欠佳，纳差，月经正常，二便正常。

舌象：苔薄白。脉象：沉弦滑。

西医诊断：慢性气管炎。

中医辨证：阴虚肺热，风寒束肺，经久失宣。

治法：养阴清热，活血化痰，宣通肺络。

方药：

草河车 12 克　杏仁 10 克　桑叶皮各 10 克　生石膏 24 克
瓜蒌 15 克　炒知柏各 10 克　生甘草 10 克　玄参 12 克　生地
12 克　苦桔梗 10 克　赤芍 12 克　麻黄 1.5　麦冬 12 克
竹茹 10 克

1975 年 8 月 6 日，服上方 7 剂后，咳嗽减轻大半，纳食不香，手足心热，二便调，脉沉弦，苔薄白。上方加藿香 10 克，炒栀子 10 克，继服 7 剂，咳嗽基本痊愈。

【按语】　本例患者咳嗽已 5 个多月，经检查未发现肺部器质性病变，辨证属于阴虚肺热。由于阴虚故见手足心热，肺有郁热则口干思饮，咯痰黏稠。风寒束肺以致肺气不宣，客于咽喉则咽痒引咳，治宜养阴清热，宣肺活血化痰。方中草河车、玄参清热解毒利咽消肿，瓜蒌、杏仁、苦梗化痰宣肺，赤芍、生地活血凉血，知柏、生石膏、桑皮清肺热，麦冬养肺阴，竹茹、生甘草和中，麻黄宣肺，鼓邪外出，桑叶清肺热，散风寒，服药半月而愈。

例三　王某　男　17 岁　初诊日期：1974 年 9 月 5 日

主诉：喘咳已 13 年之久。

现病史：患者于 4 岁时冬天患感冒，咳嗽不愈，至次年春发生哮喘，每月发作 1～2 次，每次持续 1～2 周，冬季发作频繁，夜间喘促不能平卧，发作严重时白天也不间断，曾用氨茶碱、非那根、激素、脱敏疗法、紫外线照射，以及中药等，仅能暂时缓解。7 岁时曾两次住我院儿科，以后喘咳基本控制。

1969 年冬因患重感冒发烧，以致旧病复发，其后又遭淋雨，喘咳更加重，至今一直不愈。发作重时，喘息昼夜不止，难以平卧，寝食俱废，靠吸氧和静点葡萄糖维持。1973 年又经多方治疗，除服中西药外还采用组织埋藏，注射胎盘球蛋白，中药贴敷涌泉穴，背部贴哮喘膏，生吞圆鱼胆、鸡苦胆、吃癞蛤蟆烤鸡蛋等等多种治疗，均无显著效果。平时畏寒怕风，盛夏也需穿着长袖衣裤，自汗盗汗，饭后稍活动则呕吐。间或遗尿、遗精，夜间发作，每晚常规服氨茶碱与非那根，严重时肌注氨茶碱及 0.1% 肾上腺素穴位注射。1974 年 9 月 5 日来我院门诊。当时见症：喘促咳嗽，胸憋气短，自汗，心悸，不能平卧，吐大量白色黏丝痰，不易咯出，食欲不振，大便秘，小便正常。

舌象：苔薄白、舌质淡红。脉象：沉细。

西医诊断：支气管哮喘，肺气肿。

中医辨证：邪热郁肺，经久不宣，气阴两伤。

治法：养阴益肺，清热化痰，顺气定喘。

方药：

北沙参 12 克　杏仁 10 克　　五味子 10 克　生甘草 6 克　瓜蒌 15 克　草河车 10 克　　生石膏 24 克　　苏子 4.5 克　炒知柏各 10 克　玄参 12 克　　苦梗 10 克　　川贝 10 克　生地 12 克　赤芍 12 克　麻黄 1.5 克　　白果 6 克（打）　地龙 10 克

治疗经过：9 月 10 日，服上方 3 剂后，夜间喘咳即见减轻，痰仍多，已由丝痰转为痰块，容易咯出。大便稀溏，每日 3 次。上方加天竺黄 4.5 克，旋覆花 10 克，以降气化痰，药后哮喘渐平，间或作喘，仅配合少量西药即可控制。10 月下旬，因为天气突然变化未能及时添加衣服而受凉，喘咳又加重，昼夜不止，自汗出，便干，尿短。由于久病脾肺两虚，痰湿不化，稍遇风寒引动，喘咳即发。拟宜健脾补肺，顺气平喘为法。方药如下：

党参12克　五味子12克　浮小麦30克　茯苓15克
法半夏10克　焦白术10克　百合12克　生地12克　草河车10克　远志12克　藕节12克　生赭石10克（包）　麻黄3克　白果10克　生甘草10克　地龙10克

11月8日，服药后喘减轻，虚汗减少，二便正常，仍吐白色黏痰，有时发绿色，不易咳出，继按上方加减：痰涎壅盛，吐痰黏稠难出时，曾加用过海浮石、旋覆花、苦桔梗、桑皮等。气虚自汗时，曾加用过生芪、黄精、北沙参等。痰中带血时曾加用过白茅根、荷叶炭、紫菀、天麦冬。咽痛时曾加用过藏青果（口含）。心悸失眠时曾加用过琥珀粉。

以后痰量逐渐减少，喘咳减轻，共治疗3个多月，患者食欲增加，体质逐渐增强，偶尔因感冒引起喘咳，及时服用氨茶碱就能缓解。至1975年6月继续以上方加减服用，病情稳定，虚汗减少，咳嗽减轻，至8月份，夜间已基本不喘不咳，天气变化时尚感憋气，喘咳未发，吐少许白痰，夜间稍有汗出，其他情况均良好。且能参加体育锻炼，洗温水澡，坚持半天上学。

【按语】　患者自幼患支气管哮喘已13年之久，病起于幼年时风寒感冒，失于宣散，郁于肺络，以致咳喘，经久肺脾俱虚。脾虚则聚湿成痰，饮食不化，故见痰多，食后作呕。肺虚则皮毛不固，卫外无权，故畏风寒、自汗出，且易受外感。见有遗尿遗精诸证，可知已累及肾。开始治疗时因其痰黏难咯，喘促自汗，而从养阴益肺，清肺化痰，顺气定喘入手。方中北沙参、五味子、生地、玄参补气敛阴，麻杏石甘合苦梗、瓜蒌、川贝主肺化痰，其中麻黄仅用 1.5 克，因其虚多实少，不宜过于宣散，并且配合苏子、白果一升一降，一散一敛，以期痰化气顺喘平。炒知柏、草河车清热解毒养阴利咽，地龙、赤芍活血通络，服后喘咳减轻。以后因为受外邪喘又加重，系因本虚未复，痰湿未消，故稍遇风寒而引发。继而健脾消痰，补肺顺气并进，标本兼治。方用六君（去陈皮）健脾消痰，百合、生地、白果、五味子、浮小麦，或加生芪、北沙参、天麦冬等养阴敛肺益气，再佐以清热活血顺气定喘之品，坚持治疗，逐步收效，患者不但喘咳渐平，饮食也增加，体质增强。对于收性长期哮喘的患者强调培本，是很重要的。

血证辨治漫谈

（附 病案 14 例）

血证，系指以出血为主症的病证。包括咳血、吐血、衄血、尿血、便血、损伤出血等。临床各科，急、慢性病中都可以见到。关老医生在治疗血证时，多遵王清任、唐容川的经验，而且也有自己的体会。

血来源于水谷之精微，入心化赤而为血，主于心，统于脾，而藏于肝。在气的统帅下"循经而行"，外养四肢百骸，内注五脏六腑，周流不息，奉养全身，既不会溢越脉道，也不会停蓄瘀塞，即所谓气血和调。气与血相辅相成，正如《难经》中所说"气主煦之，血主濡之"，血的运行依赖于气的推动，而气的温煦又靠血的濡润。无气帅行之血，就不能发挥其濡养周身之功。

诸如，皮肤之密固，肌肉之温润，水谷之腐熟、消化，脏腑生理功能的维持，都依赖于气的温煦和鼓动。但是，无血濡润之气，便为"躁气"或"浮气"，非但不能温煦周身，推动各脏腑的生理功能，反而能够贼害机体，成为"病气"。气与血相互依赖，相互为用。气属阳，血属阴，阴平阳秘，气血和调，"精神乃治"。所以，气血是查体机能活动的能源。而气血的生成、布化和功能协调，又要靠五脏的生理功能来供应和维持，正如张景岳所说："血富子冲，所至皆是，盖其源源而来，生化于脾，总统于心，藏受于肝，宣布于肺，施泄于肾，灌溉一身，无所不及。故凡为七窍之灵，为四肢之用，为筋骨之和柔，为肌肉之丰盛，以至滋脏腑，安神魂，润颜色，充营卫，津液得以通行，二阴得以调畅，凡形质所在，无非血之用也"。又如唐容川说："血生于心火而下藏于肝，气生于肾水而上主于肺，其间运上下者脾也"。所以气血的生成、布化与五脏的生理功能有关，而血证与心、肝、脾三脏的关系比较密切。

（一）对于血证病因病理的看法 宋代医家杨士瀛曾说过："气为血帅，气行则血行，气止则血止"。血在气的统帅下，畅行脉中，循其经常之道，有约束、有规律的输布流动，环行无端，称为"循经"而行。如果某种因素，影响了气血的流动，或使气与血发生了质与量的变化，气血的"循经"而行发生障碍，开始或为血流缓慢（即"血滞"或"血不和"），继而郁积不散，形成"血郁"、"蓄血"，而后凝结成形，即为"瘀血"；或为血流急速，壅阻脉道，也可以引起血滞、血郁，形成瘀血。瘀血（或称败血、恶血、死血）既成则阻隔经络，新血虽然循经源源而来，由于瘀血的阻挡，不能循其常道川流而去。血既止而气也不能行，气血逆乱，壅遏冲击，以致逆经决络，溢出脉道，造成出血。溢出脉道之血不论能否排出体外，统称为"离经之血"，也就是失去气所统帅之死血，血的形态与性质发生了根本的改变，就成为有害的致病因素，既影响新血的生成（血虚），又能引起疼痛、发热和再出血。即所谓"瘀血不去，新血不生"或"瘀血不去，新血不宁"，瘀血疼痛、瘀血发热等。

影响气血运行而形成瘀血的因素是多方面的，归纳起来可以有以下三个方面：

1. 血流急速，壅遏凝聚以致血瘀

（1）外因火毒、毒热、温热之邪，深入血分，燔气灼血，则气狂奔而血腾湃，急速壅遏，热与血结，阻于脉道，以致血瘀，经络阻隔，溢经决络造成出血，即所谓血热妄行。又因为心主血脉，热入心包，除了出血、衄血症状外，还可以见有神昏、谵语等神志方面的症状。

（2）内因五志化火，气失濡润。气有余便是火，忧思烦闷，气机郁阻；或暴怒伤肝，怒则气上，气行逆乱，血流急速而奔腾无羁，壅遏阻络以致血瘀，经络阻隔，溢经决络而致出血。临床上可见有肝热不能藏血，或暴怒而致薄厥，正如《素问·生气通天论》中说"阳气者，大怒则形气绝而血菀于上，使人薄厥"。血气上冲，郁积阻络，而致出血，症见猝然昏厥中风。《三因方》中也说："或因大怒，汗血并泄，停蓄不散，两胁疼痛，皆由瘀血在内"所致，比较清楚地说明郁怒而致血瘀的病因病理。

2. 血行遇缓，淤积凝结以致血瘀

（1）气虚不能摄血以致出血：气既为血之帅，气足才能统摄血行，使之循常道而行。若因气虚，无力催血，以致血行迂缓，滞涩沉积，瘀血阻络，脉道瘀塞，则血泛旁溢，即所谓"气虚血滞"以致气不摄血。血溢之后，恶血留滞，气虚又无力使之排出。血亡气伤，又能进一步造成气虚。

（2）脾虚不能统血以致出血：脾胃的生化是：清阳上升，浊阴下降，而主宰升清降浊的枢纽在于脾。若因脾虚中气不足，清气壅遏而不能升，浊气横逆而不得降，不能统帅血行，则血行迂缓，逐渐沉积瘀滞形成瘀血，阻塞脉道，以致血逆溢出脉道而上溢、下渗或旁流。即所谓脾不统血所造成的出血。

（3）阴虚血燥，虚火妄动以致出血：阴虚营亏，津液不足，不能充养脉道。阴虚则虚热内生，血阴暗耗，由于营阴灼耗，血的形、质发生改变，不能濡润脉道，以致血行迟缓，涩滞凝结，形成瘀血，阻塞脉络以致出血。

（4）血虚血郁以致出血：血虚则气滞，脉道不充，血亏则气少，气少则不能催动血行以致气血运行不畅，血流遇缓，涩滞淤阻，形成瘀血，阻塞脉道而致出血。

（5）寒凝血滞以致出血：血得寒则凝，如《灵枢·痈疽》中说："寒邪客于经络之中，则血泣，血泣则不通，不通则卫气归之，……"血泣凝结形成瘀血，阻塞脉络不但可以引起出血，而且还可以蕴热而生痈肿。

3. 脉络损伤以致血溢瘀结：由于跌打外伤挤压，暴力直接损伤脉道，脉管破裂，血溢脉外，形成瘀血；或因寒热直接伤于血络，血瘀阻络，造成瘀血均可以引起出血。

血证发生后，由于脏腑经络损伤部位不同，以及诱因性质有别，所以出血的部位和途径也不同，正如《灵枢·百病始生》中说："阳络伤则血外溢，血外溢则衄血；阴络伤则血内溢，血内溢则后血"，伤于阳络者多为吐血、咳血、衄血；伤于阴络者多为尿血、便血或阴道出血。

由于瘀血以致血溢离经而出血，血瘀气阻，血病及气，阴阳失衡，对于全身也会发生影响。所以，除了出血的症状外，由于气血不通，经络阻隔，可以引起疼痛、麻木；血瘀蕴蓄生热，灼津耗液，伤及血阴，也可以引起发热，严重时煎熬阴血而为干血痨；流于肌表则发斑、疹，凝于肌腠肉理则为痈疡；阻于神机则为狂妄；结于脏腑则为癥积。有色可见者则为紫、为蓝、为青、为黑。有形可察者则为痈疽、为肿、为枯、为痿；阻于肠胃者则为胀满；阻于胸则为噎膈；下注于小肠则为痔；流于关节则为瘫痪或为痹、为疼。

（二）对于血证辨证论治的体会 对于血证的治疗，历代各家都有不同的发挥和个人见解。例如缪仲淳有治血三要诀，王清任的补气祛瘀说。唐容川则把治疗血证的具体措施概括为止血、消瘀、宁血、补血等四个步骤，以及各阶段的治疗方案，均为临床治疗血证提供了宝贵的经验，关老医生对于血证辨证论治的体会如下：

1. 血证诱因多，止血非上策 诱发出血的原因是多种多样的，诸凡影响气血运行的一切因素，都可以引起血证。而瘀血滞留，阻隔脉络，又是出血的病理实质。所以，在治疗时，应当审证求因，针对引起出血的

原因，使瘀血消散气血调和，血证才能真正治愈。正如
《素问·至真要大论》中所说："谨守病机，各司其属，
有者求之，无者求之，盛者责之，虚者责之，必先五
脏，疏其血气，令其调达，而致和平"。所谓"疏其血
气"，也就是疏通气血，使瘀血化散，经络疏浚的意
思。缪仲淳的治血三要诀中把"宜行血不宜止血"列
为第一条，滑伯仁也说："血溢血泄诸蓄血证，其始也
予率以桃仁大黄行血破滞之剂折其锐气，而后分别治
之"。张子和也说："贵流不贵滞"，均是以行血（活血）
的方法达到止血的目的。关老医生通过实践同样也体会
到：治疗血证时单纯的止血，仅仅是"兵来将挡"、"水
来土挡"的暂时性权宜之计，如不消除其病因，也不
能根本解决问题，并非上策。必须针对引起气血不畅，
瘀血阻络的直接或间接因素。彻底加以清除使瘀血消
散，经络疏通，血能循经而行，才能真正达到血止病除
的目的。所以，对于行血（活血）而止血的理解，并
非局限于单纯使用活血的药物，而是泛指消除一切引起
气血运行不畅的法则，也就是广义的行血（活血）概
念。例如：若因毒热壅盛而致瘀血者，则用清热解毒
剂；湿热阻络而致瘀血者，则用清热利湿剂；血热壅结
而致瘀血者，则用凉血活血剂，气郁化火而致血瘀者，
则用疏郁泻火剂，脾虚血滞而致瘀血者，则用健脾益气
剂；气虚血滞而致瘀血者，则用益气升阳剂；阴虚血涸
而致瘀血者，则用滋阴清热剂；血虚血滞而致瘀血者，
则用补血活血剂等等。针对病因，谨守病机，疏通气
血，令其调达，使瘀血消散，经络疏浚，血归循经，则
出血方可止。正如《素问·阴阳应象大论》中所说：
"审其阴阳，以别柔刚。阳病治阴，阴病治阳。定其血

气，各守其乡。血实决之，气虚宜掣引之"。另外，唐容川《血证论》中曾一再强调，血证不论病程长短，其势多急，耗伤元气较重，故以止血为第一要务，他主张治血证"多用凉药，少用热药，然非弃热药不用，特以血证宜凉者多，非谓血证多不用热药也"。实践证明，血证用寒凉的止血药，是消除因热而致血瘀的积极手段之一。但是，根据血"遇寒则凝"的特性，如果过用寒凉剂，则血凝结而成瘀血，甚而影响新血的生成和加重出血，结果事与愿违，反而有害。所以，他认为见血不能单纯止血的实际意义是：抓住血证的病理实质，针对病因，祛除影响气血运行的因素，行血活血使瘀血化散，经络疏通，使之血循归经，而治其本，并根据具体情况和需要，佐以凉血止血的药物以治其标，标本兼顾，才能取得较好的效果。

例一　张某　男　5岁　外院会诊病例　会诊日期：1971年1月25日

主诉：大吐血、鼻出血已两天。

现病史：患儿于1971年1月初，发现颈部及前胸有红色小出血点，以后在洗澡时，稍用力搓擦即出现成片瘀斑。1月24日晨六时许突然两鼻大出血不止，用棉球堵塞鼻道后，一时许，自觉恶心，随即吐出大量紫红色血样物。8时送某医院急诊，当即收入院。当天下午及晚上又连续3次鼻出血及呕血，估计出血量约500毫升以上，曾输血200毫升，并给予各种止血剂及强的松等。

1月25日，（住院第二天）早晨4时，右鼻孔又开始流血，并烦闹不安，当即输血100毫升。以后患儿心率过速，呼吸微弱呈昏睡状态。当日下午请中医会诊。

症见：患儿面色苍白，高热不退（体温39℃），全身散在紫斑，神志不清，昏睡不醒，时或躁动，大便秘结，两日未解，小便短赤。两天来未进饮食。

化验检查：血红蛋白9.1克%，血小板11 000/立方毫米。

舌象：舌苔黄燥、舌心黑。脉象：滑数。

西医诊断：原发性血小板减少性紫癜。

中医辨证：温毒入于营血，迫血妄行，以致吐血、衄血。

治法：清热解毒，凉血活血。

方药：

川军炭6克　鲜茅根60克　生石膏24克　玄参12克生地15克　丹皮12克　阿胶珠6克　银花30克　天花粉15克　藕节10克　白及6克　麦冬15克　生甘草15克　荷叶炭3克　犀角粉1.5克（冲服）

治疗经过：1月26日晨，患儿已醒，下午至夜间一直比较安静，傍晚神志完全清楚，体温降至38℃以下，并可进流质饮食，当晚停止输液。精神及面色明显好转，未见新鲜出血点。

1月27日，粗神继续好转，早晨打针时因哭闹左鼻孔又有少许流血，按前方加减，方药如下：

川军炭3克　鲜茅根30克　生地15克　沙参15克　玄参12克　丹皮6克　阿胶珠10克　赤芍6克　银花15克麦冬6克　藕节12克　生龙牡各15克　青蒿10克　三七粉1.5克　羚羊角粉1.5克（冲服）

1月30日，服上方3剂后，病情继续好转，面色已显红润，可以起坐，食欲渐增，大便已通，全身未见新出血点，体温恢复正常，仍宗上方加减。方药如下：

北沙参 12 克　生地 12 克　玄参 12 克　丹皮 10 克　鲜茅根 30 克　白芍 12 克　麦冬 12 克　地榆 12 克　大枣 10 枚　阿胶珠 10 克　藕节 12 克　银花 15 克　天花粉 15 克　白及 6 克

1 月 31 日，化验检查：血色素 11.8 克%，白细胞 15 200/立方毫米，中性粒细胞 65%，嗜酸性粒细胞 2%，单核细胞 2%，淋巴细胞 31%，血小板 35 000/立方毫米。患儿精神体力均较好，未见出血，紫斑大部消退，眠食二便正常，当天出院。后在门诊治疗，服用人参归脾丸、维生素、核苷等。精神虽有好转，但血小板维持在 2～3 万/立方毫米之间，以后到我院门诊，用大枣加阿胶煎服，并服牛皮胶，每日早晚各半茶杯，同时饮鲜茅根、大小蓟水，一周后血小板上升为 51 000/立方毫米。三周后上升至 68 000/立方毫米，继服一个月左右再查血小板 200 000/立方毫米，患儿精神食欲均好，体重增加。1975 年经随访，身体健康，已上小学，未见复发。

【按语】　本例患儿因全身紫癜，大出血不止而急诊入院，血小板下降到 1 万，症见神昏息弱，面色苍白，表面上呈现一派气血极度衰微之象，但是关老医生透过现象，深入抓其实质，细察患儿高热脉数，苔黄而燥，且舌心发黑，便秘，溲赤，此乃温毒入于营血，血流急速，壅遏凝结，瘀血阻络，迫血妄行以致发斑吐衄。原因失血过多，阴液大伤，阴虚血热，故舌心苔黑，此乃津枯火炽之兆。当此之际虽用西药止血剂，但出血未止，中药止血剂恐也无济于事，实非上策。他决定针对引起出血的诱因，采取"釜底抽薪"以期能达到热清血活而止血之效，万不可以其气血之虚而妄投温补之品，盖小儿为稚阴稚阳之体，易寒易热，若事温补，血热益炽，血更难止，况且又有输液输血配合，亦属扶正之法。而中医急投大剂清热解毒，凉血活血之剂，中西医结合，收效较快。关老医生用犀角地黄汤与清营汤合方化裁，方中川军既有急下存阴之意，且能入血分凉血活血破瘀，其用炭者在于加强止血之功，且有缓下而不伤正之妙。犀角解心经之热而凉血解毒，且有镇惊作用，心热得清，血行畅通，其血乃安。然犀角药源较少，二诊症缓后即改用羚羊角粉代替。生石膏甘寒，为清解气分实热之要药，适用于壮热、汗出、烦渴引饮和烦躁不宁，神昏谵语等症，关老医生认为本品虽宜于气分实热，但对于热入营血之证，适当配伍也能应手而效，因为热虽入营，然卫气必有余热滞留，就本例而言，患儿在出现一派发斑化衄营血热炽证候的同时，尚见有苔黄而燥，便秘溲赤等阳明胃热之症，故当气血同治。

综观本例用药主要可分三组：一是清热解毒药，诸如犀角、生石膏、银花、羚羊粉、生甘草、玄参等。二是凉血活血药，诸如军炭、地榆、茅根、丹皮、生地、藕节、荷叶炭、白及、三七。三是养阴和营药，诸如沙参、麦冬、白芍、阿胶、天花粉。诸药相合，共奏清热凉血活血止血之功。药进一剂，患儿次日晨即清醒，体温下降，吐衄未作，转危为安。但此后血小板均在2～3万之间，虽用多种中西药而不见上升，后来经服用牛皮胶配以大枣、阿胶和鲜茅根、小蓟等药，最后血小板恢复正常，近期临床痊愈。从本例的治疗，也可以体会中西医结合的重要性，从诊断上辨病与辨证相结合，在治疗上有机地组合中西两法，提高疗效。对于患者的症状、体征、化验检查等，都应予以足够的重视，就以本例而言，在治疗上如果单纯从症状来考核，忽视血小板计数的检查，中断治疗，势必留有隐患，复发的可能性是很大的。

例二　张某　男性　23 岁　外院会诊病历　住院号 659635　会诊日期：1965 年 5 月 3 日

主诉：皮肤起红斑点四年余，近 20 天来症状加重且伴有腹痛便血。

现病史：患者于 1961 年开始发现皮肤散在性红色小斑点，以下肢及踝周尤多，大小不一，渐感身困乏力，情绪波动，腹痛泛酸，晨起干呕。4 月 16 日夜，腹部绞痛，足趾发直。次日腿痛不能挛曲，全身并见红斑，经医院诊断为过敏性紫癜，后因腰痛加剧，翻滚不安，急诊收住院治疗。

检查：体温 36.8℃，脉搏 80 次/分，血压 110/80 毫米汞柱，发育营养中等，神清合作，全身紫癜隆起于皮肤，小如针尖，大者达 1 厘米，紫红色，压之不退色，以下肢伸侧为多，面部及睑结合膜均有出血点，头颈部无异常，心肺（－），腹部轻度紧张，除左腹部外均有压痛及反跳痛，上腹部尤甚，肝脾未及，左手背微肿，双腕关节轻度压痛，其他未见异常。

化验：红细胞 536 万/立方毫米，血红蛋白 13.8%，白细胞 9 300/立方毫米，中性粒细胞 83%，淋巴细胞 15%，嗜碱性粒细胞 1%，血小板 12 万/立方毫米，血块收缩试验及血沉正常，咽拭子培养有溶血性链球菌，束臂试验阳性，肝功能正常。

经用止血剂及激素治疗，一周后紫癜虽消，精神好转，惟腹痛不减，4 月 27 日开始便血，甚者 24 小时大便三十余次，大便为全血便，精神较差，不思饮食，曾输血 200 毫升，效不显著。4 月 30 日，腹痛剧烈，翻滚呻吟，彻底不眠，疑为阑尾炎，因故未作手术，腹痛不能忍耐，肾囊封闭仅有暂时缓解。5 月 3 日请中医会诊，当时症见：患者精神极度衰弱，语声低微，因腹痛而致彻夜不眠，忧虑不安，全身紫癜散在或融合成片，胸腹及四肢伸侧最多，恶心呕吐，吐出咖啡样物，甚则水药不能入口，腹痛下坠，大便色紫红而频数，每次数毫升至 200 毫升，小便短赤。

舌象：舌质淡、舌苔白腻。脉象：细数躁动。

西医诊断：过敏性紫癜。腹痛待查。

中医辨证：湿热蕴于血分，瘀血阻络，热迫血行，以致肌衄、便血。

治法：清热化湿，凉血活血，益气养阴。

方药：

藿香 10 克　佩兰 10 克　川军炭 6 克　生地 12 克　槐花炭 12 克　土炒白芍 30 克　酒芩 10 克　川连 6 克　白茅根 30 克　银花 30 克　仙鹤草 15 克　地榆炭 10 克　丹皮 15 克

伏龙肝 120 克煎水去渣煎群药

另：西洋参 6 克水煎代茶饮

307

治疗过程：5 月 6 日，上方服 2 剂后，腹痛减轻，便血次数减少，每日 10 次左右，皮肤无新出紫斑，精神好转，夜间能睡 3 小时，舌苔薄，脉沉细，上方加生芪 15 克，山药 15 克，砂仁 4.5 克，以加强补气健脾，5 月 11 日，继服 4 剂后，病情明显好转，大便每日 1～2 次，未见黑便，仅偶有腹痛，紫癜渐退，大便汗血阴性，血查：红细胞 502 万/立方毫米，白细胞 7 200/立方毫米，血小板 14 万/立方毫米。纳可眠安，无自觉不适，再按上方服数剂以巩固疗效，痊愈出院，未见复发。

【按语】　本例西医诊断为过敏性紫癜，且以肌衄、便血、腹部绞痛为主症。因其见有身困乏力，恶心呕吐，舌质淡、舌苔白腻，证属脾虚湿阻，蕴久化热，入于营血，迫血急奔，湿热与瘀血凝结，阻于脉道，以致血溢脉外而出血。瘀血浸渍肌肤则为肌衄，阻于肠道，腑气不通，则腹胀腹痛，呕吐。"阳络伤则血外溢，阴络伤则血内溢"，本例为阴阳络俱伤，所以衄血、吐血、便血齐作。故在治疗时针对病因为主。方中藿香、佩兰、银花、酒芩、川连清热化湿，生地、川军炭、白茅根、丹皮凉血活血祛瘀，土炒白芍、槐花炭、地榆炭、仙鹤草凉血解毒，和血止血，另用伏龙肝和胃止呕止血，西洋参益气生津扶助正气。本方以治本为要，使之湿热得清，则气血安宁，血热得清，则血行循经，瘀血化散，经络畅通，气血流通。方中虽无止痛药，但是腹痛减轻，大便虽然带血，但是仍用黄连、川军等苦寒之剂，取其通因通用，以祛除肠腑停积的湿热，湿热得除则大便次数反而减少。全方标本兼顾，但是因其病势急，故以治标为先。两剂药后，症状大减，遂加生芪、山药、砂仁等益气健脾和胃之品，加强扶正之力，直至最后临床基本痊愈。

例三　刘某　男　6岁半　门诊号2113　初诊日期：1975年11月8日

主诉：经常鼻出血已6年。

现病史：患儿生后不满一周岁时，即发现有时鼻出血难止，间或两腿皮肤出现紫癜。1975年9月，因乳牙脱落，出血不止达数小时，至某医院检查，诊为血友病，当时输母血 100 毫升，出血停止。以后口鼻少量出血仍经常发生，体质日益衰弱，面黄嗜卧，腿痛不愿活动。经西医院检查，诊断同前，同时发现严重贫血。10 月 5 日检查血红蛋白 3.9 克%，红细胞 130 万/立方毫米，出血时间 5 分钟，凝血时间 27 分钟，血块收缩时间正常，血小板计数正常。服红卫一号糖浆、血宁片，以及其他西药，效果不明显。于 11 月 8 日来我院门诊，症见面黄体弱，头发干枯不荣，口臭，下肢微肿，行走受限，小腿皮肤可见少数出血点，食欲不佳，二便一般。肝在肋缘下 1 厘米，质尚软，脾未触及。

父母身体健康，亲属中未查出有类似出血病史。

舌象：舌苔薄白、舌质淡。脉象：沉细数。

西医诊断：血友病。

中医辨证：气血两虚，血分蕴热。

治法：补气养血，凉血活血，佐以止血。

方药：

生芪 12 克　当归 10 克　白芍 10 克　生地炭 15 克　川芎 6 克　阿胶珠 10 克　荷叶炭 12 克　血余炭 10 克　槐花炭 10 克　炒地榆 12 克　藕节 12 克　胆草炭 6 克　大枣 10 枚

治疗经过：服上药 10 剂后，精神好转，下肢浮肿见消，行走已较有力，近日未见出血，11 月 18 日查血红蛋白 8.5 克%，白细胞 6 300/立方毫米，血小板 275 000/立方毫米，出血时间 1 分 34 秒，凝血时间 13 分，血块收缩时间正常，肝功能检查：血清谷丙转氨酶正常，麝浊正常，麝絮阴性。上方去槐花炭、胆草炭、藕节、血余炭，加川军炭 6 克，白茅根 30 克，石斛 12 克，三七粉 0.6 克，分服。

11 月 28 日，3 天前曾鼻出血一次，2～3 天才止，精神好转，较前爱玩。舌苔薄白，脉沉滑。方药如下：

麦冬 10 克　血余炭 10 克　破故纸 10 克　川断 15 克 生芪 10 克　荷叶炭 6 克　川军炭 6 克　生地炭 12 克　杭白 芍 15 克　当归 10 克　川芎 6 克　石斛 12 克　阿胶珠 10 克 炒地榆 10 克　白茅根 30 克　大枣 10 枚　三七粉 0.6 克（分 吞）

12 月 8 日，近日鼻衄未发，面转红润，精神佳， 饮食、二便正常，12 月 5 日复查血红蛋白 10 克%，白 细胞 7 400/立方毫米，血小板 244 000/立方毫米，出血 时间 1 分 30 秒，凝血时间 2 分 30 秒。仍按前方继服。

12 月 17 日，鼻已不再出血，精神活泼，能跑跳玩 耍，嘱上药继服，以巩固疗效。1976 年 10 月追访，病 未复发。

【按语】　患儿自幼即见出血难止，血象检查血小 板计数正常，血块收缩良好，出血时间正常，惟凝血时 间延长，经多个医院均初步诊断为血友病，因未作凝血 机制方面的深入检查，无法判定是何凝血因子的缺乏， 但是中医效果是明显的，服药 40 余剂，已不再出血， 凝血时间恢复到正常范围，血红蛋白上升，贫血情况得 到改善，精神体力均有好转，值得进一步研究。

关老医生按照中医辨证论治的原则，观察到患儿体 弱面黄，嗜卧，毛发干枯不荣，脉细舌淡诸证，认为证 属于气血两虚，因其出血难止，口臭重，脉见数象，说 明血分蕴热。气虚无力催动血行，则血行遇缓，血亏气 滞，脉道失荣，气血运行不畅，瘀血凝结，阻于脉道， 日久瘀热内蕴，更加耗灼阴血，血的形与质均发生了变 化，故见面黄嗜卧，体虚日衰，出血难止，脉见沉细 数，舌淡、苔白，所以在治疗时，关老医生抓住气血两虚之本，方用生芪、当归、白芍、阿胶珠、大枣补气养血，川芎活血化瘀，使之气充血盈，气血流通，瘀血得以化散；瘀去新生；另用生地炭、荷叶炭、血余炭、炒地榆、藕节、胆草炭、槐花炭凉血止血以治其标，若从药味上分析，似以寒凉止血药为多，但是正虚为本，血热为标，虽然急则治其标，但是治本才能从根本上改变气血的"形与质"的变化，真正解决病理实质的问题，所以药服 10 剂后，血热渐清，遂去苦寒之剂，加用养阴凉血活血之品，最后仍以益气养血，活血育阴为主，稍佐凉血而收功，足以说明见血单纯止血，并非上策的见解是值得重视的。

例四　闻某　女　21 岁　未婚　门诊号 71510

初诊日期：1963 年 5 月 7 日

主诉：月经持续不断已 20 多天。

现病史：患者闭经半年，于 4 月 14 日月经适来，伴有腹胀，腰痠痛，开始月经量少，夹有黑色血块，曾服红花等活血中药 3 剂，月经量增多，色转红，复诊时改投以参茸丸，月经量突然增多，持续不断，曾在医务室注射黄体酮 14 针，出血未停，又到某医院治疗，仍用黄体酮和已烯雌酚、苯甲酸求偶二醇等内分泌药物治疗，仍不见效，遂来我院门诊治疗，自诉阴道出血不止，气短，头晕，心悸，心烦急躁，胃纳欠佳，腰痠腹胀，疲倦无力，大便正常。

既往史：月经周期尚准，有痛经史，近半年来经闭不行，过去有肝大腹胀史，但未确诊。

舌象：舌苔薄黄、舌尖红。脉象：弦细滑稍数。

西医诊断：功能性子宫出血。

中医辨证：脾肾不足，阴虚血热，以致漏血。

治法：养阴清热，凉血活血，佐以益肾和胃。

方药：

生地 12 克　丹皮 10 克　地榆 12 克　血余炭 12 克　川断炭 12 克　小蓟炭 15 克　阿胶珠 10 克　仙鹤草 10 克　赤芍 10 克　生赭石 10 克

治疗经过：5 月 11 日，服药后阴道出血渐少，昨日开始明显减少，腹胀仍在，唯觉气短，上方去生赭石、赤芍、小蓟，加厚朴 10 克，枳壳 3 克，生甘草 3 克，再进 5 剂。

5 月 20 日：出血已止，进以调补开胃消导之剂。

5 月 31 日，月经适来，色黑，血量不多，自觉疲倦。妇科检查属于正常月经，脉象弦滑，舌苔薄白。方药如下：

生地 12 克　丹皮 10 克　地榆 10 克　血余炭 10 克　川断 12 克　赤白芍各 10 克　阿胶珠 10 克　仙鹤草 10 克

6 月 5 日：服上方 3 剂后，现月经已过，本次带经 4 天，自觉良好。

【按语】　患者素体阴虚血亏，虚热内生，更加灼耗阴血，以致经闭半年不行，虽然月经适来，但是量少色黑，又因服用活血药，复又参茸温补于后，本虚之体加上温热之弊，阴血益亏，两热相加，蕴于血分，迫血妄行，以致阴道出血不止。症见头晕，心烦急，舌红，脉弦细滑，为阴虚肝阳上越之征，气短，心悸，胃纳欠佳，腰酸腹胀，疲乏无力，乃脾肾不足之象。在治疗上先以养阴清热，凉血活血止血为法，稍佐益肾和脾之法，方中生地、丹皮、赤芍、地榆养阴凉血活血，川断炭、阿胶珠补肝肾养阴血，赭石平肝和胃，小蓟炭、血余炭、仙鹤草凉血止血，继而加强调脾滋肾以及开胃消导之剂而收功。患者源于阴虚血滞，瘀血阻络，以及热迫血行，而致出血，所以在治疗上以养阴凉血活血为主，而不能拘于单纯止血之法。

例五　徐某　男性　33 岁　住院号：497866　入院日期：1965 年 6 月 18 日

主诉：皮肤出紫斑、牙龈及鼻出血、便血 3 个月。

现病史：患者 3 个月前皮肤出现紫癜，牙龈出血、鼻涕带血、大便紫黑色，伴有咽疼头晕疼，四肢无力，尿黄，曾住某医院，骨髓穿刺诊断为再生障碍性贫血，曾用激素、睾丸素、叶酸、输血等效果不明显。现症低热、全身无力、头晕、心跳、食纳不佳、四肢颤抖、腰腿疲痛、夜寐不实，极易感冒。面色黄白，精神萎靡，体温 37.8℃，胸背部、四肢散在多数黄豆粒大小紫色斑点，部分融合成片。化验检查：血红蛋白 3 克%，血小板 2 万/立方毫米，大便汗血（＋＋＋）。

舌象：舌质淡，有紫色斑点，苔薄白，根稍灰。**脉象：**沉细无力。

西医诊断：再生障碍性贫血。

中医辨证：气血两亏，脾肾不足。

治法：益气养血，和胃补肾，阴阳双补。

方药：

炙黄芪 24 克　当归 10 克　鹿角胶 10 克　生地 15 克
枸杞子 15 克　女贞子 12 克　补骨脂 10 克　地骨皮 15 克
青蒿 10 克　陈皮 6 克　炒谷芽 6 克　龟甲 6 克

治疗经过：7 月 3 日，服上药两周后，出现高烧、口干鼻干，衄血少许，干咳，口干思饮。治以养阴清热凉血，方药如下：

银柴胡 6 克　炙鳖甲 15 克　茯苓 12 克　地骨皮 15 克

青蒿 10 克　鲜石斛 15 克　知母 10 克　玄参 12 克　沙参 10
克　龟甲 30 克　生地 12 克　甘草 6 克

用上方稍加减服药两月余，药后鼻衄已减，牙疼好
转，乃停止输血，血红蛋白稳步上升，至 9 月 24 日血
红蛋白上升达 10 克% 以上，仍服前方加减，血红蛋白
继续上升。在此期间有时出现便稀日数行，腹胀等脾虚
症状，少佐健脾之剂。随后患者常出现舌苔黄、口渴、
咽干红、小便灼热等阴虚、虚热上蒸之证。血红蛋白
15 克%，红细胞 500 万/立方毫米，白细胞 6 500/立方
毫米，血小板 59 000/立方毫米，治以养阴清肺利咽喉，
用知柏地黄汤加味，治疗 287 天，于 1966 年 3 月 31 日
出院至门诊继续治疗，多次检查血红蛋白、红细胞、白
细胞计数皆属正常，唯血小板波动于 3.7 万 ~ 6.6 万/
立方毫米之间，刷牙时偶有牙龈出血，无力，偶有心
悸、苔白、脉沉细，治以益气养阴、活血、凉血为法，
方药如下：

生芪 30 克　北沙参 30 克　玄参 12 克　地榆 15 克　生
地 15 克　杭白芍 15 克　鳖甲 12 克　阿胶珠 12 克　鸡血藤
15 克　菟丝子 15 克　女贞子 15 克　首乌 15 克　大枣 7 枚

另服：全鹿丸 1 丸。

鹿胎膏 1 勺。

按上方加减：有出血时选加酒芩炭、尾连炭、荷叶
炭、小蓟、鲜茅根、丹皮。虚热明显，苔黄时加炒栀
子、知柏。心跳眠差时加五味子，远志。

上法治疗从 1966 年 3 月 31 日起至 1967 年 10 月，
血红蛋白一直在 14 克% 以上，血小板除 1967 年 5 月为
57 000/立方毫米外，一般皆为 8 万 ~ 10 万/立方毫米。
以后在我院血液病门诊随访治疗，1967 年 11 月以后一

直治疗至 1968 年 4 月 18 日，血小板一直维持在
8.8 万～13.4 万/立方毫米之间，此后患者停止治疗，
恢复正常工作。1972 年 5 月 18 日复查，血红蛋白 14.8
克%，白细胞 5 400/立方毫米。

【按语】　本例西医确诊为再生障碍性贫血，以出
血为主证：肌衄、齿衄、鼻衄、便血俱见，病程已 3 个
月，全身无力，头晕，心跳，四肢颤抖，夜寐不实，舌
质淡，为气血两虚之象，食纳不佳，腰腿酸痛属于脾肾
不足，皮肤舌质有紫斑为内有瘀血之征，阴虚则内热
生，除见低热外，更加耗伤阴血。气血虚极，无力催
动，势必流缓瘀塞，逐渐凝结而成瘀血，瘀血阻滞，血
行不通则溢经决络而出。所以关老医生在治疗时，根据
其诱发的原因，以及病理实质，以补气养血，阴阳双补
为主，并未使用任何止血剂，旨在补其虚，充其脉，纠
正气血质与量的病理改变，使之阴阳调和，气血畅通，
才能从根本上达到止血的目的。用药两周后，郁热酝酿
以致出现高烧，口干，鼻干，口渴思饮，遂改用养阴清
热凉血为法，最后以益气养阴，凉血活血而收功，仅在
出血症状明显时少佐凉血止血之品，通过一阶段的治
疗，出血症状基本消失，贫血现象得到改善，以后在血
液病门诊继续观察，随访数年病情尚属稳定，恢复正常
工作。

例六　齐某　女　33 岁　初诊日期：1964 年 5 月
5 日

主诉：咳嗽、咳血、胸疼 4 年。

现病史：患者于 1955 年体检胸透时，发现右上肺
有可疑阴影，因无明显不适，未引起重视。1960 年 4
月因咳嗽胸痛，经某医院胸透诊为右上肺浸润型肺结

核，开始服用异菸肼，同年 9 月大咯血一次，出血量约 300 毫升，X 线胸片证实右上肺结核病灶溶解，形成空洞，遂住院治疗一年，病灶吸收好转，空洞闭合出院。1963 年 1 月再次出现咳嗽，痰中带血，X 线胸片示右上肺病变复发进展，空洞复现，痰结核菌（＋）。住某疗养院治疗 14 个月，住院期间除口服异菸肼外，并肌注链霉素，且行异菸肼气管内滴注，异菸肼合并链霉素雾化吸入 5 个多月，痰菌持续阳性，空洞仍未闭合，断层摄片示右上肺叶厚些空洞病灶大小为 4×6 厘米，经讨论，鉴于保守治疗效果不佳，决定作右上肺切除，后因家属有顾虑，自动出院。

出院后曾用异菸肼数月，后因肝功能异常而停药，从 1964 年 5 月 5 日开始在我院门诊治疗。症见：咳嗽痰多，偶有痰中带血，口干咽燥，午后五心烦热，右胸闷痛，夜寐不宁，盗汗，食欲不振，大便时干，月经量少，经期后错。形体消瘦，面色黄白，两颧微赤。

舌象：舌质红、苔薄黄。脉象：沉细稍数。

西医诊断：空洞性肺结核。

中医辨证：气阴两伤，阴虚火旺，伤及肺络，以致咳血。

治法：养阴清热，润肺化痰，止咳。

方药：

旋覆花 10 克（包）　生赭石 10 克　北沙参 15 克　天冬 10 克　麦冬 10 克　生甘草 6 克　百部 10 克　玄参 30 克　百合 15 克　杏仁 10 克　生石决 30 克　炒知柏 10 克　桔梗 10 克　川贝 12 克　生地 12 克　银花 15 克　天花粉 15 克

三七粉　白及粉各 1.2 克（分冲）

治疗经过：在治疗过程中因痰中带血，曾加用凉血活血药，如炒地榆，小蓟、藕节。气闷胸痛，曾加用行气宽中药，如瓜蒌、苏梗、荷梗、郁金。因气短乏力曾去旋覆花、赭石、知柏，加生芪、党参、杭白芍、丹参、当归、何首乌、远志等。

以上方为主，随症共治疗半年余，服药 120 余剂，病情逐渐好转，咳嗽减轻，咳血未发，精神食欲转佳，晚间盗汗已止，惟患者仍诉心悸气短，身倦乏力，舌苔已退，舌质稍红，脉沉细无力，此乃邪势已去，正气未复，遂改用补气养血佐以清热润肺之品，继续调治。

方药如下：

生黄芪 16 克　当归 10 克　生地 12 克　杭白芍 30 克　杏仁 10 克　橘红 10 克　何首乌 15 克　远志 10 克　香附 10 克　地榆 12 克　小蓟 15 克　银花 15 克　天花粉 12 克　藕节 12 克

以上方加减，胃纳欠佳时曾用藿香、白术。右胁疼痛曾加木瓜、生石决、丹参等。

共服药两个多月，自觉症状大部消除，体重增加，精神体力如常，胸部 X 线透视原有结核病灶稳定。于一年后恢复原工作，自觉一直良好，至 1975 年止 10 年来健康状况良好，原肺结核病未曾复发。于 1975 年 11 月经原住院治疗医院 X 线拍摄胸片及断层摄片复查，右肺上叶原有之厚些空洞已显示不清，仅见纤维条状阴影，其间有似小蜂窝样透亮区 2～3 个，系由病灶构成，查痰二次未发现抗酸杆菌。

【按语】　此例患者在 9 年前一次胸透中即发现肺部有阴影，但由于延误治疗，5 年后出现咳嗽、胸痛等症状，以后发展至空洞形成，大量咯血，经抗痨治疗后好转。又经过二年多复发，此次虽经积极抗痨治疗一年余，效果不显著。痰菌持续阳性，空洞仍未闭合，肺部X线断层摄片所见为厚壁空洞，由于家属不同意作手术而行中医治疗。关老医生认为：患者素因体虚，肺气不足，感邪而致病，经治疗后好转。但其所以复发，且用原治疗而无效者，系因肺气大伤，正不抗邪，以致空洞久久不能闭合。盖肺为华盖，其气轻清，既不耐寒，也不耐热，故有娇脏之称。肺气虚，则腠理疏松，病邪乃可乘虚而入，肺气不足，病邪作祟，经久必耗其阴血，以致阴虚，阴虚则血少，脉道失于充养，血行滞涩，凝结瘀阻，火动其血，伤及肺络，血随火升，故咳嗽吐血。另外，口干咽燥，五心烦热，月经后期，舌红，脉见细数，均系阴虚内热之候。关老医生在治疗时，仍然根据其诱因和病理实质，重点在于养阴清热，故用沙参、天麦冬、玄参、天花粉、知柏、生地、银花为主，配合百合、川贝、旋覆花，杏仁、桔梗、百部、甘草等润肺化痰，以清肺，生石决、赭石平肝潜阳，三七、白及活血补肺止血。热清阴复，肺气肃降平和，朝百脉，兴布化，气血运行得以畅通，则咯血得止。患者虽以咳血为主症，但是并未拘于止血之剂。待热势渐清，气血两虚之象显现，遂以补气养血为法，稍佐清热润肺之品而收功。

2. 急则虽治标，固本更重要　标本是用以分辨疾病的主次、先后和轻重缓急的基本准则。一般说，"标"是疾病的表象（病象），"本"是疾病的实质（病理），所以在治疗时，必须识别疾病的现象与实质。对于血证来说，出血是病象（标），而瘀血阻络，血行不通，溢经决络渗流而出为其病理实质（本）。然而标本的概念又是相对的、辩证的，在临床应用时，随着具体情况而有所变动，从邪正关系来说，正气为本，邪气为标，从症状本身来分，原发症状为本，续发症状为标；从疾病的发生来分，原发病为本，继发病为标，根据"治病必求其本"的原则应当治本，但是由于疾病是一个复杂的病理生理过程，矛盾有主要矛盾和非主要矛盾。邪正交争，消长变化，矛盾也在发生变化，有时非主要矛盾也可以上升为主要矛盾。所以，对于先后缓急也应当区别对待，采取"急则治其标，缓则治其本"的法则，这是一般遵循的规律。对于血证的治疗，关老医生体会，出血为标，各种因素所引起的瘀血阻络为本，所以为了达到纠正病机，有效地止血的目的，单纯止血（治其标象）虽然可行，如若为了根本有效的止血，就不能局限于单纯使用止血药物，而是应当详细地审视其诱发出血的原因和病理实质而治其本。血证不论病程长短，其势多急，耗伤元气较重，所以唐容川在《血证论》中一再强调止血的重要，且以止血为第一要务，养血继之，并总结出四个治疗大法，他认为寒凉药物泻火即止血，又指出，食入于胃，脾经化汁，上奉心火，心火得之，变化而赤是谓血，故治血必治脾为主，从这些具有实践意义的概述来看，其所以强调止血为第一要务的目的，也不是着眼于单纯使用止血药，而是针对治疗引起血证诱因的整体观念，缪仲淳的治血三大心得中提出的第一条就是"宜行血不宜止血"，表面上与唐容川氏的看法似有矛盾，实际上是针对出血机制的某个侧面的具体措施，其目的都是一致的。关老医生根据自己的体会认识到：治疗血证，特别是对于急性出血的病例，治标虽为急，但是对于患者整体情况的维护更为重要，除了要针对引起出血的诱因和病理实质外，更重要的是固本扶正，否则血虽止而人已亡，止血何益？况且扶正固本，也是求其本，使之达到有效止血的基础。所以，概括为急则虽治标，固本更重要。

诸凡以出血为主症的病证，由于血不循经，渗流外溢，最易耗伤元气，以致气血两伤。急性广泛的大出血，病势急骤，往往引起脱证；长期的持续出血，气血耗伤则正气日衰，临证时，都要认真地考虑标本缓急，正确地处理标本的辩证关系。

例七　韩某　男　56岁　外院会诊病例　会诊日期：1972年5月3日

主诉：术后呕血、便血一周余。

现病史：患者因反复发作右上腹部绞痛二年余，诊为胆囊炎，胆结石，于1972年4月11日行胆囊切除术，术中取出结石3块，术后第三天，黄疸逐渐加重，第六天上腹部不适，呕吐咖啡色液体，胃管内抽出同样液体约800毫升，以后有多次黑便，术后第十天血红蛋白下降，腹胀，腹水征明显，穿刺为黑色液体，于当天下午第二次手术，术后发现腹腔内有黑色血液，混有胆汁约5000毫升，肠管水肿呈青紫色，胀气，无蠕动，探查时发现胆总管残端仍有胆汁外溢，经处理，放置"T"形管引流，术后次日引流管及创口均有胆汁外溢，4月23日（第一次术后12天）行第三次手术，术中见肠管广泛粘连，近处肠管壁呈草绿色，已见有肠蠕动，"T"形管虽引流通畅，但仍有胆汁外渗，另置引流而后关腹。

4月25日，仍见胃管引流物、呕吐物及大便为咖啡样液体，血色素明显下降，1972年4月28日下午转某医院抢救。当时病人病况：精神萎靡，血压140/90

毫米汞柱，脉搏 108 次/分，呼吸 16 次/分，全身皮肤、巩膜黄染，腹部平坦，可见有胃肠型及蠕动波，左旁正中切口长约 20 厘米（未拆线）尚未感染，右中，上腹有两个引流管，右下腹部引流已拔，肝脾未触及，叩之鼓响，肠鸣音活跃，当时印象：胆囊切除术后胆总管损伤，胆汁性腹膜炎，上消化道出血。

1972 年 4 月 29 日，曾服用犀角地黄汤加减。4 月 30 日，联合会诊后，认为消化道出血系因应激性溃疡所造成的广泛消化道黏膜渗血，遂即采取输血，补液，止血，抗感染，抗休克等积极措施。

5 月 1 日，呕吐约 350 毫升，尿少（600 毫升），便血 1233 毫升，"T" 形管引流液 220 毫升，腹腔引流 50 毫升，继续上述治疗。

5 月 2 日，患者腰背部及球结膜水肿。5 月 3 日，极度衰弱，两眼无神，黄疸未退，口舌极度干燥，伸吐受限，回答问题困难，当天输血 1200 毫升，血红蛋白 7.3 克%，血便量稍减，共计输血 4800 毫升，血浆 800 毫升。下午 4 点钟请关老医生会诊：当时症见消瘦、少气、乏力、发烧（38.2℃），口干舌燥，言语迟微，心慌心跳，呕血、便血（共计 2531 毫升）。

舌象：舌苔黑燥、舌质红。脉象：沉细数。

中医辨证：肝胆湿毒热盛，术后气阴大伤，正气欲脱。

治法：扶正固脱，清热解毒，凉血活血。

方药：

大生地 30 克　玄参 15 克　鲜茅根 60 克　麦冬 10 克五味子 12 克　白芍 30 克　丹皮 15 克　银花 30 克　天花粉 30 克　川军炭 10 克　石斛 10 克　青蒿 12 克　犀角 1.5 克

另煎 50 毫升兑服

另：西洋参 10 克　红人参 10 克　同打另煎 100 毫升频服。

治疗经过：5 月 4 日，中西医共同治疗后，病情稳定，精神好转，已有笑容，输血 800 毫升，血红蛋白 8.3 克，便血 161 毫升，浮肿见消，继服上方，体温同前。

5 月 5 日，体温 37.3℃，便血已止，但汗出较多，入睡则大汗出，鼻如墨染，舌颤，苔心稍褐，少津，脉细数无力。关老医生认为，出血虽暂止，但仍有阳气欲脱，肺气将绝之危候，故以补气养血滋阴清热，佐以和胃为法治之，方药如下：

生芪 24 克　当归 10 克　白芍 30 克　生地 30 克　鲜茅根 30 克　青蒿 10 克　地骨皮 12 克　五味子 15 克　甘草 10 克　北沙参 24 克　麦冬 30 克　浮小麦 10 克　天花粉 15 克　蒲公英 15 克　生谷稻芽各 12 克　羚羊角粉 1.2 克（分冲）

西洋参 6 克　上人参 6 克另煎代水饮

5 月 8 日，输血 400 毫升，血红蛋白 10.9 克。5 月 10 日，体温 37.7℃，脉率 108 次/分，脉沉弦，较前有力，舌苔白厚、有裂，继服前方一剂，5 月 11 日，上方加鳖甲 15 克，继服。

5 月 12 日，除前症外，兼见恶心燥热，舌苔黄厚，脉沉滑数。改以养阴清热，芳香和胃之剂，方药如下：

生地 24 克　玄参 15 克　麦冬 30 克　白芍 24 克　炒知柏各 10 克　川连 3 克　生芪 24 克　北沙参 24 克　竹茹 10 克　石斛 24 克　青蒿 10 克　白茅根 30 克

5 月 15 日，服上方后，粗神明显好转，食欲增加，入睡尚好，体温已正常，出汗已大减，黄疸消退，能进半流食。5 月 20 日查血红蛋白 11.7 克，开始下地活动，每日能进 4～5 两，体温正常，吐血、便血已止，一般情况尚好。

【按语】 患者原系胆囊炎、胆石症，在两周内曾经历 3 次手术，术后仍发烧，黄疸未退，伴发消化道广泛出血，胆汁性腹膜炎、休克等并发病。曾采用输血、输液、抗感染及抗休克等积极措施，症状稍缓解，但是，仍有发烧，口干舌燥，消瘦，少气无力，心慌心跳，大量呕血，便血，舌苔黑燥、舌质红，病情危急，关老医生临诊时，辨为肝胆湿毒热盛，又因历经 3 次手术，阴血大伤，正气已脱，当时虽有大量呕血，便血不止，似应急治其标以止血为主，但是考虑到引起出血的原因，是由于肝胆湿热蕴毒，入于血分，以致气血奔腾无羁，热迫血行，壅阻经络，不能顺其常道，外溢渗流，气血亡佚，正气欲脱。治标虽急，但是单纯凉血止血，仅仅是暂时性权宜之计，若正气虚脱，阴阳离决，血虽止而人已亡，况且在这种情况下，单纯凉血止血也无济于事。本例虽曾服过犀角地黄汤，出血也未能止。通过实践更加认识到扶正固脱实是当务之急。所以，用生脉散（红人参、五味子、麦冬）益气阴、固脱生脉，配合生地、玄参、白芍、天花粉、石斛养阴生津，西洋参益气清热生津，气阴双补扶助正气，犀角、鲜茅根、丹皮凉血活血解毒，银花、青蒿、川军炭清热解毒，清胆通里。以固本为主，未用任何止血药，在中西医互相配合的治疗下，病情趋于稳定。虽有大量便血仍用川军炭，取其入血分清理湿热于下，配合其他凉血活血的药物，以釜底抽薪，使之血热得平，气血得宁，流行畅通。四天后便血已止，但汗出较多，鼻黑如墨染，舌

颤，苔心稍褐，少津，脉细数无力，血热虽减，已有阴
病及阳，而阳气欲脱之势，故在原方的基础上加强补益
气血，沿用滋阴清热，佐以和胃为法，方中加当归补血
汤（生芪、当归）合白芍补益气血，鲜茅根、生地、
沙参、天花粉养阴，青蒿、地骨皮养阴清热，浮小麦敛
汗固表，蒲公英清热解毒，谷稻芽和胃，西洋参、羚羊
角粉清热养阴生津，继服一剂后，又加用鳖甲育阴清
热，未再输血，但出血现象已明显减少，贫血得以纠
正，继因肝胆湿热久羁，后天脾胃灼伤，出现恶心、躁
热、舌苔黄厚等症，佐以芳香化燥和胃之剂，如青蒿、
竹茹、川连等，精神明显好转，食欲增加，体温正常，
出汗已减，能进半流食。12 天后，出血症状完全消失。
从查个治疗过程可以清楚地看出，患者虽然以出血为主
症，病情危急，治标虽为急，但是，应当根据具体情况
扶正培本，正气得以恢复，通过治本而治其标，机动灵
活地运用了中医"急则治其标，缓则治其本"的法则。

例八　党某　男　48 岁　外院会诊病例　住院号：
6826　会诊日期：1960 年 9 月 8 日

主诉：呕血、黑便已 3 天。

现病史：患者于 1960 年 9 月 5 日开始腹痛，解柏
油样大便，每日 3～4 次，身有微热，头昏口干，恶心
欲吐，当日住某医院，入院次日便血未止，脉搏 120
次/分，血压 86/66 毫米汞柱，血红蛋白下降至 4.5～3
克%，两天中先后输血 2800 毫升，病情稍见稳定，至
9 月 7 日下午起又相继呕吐咖啡样血性液体约 400 多毫
升，乃于 9 月 8 日晨，急行剖腹探查术。术中未找到可
疑的出血部位。术后仍出血不止，同时并发肺炎，遂请
中医会诊。当时症见：高热（39℃），面色黧黑，神智

昏蒙，头汗如油，唇干舌燥，呼吸短促，呃逆频作，时欲冷饮，今日已解柏油大便二次，量较多。

舌象：舌苔黄燥而垢。脉象：两脉沉细无力。

西医诊断：急性消化道出血。

中医辨证：血热炽盛，迫血妄行，营阴大伤，正气欲脱。

治法：滋阴清热，凉血活血，佐以止血，扶正固脱。

方药：

西洋参10克　犀角3克　生地60克　鲜茅根60克　炒知柏各10克　玄参10克　白芍30克　鲜石斛30克　麦冬15克　天花粉15克　阿胶珠10克　地骨皮10克　川贝母10克　仙鹤草10克　侧柏炭10克　炒地榆10克　银花炭15克　三七面2.4　分吞局方至宝丹1丸分吞

另用伏龙肝60克先煎，去渣煎群药。

治疗经过：9月9日，服上方一剂后，未再呕血，便血亦减少，但身热仍重，发烧未退，脉数无力，舌苔同前，用人参白虎汤加减，方药如下：

西洋参10克　生石膏30克　玄参10克　知母10克　鲜茅根60克　仙鹤草10克　杏仁10克　瓜蒌12克　川贝母10克　杭白芍30克　生地10克　银花30克　荷叶炭10克　地骨皮10克　天花粉15克　石斛30克　麦冬15克　藕节10克　牛膝10克　青蒿10克　灯心1.5克

安宫牛黄丸1丸分吞

9月11日，服上药二剂后，身热已退，今日体温未超过37℃，未再便血，精神好转，血压120/90毫米汞柱，血红蛋白8.5克%，红细胞270万/立方毫米。仍有咳嗽，痰多，舌苔薄白，脉沉数已较有力，再拟清热凉血止血，润肺化痰为法。方药如下：

生石膏 12 克　黑玄参 10 克　知柏各 10 克　苦杏仁 10 克
生地 30 克　杭白芍 30 克　当归 10 克　天花粉 15 克　贝母
10 克　银花 15 克　瓜蒌 12 克　仙鹤草 10 克　侧柏炭 10 克
荷叶炭 10 克　海浮石 10 克　黛蛤散 10 克　阿胶珠 10 克
白茅根 15 克　地榆炭 6 克

9 月 16 日，服上方 3 剂后，病情稳定，精神食欲
转佳，咳喘已平，唯感心慌头晕，舌苔白、脉沉细。方
药如下：

西洋参 10 克　生地 10 克　白芍 30 克　当归 12 克　阿
胶珠 10 克　椿皮炭 10 克　芥穗炭 10 克　乌梅炭 10 克　焦
白术 10 克　酒黄芩 10 克　荷叶炭 10 克　伏龙肝 15 克　陈
皮 6 克

三七粉　白及粉各 1 克混匀分 2 次吞服。

病情继续好转，精神体力逐步恢复，改用八珍汤加
味，调理气血，以善其后。观察三月余，诸症已平，痊
愈出院。

【按语】　本例系急性上消化道出血，经剖腹探查
未能找到明确的出血部位。由于出血较多，处于休克状
态，虽经大男输血，及用止血剂，出血仍未停止。同时
并发肺炎，病情危重。故辨别病机，抓住主要矛盾，实
为成败之关键。本例见有高烧、脉数、舌苔黄燥而垢，
均为一派热盛邪实之象，由于血热躁动，血流奔急，壅
阻脉道形成瘀血，血瘀阻络，溢经决络而出。但是由于
出血过多，又经多次手术，气阴受损太甚，以致邪热炽
盛而正气欲脱，故见神识昏沉，头额汗出如油，呼吸短
促，脉数无力，此乃阴血大脱，阳气将亡之危候。本例
症情虽然复杂，但是，主要病机在于邪热入血，血分热

炽，迫血妄行，阴血大伤以致正气频于消亡。法宜滋阴清热，凉血活血，佐以止血，以扶正固脱为要务，急撤血分之大热，扶助正气，才能有效地控制出血。故方中重用生地、鲜茅根、犀角，合玄参、知柏、麦冬、鲜石斛、川贝母、天花粉、地骨皮滋阴血清血热，凉血宁血，通调气血，祛除壅阻，使之流畅和静，仿犀角地黄汤与清营汤之意，所不同者，在于重视滋阴益气，故用西洋参、杭白芍、阿胶珠扶正固脱，佐以仙鹤草、侧柏炭、炒地榆、银花炭、三七粉凉血活血止血，另用至宝丹清心开窍，以安心神。

中药止血药相当丰富，具体应用时，应当注意辨证，要有计划地选用，力求在疾病的不同阶段发挥其特长。本例使用的有清热止血药，如侧柏炭、银花炭、地榆炭、荷叶炭、仙鹤草；固涩升提止血的药物如芥穗炭、椿根皮、乌梅炭等，目的都在于调气血，疏通脉道。本例系因血热所致出血，故早期重用清热、活血、化瘀之剂。后期热象已退，则选用一些收敛、宁血的止血药。这样就会在整个治疗的过程中发挥其止血作用。本患者病起排便色黑如柏油，按古人分类当属远血，故方中用伏龙肝先煎去渣，再煎群药。伏龙肝功能温中和胃，涩肠固下，有止呕、止泻、止血的作用，本方用此一味辛温之品，以制寒凉太过，且可健脾而统血。在整个治疗过程中，采取输血输液等支持疗法，为中药发挥作用，创造了条件，争取了时间，而在中医的治疗法则上又以扶正固本为主，佐以凉血活血止血而治标，中西医密切配合终于挽救了患者的生命。

例九　李某　女　32岁　门诊号27070　初诊日期：1962年11月7日

主诉：小剖宫及绝育术后阴道持续出血 3 个多月。

现病史：患者第六胎妊娠 4 个月，于 1962 年 7 月 14 日行小剖宫取胎及绝育手术，术后曾有发烧，5 天后恢复正常。伤口愈合良好，因面色苍白，查血红蛋白 9.8 克％，经服补血等药物后，血红蛋白上升，基本恢复正常出院。出院后阴道持续有粉红色液体，8 月 7 日妇科检查称宫颈糜烂，右侧附件炎。8 月 13 日又在该院妇科检查，因恶露不止，时有粉红色及血样分泌物，伴有下腹及腰部疼痛，嘱再次入院。平时月经周期 50 余天，持续 5～15 天，有时 3 个月始来，量中等，色暗红，有血块。平日白带量不多。

过去史：19 岁结婚，生产 5 次，第三胎产后伴发产褥热。

妇科检查：宫颈上下各有 1.5×2.0 厘米糜烂面，无接触出血，宫体增大如妊娠 6 周子宫，双侧附件增厚，轻度触痛。入院后阴道出血增多，8 月 16 日行刮宫术，刮出物病理检查，为子宫内膜呈分泌期状态，部分内膜有增生期变化，并见坏死的蜕膜组织。先后给予青霉素、合霉素、土霉素、黄连素、四环素、红霉素、云南白药、维生素 K、求偶素、安得诺新等，治疗 2 个多月，出血未止，病情不见好转，于 1962 年 11 月 7 日转来我院门诊治疗。当时症见：倦怠无力，心悸气短，头晕自汗，腰痠，少腹及肛门坠胀，食欲不振，阴道出血淋漓不尽，过劳后则加重。

舌象：舌苔薄白。脉象：沉细无力。

西医诊断：功能性子宫出血，绝育术后感染。

中医辨证：脾虚气陷，气虚血滞以致漏症。

治法：补中益气，摄血固经。

方药：

红人参3克　生黄芪10克　白术10克　陈皮10克　升麻3克　川断12克　生熟地各10克　女贞子10克　地榆10克　血余炭10克　阿胶珠10克

治疗过程：11月7日开始服药，药后第三天阴道出血开始减少，服药7剂后，阴道出血已止，少腹坠胀已除，头晕心悸减轻。妇科检查：阴道无出血，仅有少量乳白色分泌物。宫体大小已近正常，活动略痛，附件增厚消失，压痛仍在，上方共服19剂，曾加减使用过丹皮、乌贼骨、赤芍、白芍、藕节炭、杜仲、桑寄生等药。1962年12月6日月经来潮，持续5天自止，伴有腰痛，继服中药4剂后，改服乌鸡白凤丸、河车大造丸。随访观察10个月，行经正常，其他无不适。

【按语】　功能性子宫出血，属于中医"崩漏"范围，血"大下曰崩，淋漓不止曰漏"。本例为阴道淋漓出血不止，历时已3个多月。审其病势，与例七、例八比较属于慢性出血。引起出血的原因可能是由于术后感染，以致子宫复旧不全，加上子宫内膜不规则剥脱所致。审其主症，心跳气短，头晕自汗，乃气虚之象。身倦乏力，纳呆，腹胀，乃脾虚之证，由于中气不足，气虚下陷。关老医生认为：气虚不能催动血行，以致血行迟缓，涩滞瘀结，阻于脉道，血行不畅，溢于脉外，而致出血，即所谓气不摄血，脾不统血。血不循经漏下不止，故劳累身倦后出血加重。察此患者，分娩5次，气血亏耗，又经历手术，气血耗伤更甚，再加上术后感染，毒热入于血分，迫血妄行，虽经抗感染治疗，毒热已减，但是气虚血亏之体，尚未得到改善，因此漏血仍未能止。所以关老医生在治疗时，以补中益气汤固本为主，佐以血余炭、地榆凉血止血，以治其标，标本兼顾，以治本为主。并曾加用过丹皮、赤芍、藕节炭等凉血活血之品，去瘀而生新。总之，在补益气血的前题下，使之气足能够催动血行，气血调和，则血摄经固，出血得止。另外，在开始妇科检查时发现宫体增大如六周妊娠，过去月经迟至，有时3个月始来，色暗红，有血块，也说明有瘀血存留，经用上述治疗，气血流行通畅，复查时宫体大小已近正常，附件增厚消失。随访10个月，经行正常，足以证明不但症状改善，体征也能够恢复正常。

例十 王某 女 30岁 门诊号：0013 初诊日期：1974年12月5日

主诉：齿龈出血，皮肤出紫斑半年余。

现病史：患者一年前自觉周身酸楚，两膝关节疼痛，久站乏力。3个月以后，发现两大腿外侧有出血点，逐渐增多由小变大连接成片。开始时发红，两三天后变青紫，继而转黄，一周后渐行消退，随后又出现一批，反复发作不间断。开始仅见于腿部，以后发展至上肢及胸背部。今年9月某医院诊断为血小板减少性紫癜，曾用血宁片、安络血、肝B_{12}片、维生素K等，稍见好转，但停药后，病发如故。于1974年12月5日前来我院门诊，当时见症：头晕头痛，神疲乏力，周身酸痛，四肢仍有紫斑数块，每天刷牙齿龈均出血，食欲不振，月经提前，经量较多，色正常，二便如常。检查：血小板70 000/立方毫米，血红蛋白11.8克%。

舌象：舌红无苔。**脉象：**沉滑。

西医诊断：原发性血小板减少性紫癜。

中医辨证：气血两虚，血热未清。

方药：

生芪 12 克　当归 10 克　白芍 15 克　生地 12 克　川芎 6 克　阿胶珠 10 克　佩兰 10 克　小蓟 15 克　泽兰 15 克　槐花炭 12 克　忍冬藤 30 克　藕节 12 克　白茅根 30 克

治疗经过：12 月 11 日，服上方 6 剂，出血稍有减少，但仍感下肢无力，时而浮肿，腰痛，尿短赤，尿检查：蛋白（＋＋），红细胞 0～2/高倍视野，舌苔无，脉沉细。仍依前法酌加清热解毒益肾之品。方药如下：

党参 12 克　白芍 15 克　当归 10 克　赤小豆 15 克　蒲公英 15 克　小蓟 15 克　白茅根 30 克　地榆炭 10 克　女贞子 15 克　川断 15 克　旱莲草 12 克　侧柏炭 10 克　阿胶珠 10 克　炒知柏 10 克

12 月 24 日，服上方 10 剂后，浮肿消退，紫斑减少，查尿正常。近日因劳累又有少许新的紫斑出现，腰痛，齿龈出血，月经已至，量多，舌苔无，脉沉滑。上方去党参、赤小豆，加生芪 15 克，藕节 12 克，继服。

1975 年 1 月 7 日，又服上方 10 剂，自觉体力增加，紫斑未起，牙龈出血已少，食欲增加，舌无苔，脉沉细。检查血小板 80 000/立方毫米。继服下方：

生地炭 30 克　大枣 7 枚　生芪 15 克　侧柏炭 10 克　地榆炭 10 克　白芍 15 克　当归 10 克　蒲公英 15 克　女贞子 15 克　小蓟 15 克　茅根 30 克　川断 15 克　旱莲草 12 克　阿胶珠 10 克　炒知柏 10 克

另服牛皮胶每日半杯（约 150 毫升）兑少许白糖。

1 月 21 日，患者于本月 14 日始服用牛皮胶，配合汤剂，一周后查血小板已上升至 130 000/立方毫米，精神体力明显好转，四肢紫斑已基本消退，牙龈很少出血，食欲正常，仍以前方配合牛皮胶，继服。

2月17日，复诊时查血小板已上升至157 000/立方毫米，白细胞6 100/立方毫米，紫斑未发，月经正常，其他无不适。一年后随访未见复发。

【按语】 患者体质素虚，发病半年有余，常感疲乏无力，食欲不振，牙龈出血，四肢有紫瘢，此乃气血两虚，脾不统血兼有血热之故。治宜补气养血，佐以清热凉血之法，故用生芪、当归、白芍、阿胶珠调补气血以固其本，川芎、泽兰活血化瘀，生地、白茅根、小蓟、忍冬藤、佩兰、槐花炭、藕节清热凉血，利湿解毒。以后曾加用过女贞子、旱莲草、川断补益肝肾，知柏、地榆、侧柏炭凉血止血等。

本例出血病势较例七、例八为缓，气血两虚为本，血热内蕴为标，本虚而标实，若急于凉血止血治其标，则气虚血滞之病理实质，无法得以改善，欲速反而不达。必须着眼于治本之法，补气养血固其本，才是上策。药后症状好转，出血减轻，但血小板未见上升，继用牛皮胶养血进一步固其本，彻底扭转病机，最后血小板计数也恢复正常。

3. 治血必治气，气和经血归 气与血一阴一阳，气为血之帅，血为气之母，两者关系十分密切，血病气必病，气病血必伤，所以治血必须治气。对于血证来说诱因虽多，而病理实质为瘀血阻络，气血运行不畅，血溢决络而出，不得循经而行（归经），治血所以必须治气，是因为气与血两者，气是占主导地位的。血证而兼气病者，例如气虚，气脱，气郁（滞），气逆等。

气虚则血滞，瘀结阻络，血溢离经而致出血。反之，失血者必亡气，气血两伤，治宜益气而摄血。益气（补气）又分为补中与升陷两种情况。补中是针对中气不足，脾不统血，故宜补中气健脾气，使之统摄有权，血行归经；升陷是针对元气下陷气不摄血，除用补气药外，尚须配合提升阳气的药物，如升麻、葛根之属，补中有升，使之气足能以摄血。总之，益气的作用在于"阳生阴长"互相促进，才能达到有效的治疗气虚所引起的血证。出血过多或急性大出血，可以导致气脱，单纯补血，远水不解近渴，必须益气固脱以救急。气充足以摄血，则出血可止。

气郁可以化火，即所谓"气有余便是火"，火为热之渐，血得热则结，瘀阻脉道，气郁不得行，火热益炽，燔气灼血则气血逆乱，血不归经。所以，在治疗时应当疏气解郁，气顺降则火自除，血得归经而出血自止。所以缪仲淳说："应降气而不降火"，血随气行，气逆不顺则血逆而走，气血逆乱，壅阻脉道，血不循经，则溢经决络而出，治宜降逆调气。所谓降逆主要是"降其肺气，顺其胃气，纳其肾气"，使气下血下，气降则血能归经。但是气逆不顺，往往兼有余而化火，所以降逆气又要兼泻火，使之气火下降，血宁气降，瘀去络通，血得归经。概括起来说，治血必须治气，气和则血可归经。

例十一　周某　女　38岁　门诊号324696　初诊日期：1963年2月26日

主诉：四肢反复出现紫斑已10个月。

现病史：患者于1962年4月，开始发现四肢、躯干皮肤，有斑片状及针尖样出血点，以四肢伸侧为最多，而后经常伴有鼻衄和牙龈出血。曾检查血小板6万/立方毫米，诊断为原发性血小板减少性紫癜。住院治疗半月，自觉症状好转，紫斑消退。血小板上升到9

万/立方毫米而出院。同年 8 月，自觉腹痛，食欲不振，经检查肝大肋下二横指，化验肝功能各项均有异常，当时诊断为病毒性无黄疸型肝炎。以后症状逐渐加重，口服保肝西药及静脉注射葡萄糖，症状减轻，肝功能好转。至 1963 年 1 月四肢又见出血点及衄血现象，又住某医院用激素等药治疗，病情不见好转，于 2 月 26 日来我院门诊。现症：头晕乏力，心悸气短，失眠，食欲不振，腹胀，大便干，三四天一解，月经量较多，色鲜红，有血块。

既往史：8～10 岁时经常牙龈出血，23 岁患过疟疾，26 岁患过肺结核。

体检：躯干及四肢皮肤有新鲜及陈旧性出血点，心肺无异常，肝在肋缘下 2 厘米，质较软，脾未触及。化验检查：血小板 60 000/立方毫米，肝功能正常。

舌象：舌苔白腻。脉象：滑细。

西医诊断：原发性血小板减少性紫癜。肝炎恢复期。

中医辨证：气血两亏，湿热隐于血分，脾胃虚弱。

治法：补气养血，健脾利湿，清热凉血。

方药：

生芪 15 克　於白术各 12 克　杭菊花 30 克　丹参 15 克　紫草 10 克　茵陈 15 克　阿胶珠 10 克　酒芩 10 克　香附 10 克　地榆 12 克　远志 10 克　玫瑰花 10 克　紫蔻 3 克　大枣 10 枚

治疗经过：3 月 12 日，服上方 10 剂后，食欲好转，紫斑渐退，未见新鲜出血，睡眠欠安，月经适来，色量如常，检查血小板上升至 160 000/立方毫米，上方加白及 10 克，再服 10 剂。

3月26日，自觉症状基本消失，眠食正常，上方去酒芩、紫蔻、玫瑰花、紫草，加川断15克，山药12克，大腹皮12克，继服14剂，复查血小板计数20万/立方毫米，紫斑大部消退，衄血未作，病情稳定，嘱继续服药以巩固疗效。

【按语】 本例以鼻衄、齿衄、四肢皮肤出紫斑为主要症状，属于中医血证的范围。关老医生在治疗时主要掌握虚实的分辨。"虚"是指气虚，包括气血不足和心、肝、脾虚。"实"是指邪实，包括温毒内蕴，入于营血或湿热蕴于血分。温毒入于营血者，可见高热神昏，谵语狂躁，口渴思饮，发斑吐衄，舌绛，脉数；湿热蕴于血分，可见身热不扬，胸闷泛恶，不思饮食，口渴不欲饮，小便短赤，皮肤发斑，病程缠绵，苔腻脉滑。

本例发病近10个月之久，既往患过多种病以致体质虚弱，今见头晕乏力，心悸气生，为气血两虚之候。脉滑苔腻系湿热内蕴，由于湿热之邪隐于血分，热甚灼津，以致大便秘结，气虚血少则气血运行缓慢，瘀滞凝结，阻于脉道，又因热伤血络故见衄血发斑。素昔气血两虚之体，又经常出血、衄血，营阴更伤，肝失所养，肝气横犯脾胃，湿郁于内，脾失健运，故见食少腹胀等。所以，方用生芪、丹参、阿胶、大枣补气养血以治其本，於术、酒芩、紫蔻、香附、玫瑰花健脾化湿舒肝和胃，菊花以平肝，地榆、紫草凉血活血而止血，佐茵陈以渗利湿热。益气以催血行，养血以濡润脉道，气血循行畅利，又佐以泻肝扶脾，使之血能循经而行为脾所统，远志养心安神，全方有归脾汤气血双补，心脾同治之意，兼以凉肝清利血分之湿热。充分体现了治血必治气，气行血归经的道理。

例十二　陈某　女　62岁　外院会诊病例　病例号：362636　住院日期：1962年2月12日　会诊日期：1962年3月13日

主诉：双下肢皮肤反复出现紫斑一年余，鼻出血一月余。

现病史：患者一年来食欲不振，消瘦，两侧小腿部经常出现瘀血斑点伴有轻度浮肿，四肢酸痛，心慌，疲倦乏力，两侧胁胀，经医院检查肝脾肿大。近一个月以来经常流鼻血，量较多，有时持续2~3小时，其他症状逐渐加重，入某医院住院进一步检查治疗。

过去史：过去有高血压史20余年。

检查：体温正常，发育营养良好，腹部背部及双下肢散在针尖样出血性紫斑，肝在肋下7厘米，脾在脐下3厘米，质硬、无触痛。化验检查：白细胞3 000/立方毫米，中性60%，单核1%，血色素11克，红细胞318万/立方毫米，尿蛋白（++），偶见颗粒管型，血小板48 000/立方毫米，肝功能检查：麝浊11.4单位，脑絮（++），高田反应（+++），谷丙转氨酶18单位，出血时间11/2分，网织红细胞1.2%，凝血酶原时间37秒（正常对照18秒），食道钡餐造影未见静脉曲张。胸透：右侧胸腔有少量胸水，并经胸腔穿刺证实。

入院后，曾用抗生素、抗结核、维生素治疗，胸水吸收，其他症状同前。3月13日请中医会诊。

当时症见：食欲不振，消瘦，疲倦无力，心慌，头晕，腹胀，睡眠不安，皮肤有紫色斑点，鼻衄，下肢浮肿，时有自汗盗汗。

舌象：舌苔薄白、质黯红。脉象：滑数沉取无力。

西医诊断：班替氏综合征。结核性胸膜炎。

中医辨证：气虚血滞，湿痰阻络，伤及阴血。

治法：益气养血，滋阴凉血，活血化痰。

方药：

生芪12克　当归10克　杏仁10克　橘红10克　茵陈30克　败酱草30克　生地10克　白芍30克　丹皮10克　木瓜12克　侧柏炭15克　知柏各10克　地骨皮10克　生牡蛎12克　银花20克　浮小麦12克　香附7.5克　车前子10克　羚羊角粉1.2克冲

治疗经过：3月26日，上方服12剂，皮下出血斑点均消失，精神好转，偶有少量鼻出血，稍按压即可止，上方去侧柏炭、地骨皮、浮小麦，加小蓟15克，血余炭10克，川连4.5克，泽兰10克，灯心1.5克。复查凝血酶原时间16.5秒（正常对照16秒），按上方略有加减，共计治疗3个月，症状基本消失，皮下出血、鼻出血均止，病情稳定。1962年11月1日复查肝功能基本正常，随诊一年余，病情稳文定，出血现象未见复发。

【按语】　患者病程日久，且以鼻衄、肌衄为主症，伴有心慌头晕，疲倦乏力，睡眠不安，自汗，乃气虚之象，食欲不振，腹胀、浮肿，乃脾虚运化失司之征，气虚不能摄血，脾虚不能统血，气虚无力催动血行，则血滞瘀塞，又因脾不运湿，凝结生痰，蕴积生热，以致痰湿阻络，热伤血络，血不循经，渗溢决络而出，故见皮肤发斑、鼻衄。由于湿热久羁，灼伤阴分，故见盗汗。所以在治疗时，以益气养血为主，辅以滋阴凉血活血，佐以清利血分湿热，化痰通络。方中生芪、当归、白芍益气养血，香附行气以助活血，生牡蛎、地骨皮、生地、知母养阴清热，杏仁、橘红、木瓜化痰和脾，羚羊角粉、丹皮凉血活血，侧柏炭凉血止血，茵陈、败酱草、黄柏、银花、车前子清利血分湿热，浮小麦益气敛汗，重点在于调理气血，以治其本，清利湿热以治其标，使之气血调和，流行通畅，不但改善症状，而且化验检查也趋于正常。唯对于体征的改变尚不明显。

例十三　蔡某　男　32 岁　初诊日期：1976 年 3 月 13 日

主诉：发作性腰痛及血尿一年余。

现病史：患者因尿频急、腰痛而检查确诊为输尿管结石已一年多。每隔 1～2 个月发作一次，右侧腰腹部绞痛，伴有尿频、尿急及血尿。

检查：尿检：红细胞多数，X 线摄片在右侧输尿管的下端见有 1×2 厘米大小的枣形结石阴影。

舌象：无苔。脉象：沉弦。

西医诊断：右侧输尿管结石。

中医辨证：湿热蕴蓄下焦，凝结成石。

治法：清热利湿，益气通淋。

方药：

生芪15 克　扁蓄 30 克　瞿麦 15 克　海金砂 12 克　车前子12 克　赤白芍各 12 克　生瓦楞 30 克　刀豆子30 克　金钱草 30 克　泽泻 12 克　牛膝 12 克　木通 12 克

治疗经过：上方连服 17 剂，血尿已止，并排出结石一块，大小与原结石略同。又经 X 线摄片复查，右输尿管下端未见结石阴影。

例十四　俞某　女　64 岁　外院会诊病例　会诊日期：1977 年 5 月 27 日

主诉：右侧腰痛、血尿已 3 天。

现病史：患者于 3 天前突然发生右侧腰部绞痛，继而尿色鲜红，去某医院急诊，注射止痛针后始缓解。查尿：红细胞满视野。X 线摄片诊断为右侧肾结石。住院观察，疼痛发作时均须注射度冷丁才能缓解，而后自觉胃中不适，不能饮食，饭后自觉胸闷不适，大便不畅，服用排石汤后，出现恶心、呕吐、腹泻。既往有冠心病史，胸闷、心跳，心电图检查示：T 波倒置，腰痛仍未缓解，小便量少，镜下血尿仍在。

舌象：苔黄黑、质红。脉象：沉弦滑稍数。

西医诊断。右侧肾结石。冠心病心绞痛。

中医辨证：下焦湿热，肝胃不和。

治法：平肝和胃，清利湿热。

方药：

旋覆花 10 克（包）　赭石 10 克（包）　藿香 10 克　杏仁 10 克　橘红 10 克　焦白术 10 克　酒芩 10 克　川连 3 克　白芍 45 克　当归 10 克　延胡索 10 克　木瓜 12 克　六一散 12 克（包）　茵陈 12 克　车前子、草各 15 克　蔻仁 4.5 克　丹皮 12 克

治疗经过：5 月 30 日，上方服 3 剂后，胃脘不适，恶心呕吐已解，腰痛已缓解，镜下血尿已止。已能进食，大便畅，小便量少，胸闷见好，午后微有低热，舌苔白，脉沉缓。按前方加减，佐以利湿通淋之品。

方药如下：

旋覆花 10 克（包）　赭石 10 克　藿香 10 克　橘红 10 克　杏仁 10 克　川连 6 克　白芍 30 克　延胡索 10 克　茵陈 12 克　焦白术 10 克　当归 10 克　赤小豆 15 克　木瓜 12 克　金钱草 15 克　海金沙 10 克　蔻仁 6 克　六一散 10 克（包）

6 月 10 日，服上方 5 剂后，排出梭形米粒大小结

石3块，腰痛已止，精神体力恢复，胸闷已减，食纳一般，二便自调，脉沉，舌苔正常，拟以健脾和胃，养血利湿之剂，以善其后，方药如下：

党参12克　旋覆花10克（包）　赭石10克　藿香10克　杏仁10克　橘红10克　焦白术10克　白芍15克　当归10克　香附10克　远志10克　车前子、草各15克　金钱草30克　木瓜12克　牛膝12克　蔻仁6克

6月20日，服上方3剂后，又排出3块米粒样结石，血尿、腰痛均已消失，食欲一般，心慌、气短消失，心电图检查结果有好转，继服上方以巩固疗效。

【按语】　本病的发生多因肾与膀胱气化功能失常，过食辛辣、肥腻厚味。蕴湿生热，结于下焦，经久不利，湿热煎熬尿液，且与污浊秽物凝结而为砂石。由于气滞血凝，故可出现腰腹部绞痛，气化不利以致尿意频急，排尿涩痛，甚而尿流中断，如湿热灼伤血络则可以出现尿血。一般常以八正散为主加减化裁。例十三的治疗除宗八正散之意而用萹蓄、瞿麦、车前子、木通、泽泻清利下焦湿热，通利小便外，并用海金沙、金钱草清热利尿通淋化石，此二者为治泌尿系结石之要药。此外尚配合赤芍活血，因其疼痛如绞，尿中带血，此由湿热蕴结而致血凝血瘀，故在清热利湿基础上佐以活血实属必要。另外用生黄芪补气，白芍养血，牛膝补肝肾，使之气血充足，运用畅利，气化功能恢复，足以推动结石下行，下焦湿热得以祛除，且牛膝性善下行而滑窍，兼可散瘀，用以治石淋最为理想。较为独特的体会是使用生瓦楞散痰结，刀豆子行气以降胃逆，二药并用不但体现了治血必治气的道理，而且他体会到此药组似有舒张平滑肌的作用，想必可使输尿管扩张，有利于结石的下

行与排出。诸药相合，投用 7 剂后，血尿已止，并见有结石排出。

例十四的治疗，虽然同为尿路结石，一般习用尿路排石汤治疗，是完全正确的。审其病史尿石病的症状尚属典型，使用西药解痉止痛剂后，绞痛虽然缓解，但是自觉胃中不适，不能饮食，大便不畅，服用排石汤后，反而出现恶心、呕吐、腹泻。所以，在治疗时就应当根据具体情况，根据中医基本理论，辨证论治。患者在发病时为突然腰部绞痛，继而尿色鲜红，属于血证之尿血，且以下焦湿热所诱发已无疑意，但是经治后，见有肝胃不和之象，若继续使用清利排石之剂，反而不利，所以关老医生本着"治血必治气"的原则，以平肝和胃调理气机为主，佐以清利湿热。方中旋覆花、赭石、藿香降逆和胃，以平肝胃之逆气，杏仁、橘红、蔻仁行气和胃，焦白术健脾和胃而利湿，当归、白芍活血和血而缓急，木瓜、白芍、延胡索活血行气缓急止痛，川连、酒芩、丹皮、茵陈、车前子草、六一散清利湿热。从表面上看似与排石无关，而实际上则是治病之本，调理气机，以促进三焦气化之功能，通过治气而达到治血的目的，寓意较深。所以药进 3 剂后，不但胃脘不适、恶心呕吐已解，腰痛也缓解，血尿已止。而后在原方的基础上，稍加金钱草、海金沙清利下焦湿热之剂，即见砂石排出，一般症状均见好转。最后以健脾和胃、养血利湿之法而收功。从本例的治疗过程，不但说明了治血必治气的边理，而且也说明一定要根据患者的具体情况具体分析，而不能拘泥于固定的方药，才能更好地发挥中医中药的治疗作用。

【附】 牛皮胶 牛皮胶系民间验方，其制法如下：

取新鲜牛皮（不拘量）去毛，洗净用绞肉机绞碎后，用清水煎熬成稀胶状，以无皮渣为度。功能养阴补血，效如阿胶，通过实践，对于提升血小板似有一定的效果。

服法：成人每日服 100～200 毫升，小儿每日服 50～100 毫升，分 1～3 次服完。服时可加入少许香油、食盐或白糖以调其味，可以单服亦可根据患者的临床表现配合汤药同服。若有的小儿单服此胶出现烦躁起急者，可另用茅根、小蓟各 30 克煎水为引同服。以下介绍 4 例单纯服甩牛皮胶治疗血小板减少症的病例。

例一　罗某　男　3 岁

患儿子一年前（2 岁时）因感冒发烧，扁桃体炎而服四环素及注射退烧药，此后发现经常鼻衄，隔几天犯一次。经查血小板计数 60 000/立方毫米，服维生素等药无效。以后服用鲜牛皮胶，连续服了 3 个牛头皮，共约一个多月，复查血小板已上升为 180 000/立方毫米，近一年来鼻衄一直未犯，发育良好，血小板计数一直在正常范围。

例二　谢某　男　3 岁

患儿发育正常，体质瘦弱，于 1973 年 10 月因患阑尾炎穿孔继发腹膜炎，经某医院手术后高热不退，曾用青霉素、链霉素、庆大霉素、卡那霉素、红霉素等多种抗生素，腹膜炎治愈。但于 1974 年 4 月左右发现右鼻孔经常出血，有时大出血不止，经某医院检查血小板降至 20 000/立方毫米，当时服维生素，红卫一号、二号，注射安络血和输父血 200 毫升（分二次），以及其他各种中草药，血小板仍在 2 万/立方毫米左右，患儿鼻衄时作，且难制止，精神欠佳。于 1974 年 8 月开始服用牛皮胶，每日 3 次，每次约 20～30 毫升，一周后查血小板上升至 50 000/立方毫米，两周后上升至 80 000/立方毫米，继又服一张牛头皮，血小板上升至 170 000/立方毫米，后停药观察，半月后复查血小板 220 000/立方毫米，半年后检查血小板保持在 182 000/立方毫米。患儿在服牛皮胶过程中有时出现烦躁起急，曾同时加服茅根、小蓟煎剂。

例三　黄某　男　35 岁

患者十几年来经常鼻衄，经检查血小板 35 000/立方毫米，曾用各种中西药治疗未见好转，后服牛皮胶（约一张半牛头皮）半月，复查血小板上升到100 000～105 000/立方毫米，自觉精神体力均有所好转，鼻衄未作。

例四　张某　女　28 岁

1970 年因病内服氯霉素后，发现血小板下降到55 000/立方毫米，身出紫斑，经服用维生素、强的松、花生米皮片剂等，注射辅酶 A，血小板上升至 8 万左右，停药则下降，于 1972 年经服鲜牛皮胶（共服牛皮1.5 公斤多），血小板增到 110 000/立方毫米，后停药。至 1975 年查血小板计数一直在 80 000～120 000/立方毫米之间。